おどる認知症

岸香里

いそっぷ社

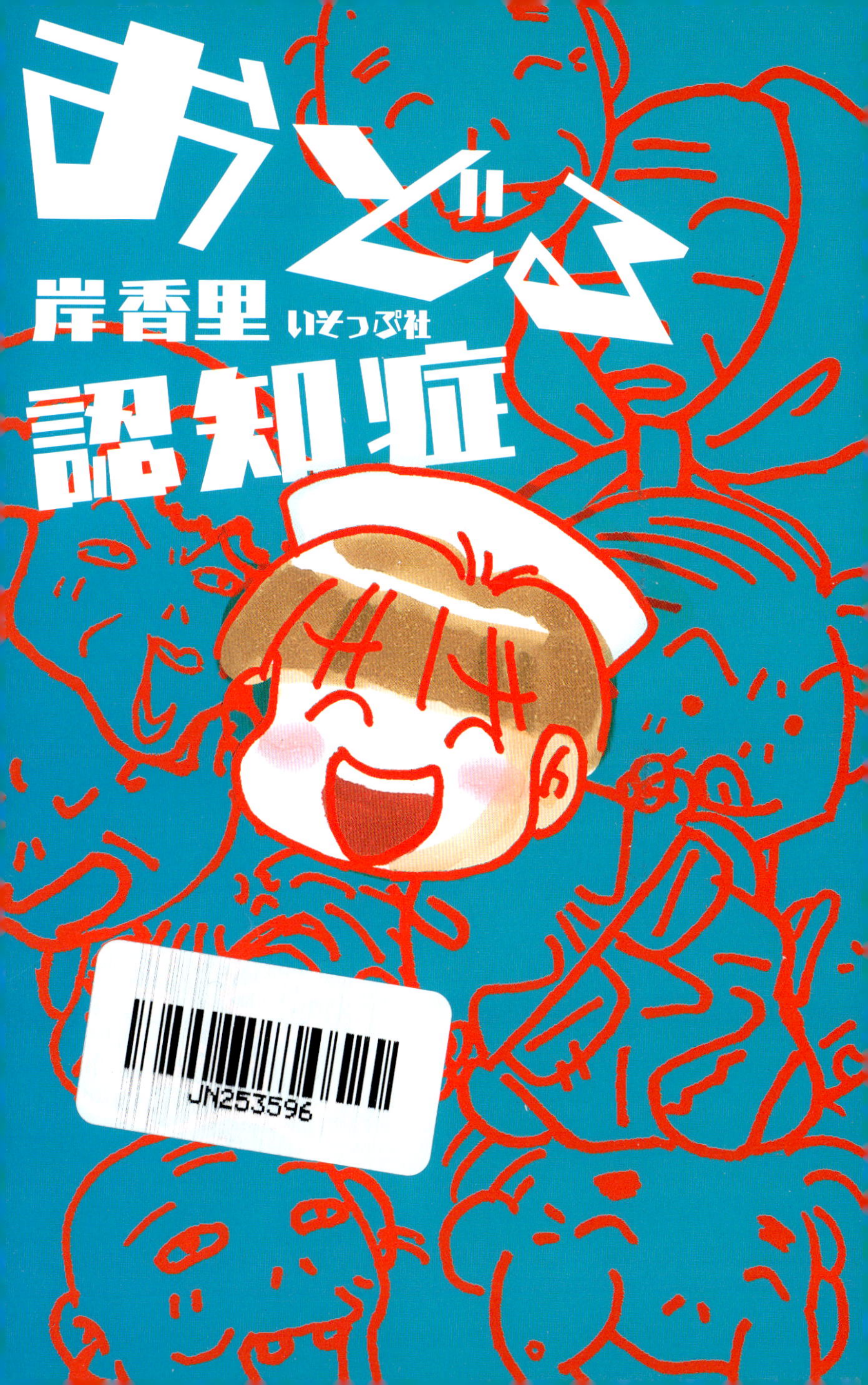

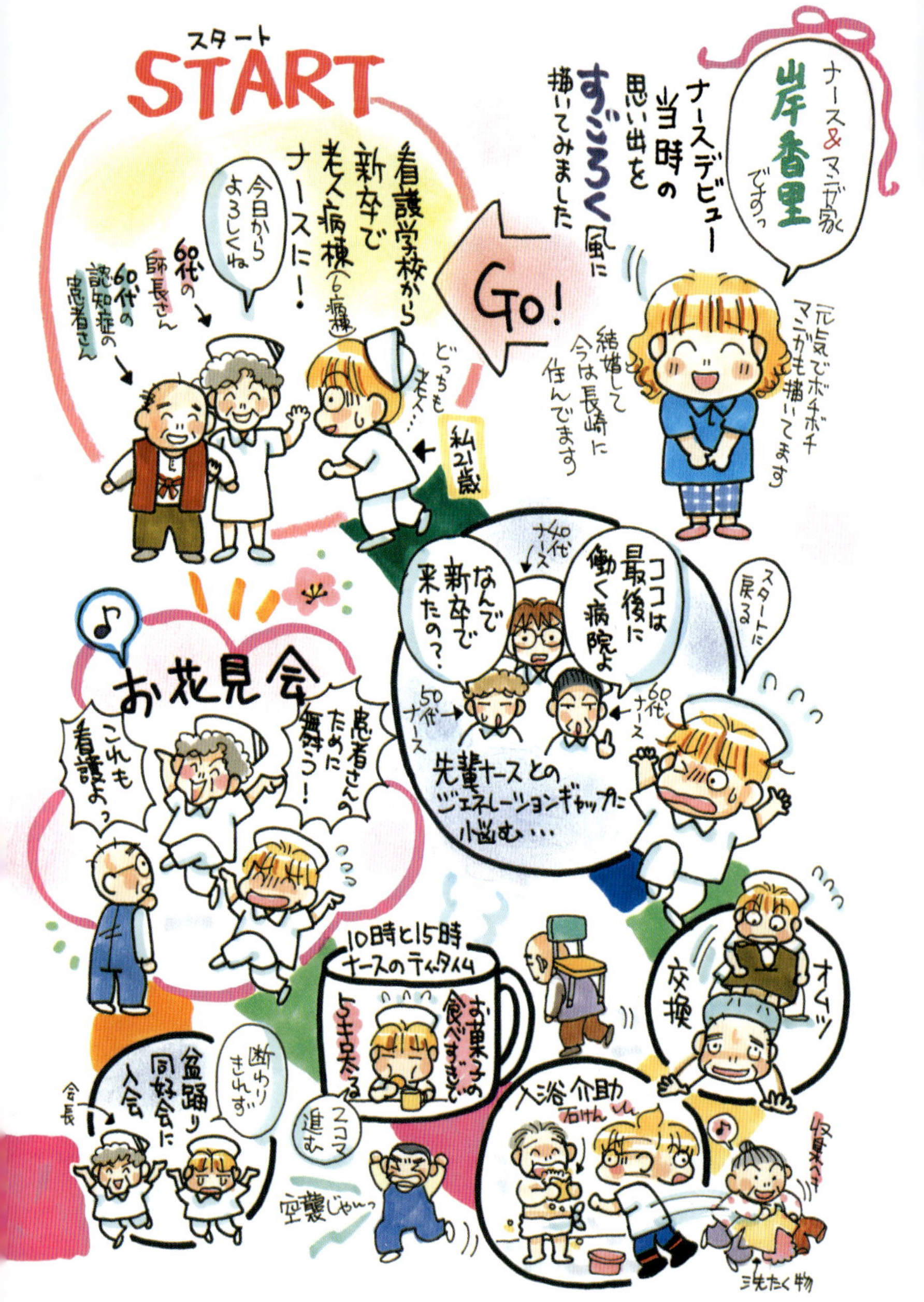

ナース&マンガ家 岸香里 ですっ
ナースデビュー 当時の 思い出を すごろく風に 描いてみました
元気でボチボチ マンガも描いてます
結婚して 今は長崎に 住んでます
START《スタート》
GO!
看護学校から 新卒で 老人病棟(6病棟) ナースに!
今日から よろしくね
60代の 師長さん
60代の 認知症の 患者さん
どっちも 老人…
私 21歳
ココは 最後に 働く病院よ
なんで 新卒で 来たの?
40代 ナース
50代 ナース
60代 ナース
スタートに 戻る
先輩ナースとの ジェネレーションギャップに 悩む…
お花見会
これも 看護よっ
患者さんの ために 舞う!
10時と15時 ナースのティータイム
お菓子の 食べすぎで 5キロ太る
オムツ 交換
入浴介助
石けん
収集ヘキ
洗たく物
3コマ 進む
空襲じゃーっ
盆踊り 同好会に 入会
断わり きれず
会長

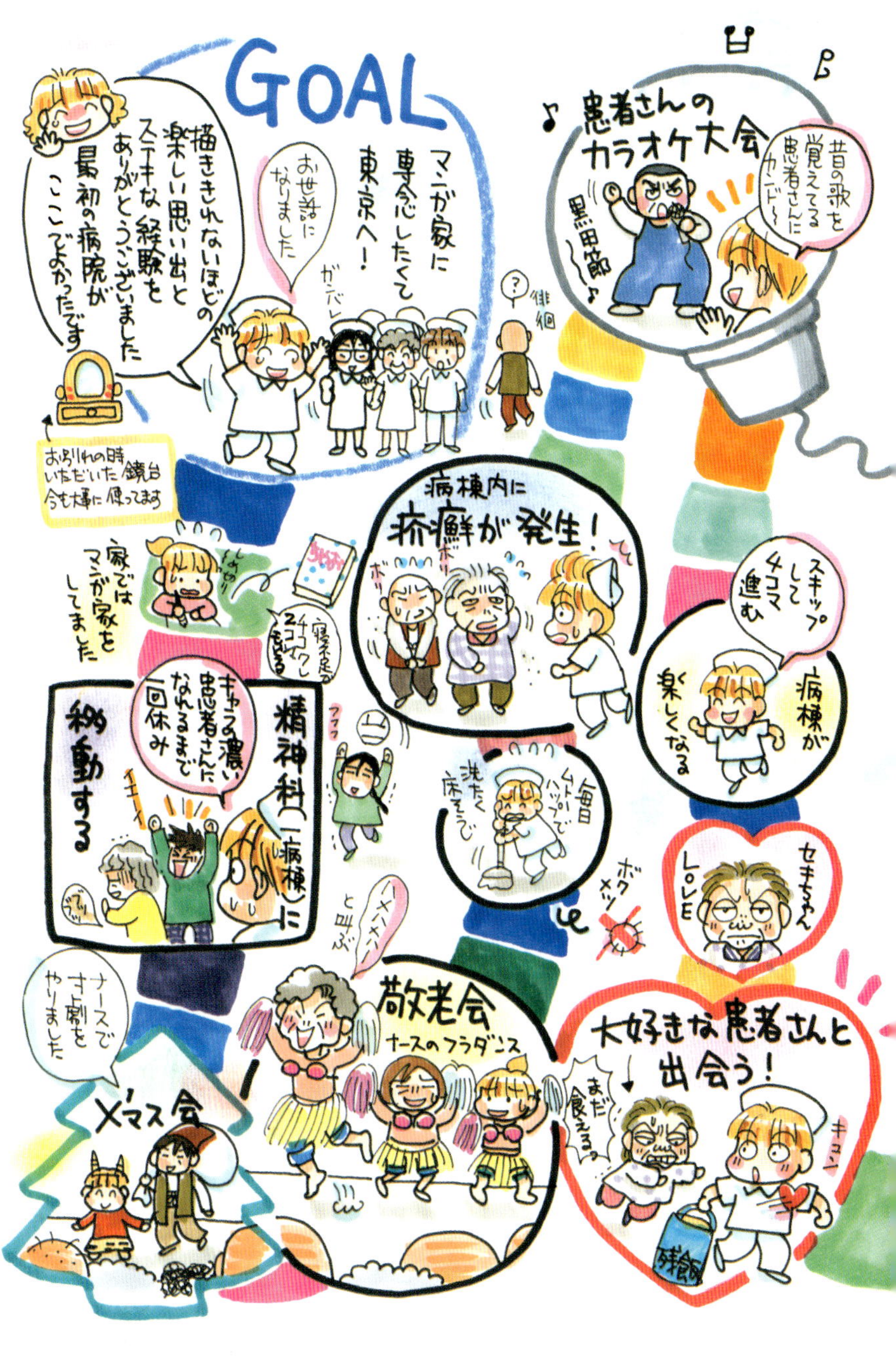
GOAL
描ききれないほどの楽しい思い出とステキな経験をありがとうございました 最初の病院がここでよかったです
マンガ家に専念したくて東京へ！
お世話になりました
おわかれの時いただいた鏡台今も大事に使ってます
徘徊
患者さんのカラオケ大会
昔の歌を覚えてる患者さんにカンド～
黒田節～♪
家ではマンガ家をしてました
寝不足で 2コマもどる
病棟内に疥癬が発生！
スキップして4コマ進む
病棟が楽しくなる
キャラの濃い患者さんになれるまで一回休み
精神科（一病棟）に移動する
イエーイ
毎日ムトーハップで洗たく床そうじ
セキちゃんLOVE
ボクメッ
と叫ぶ
ナースで寸劇をやりました
敬老会
ナースのフラダンス
Xマス会
大好きな患者さんと出会う！
まだ食えるっ
キュン
残飯

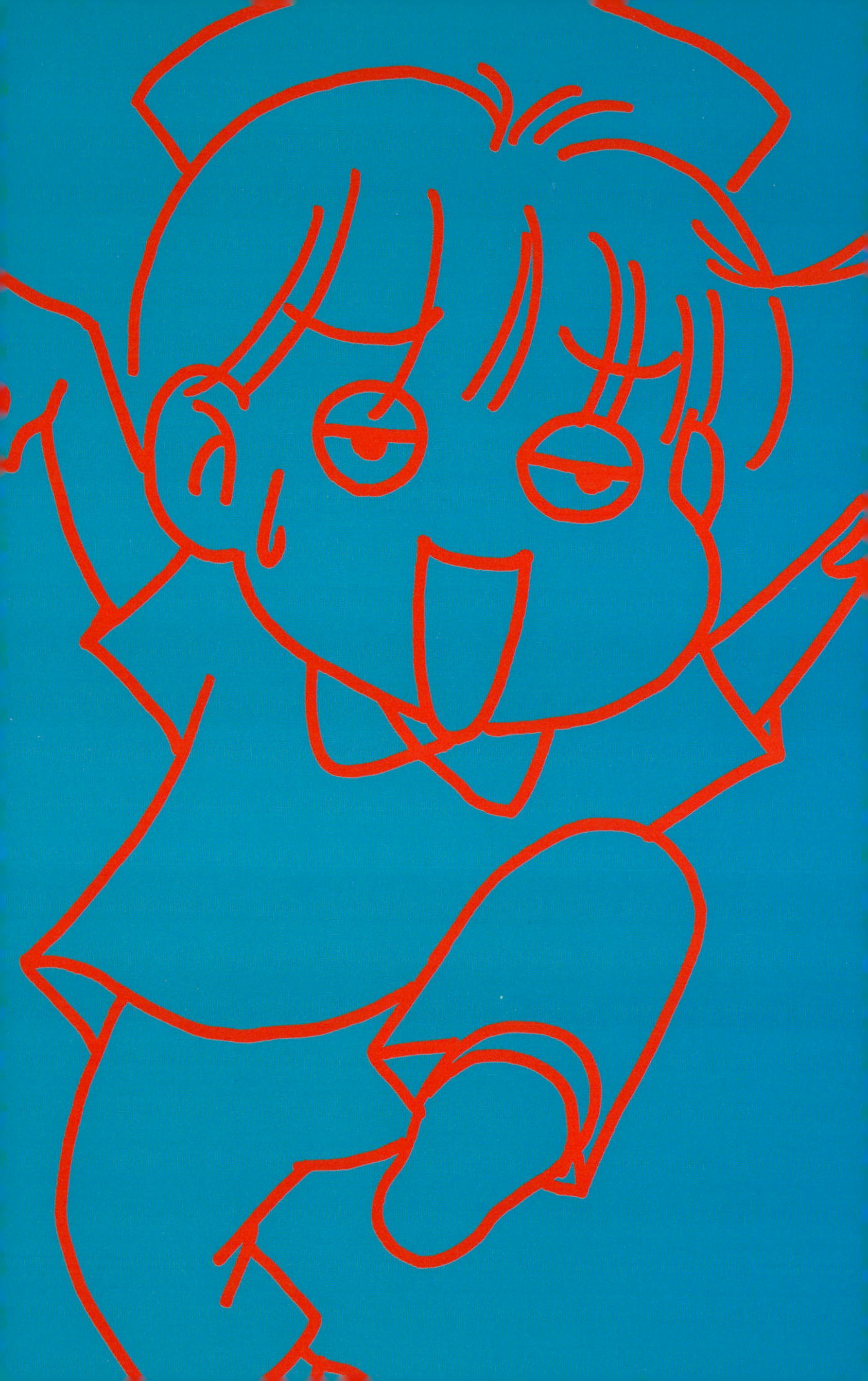

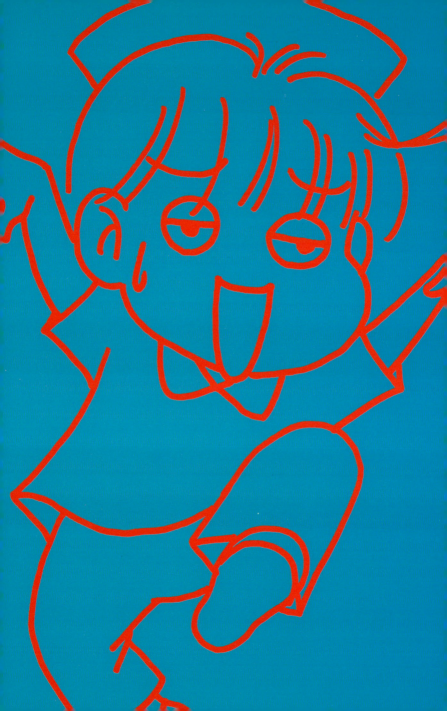

おどる♪老人病棟

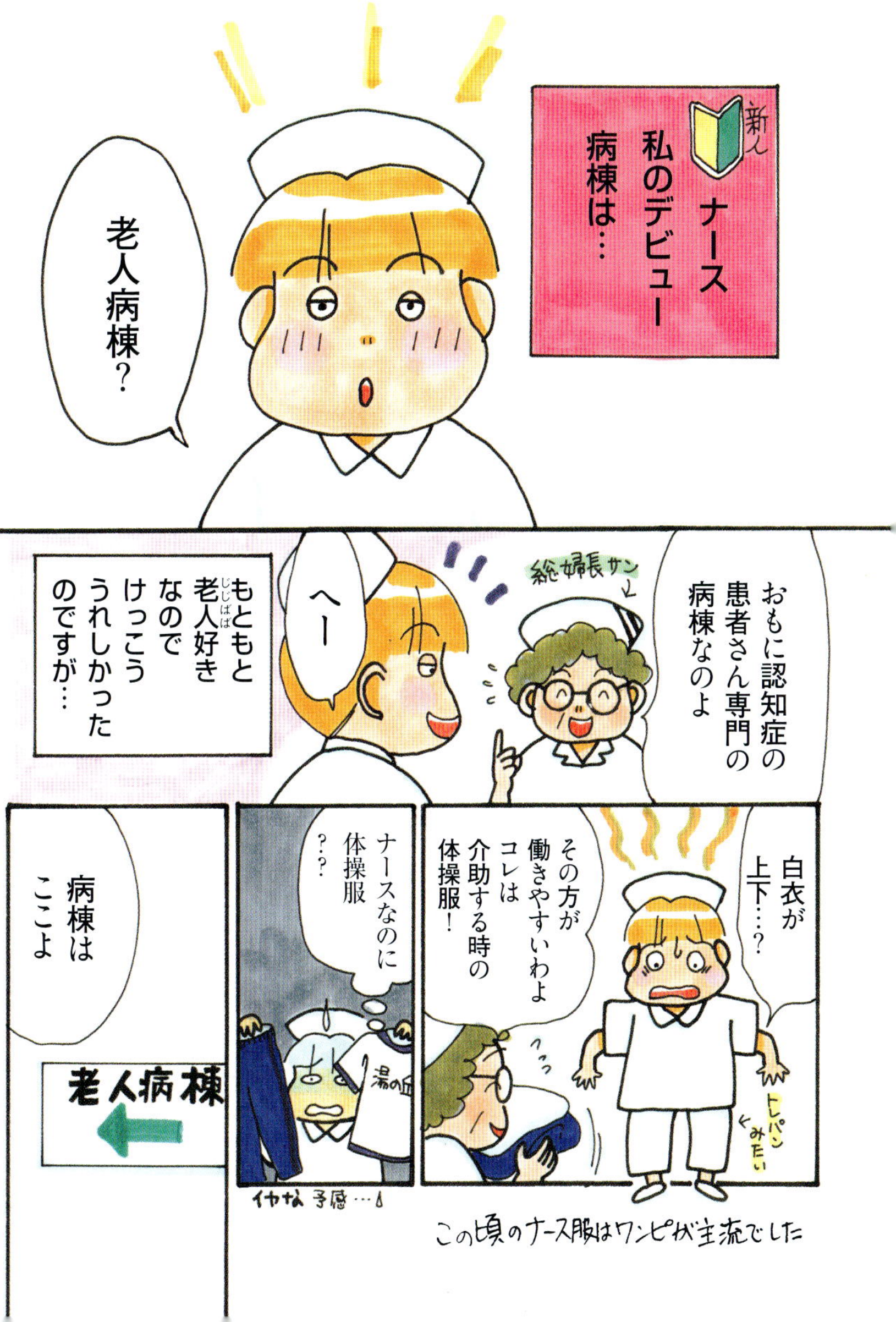

新人
ナース
私のデビュー
病棟は…
老人病棟？
総婦長サン
おもに認知症の患者さん専門の病棟なのよ
へー
もともと老人《じじばば》好きなので けっこう うれしかったのですが…
白衣が上下…？
その方が働きやすいわよ コレは介助する時の体操服！
トレパンみたい
ナースなのに体操服？？
イヤな予感…
病棟はここよ
老人病棟
この頃のナース服はワンピが主流でした

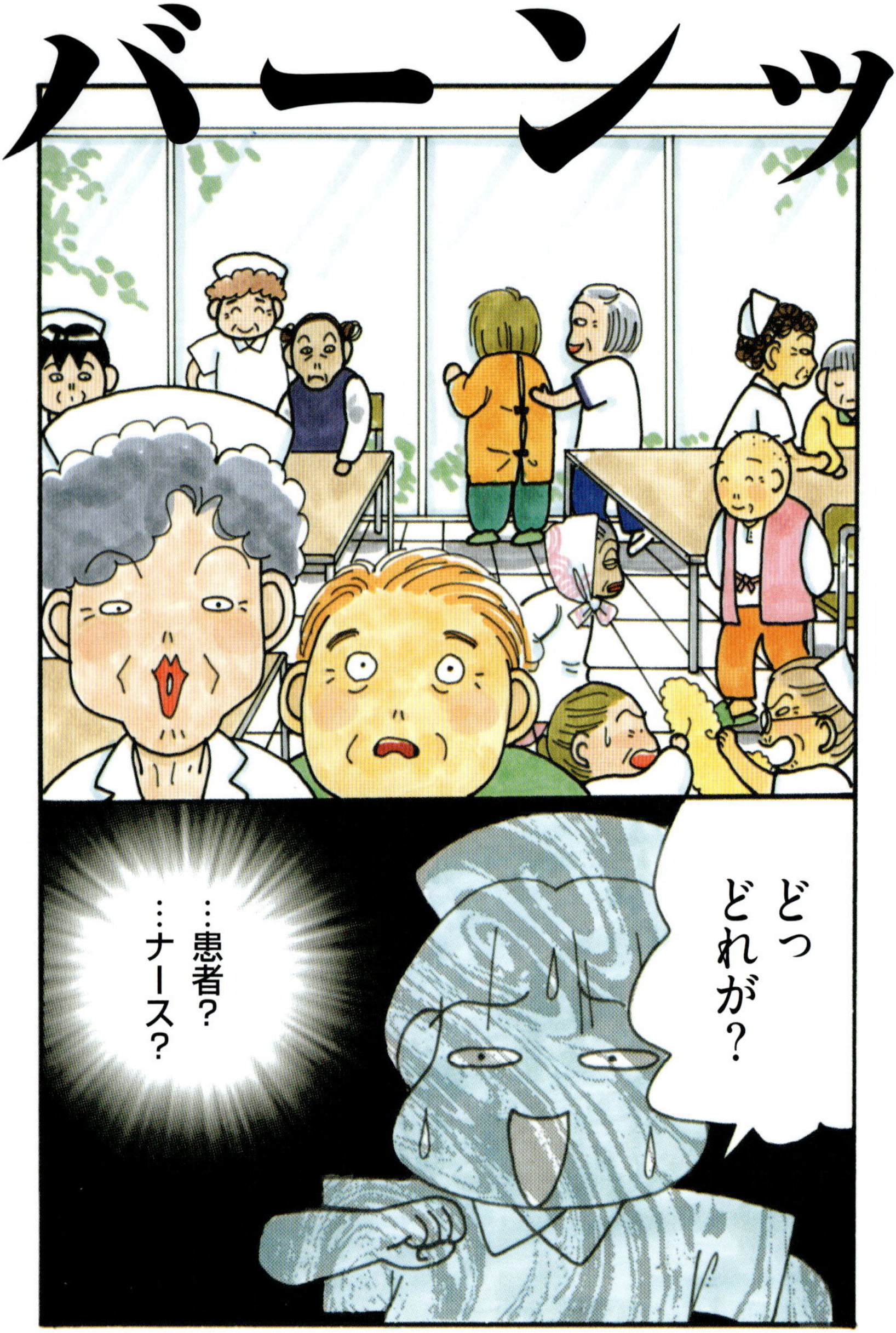
バーンッ
どっ どれが？
…患者？ …ナース？

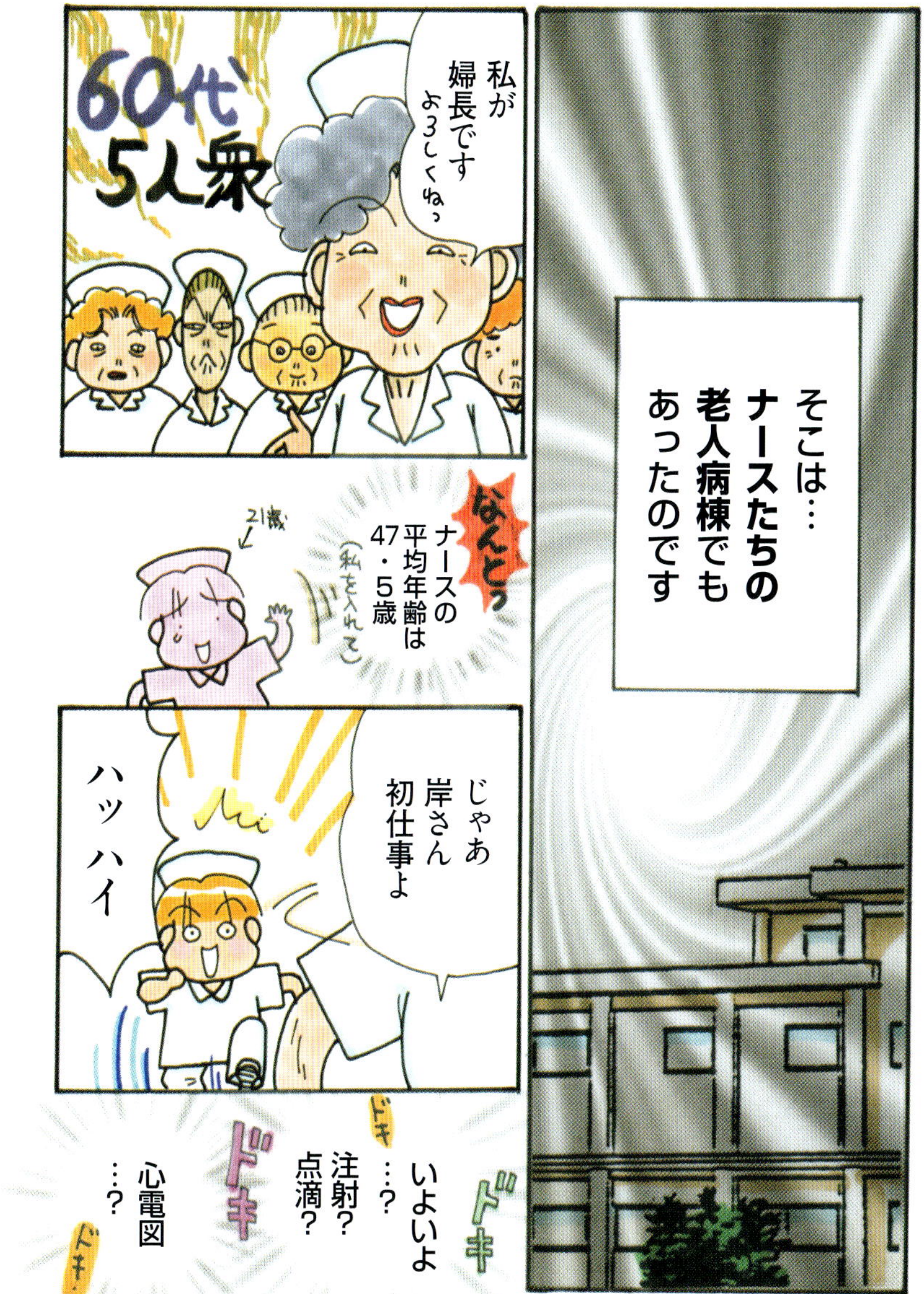

そこは…
ナースたちの
老人病棟でも
あったのです
私が
婦長です
よろしくね
60代
5人衆
なんとっ
ナースの
平均年齢は
47・5歳
(私を入れて)
21歳
じゃあ
岸さん
初仕事よ
ハッハイ
ドキ
いよいよ
…?
注射?
点滴?
心電図
…?
ドキ
ドキ
ドキ…

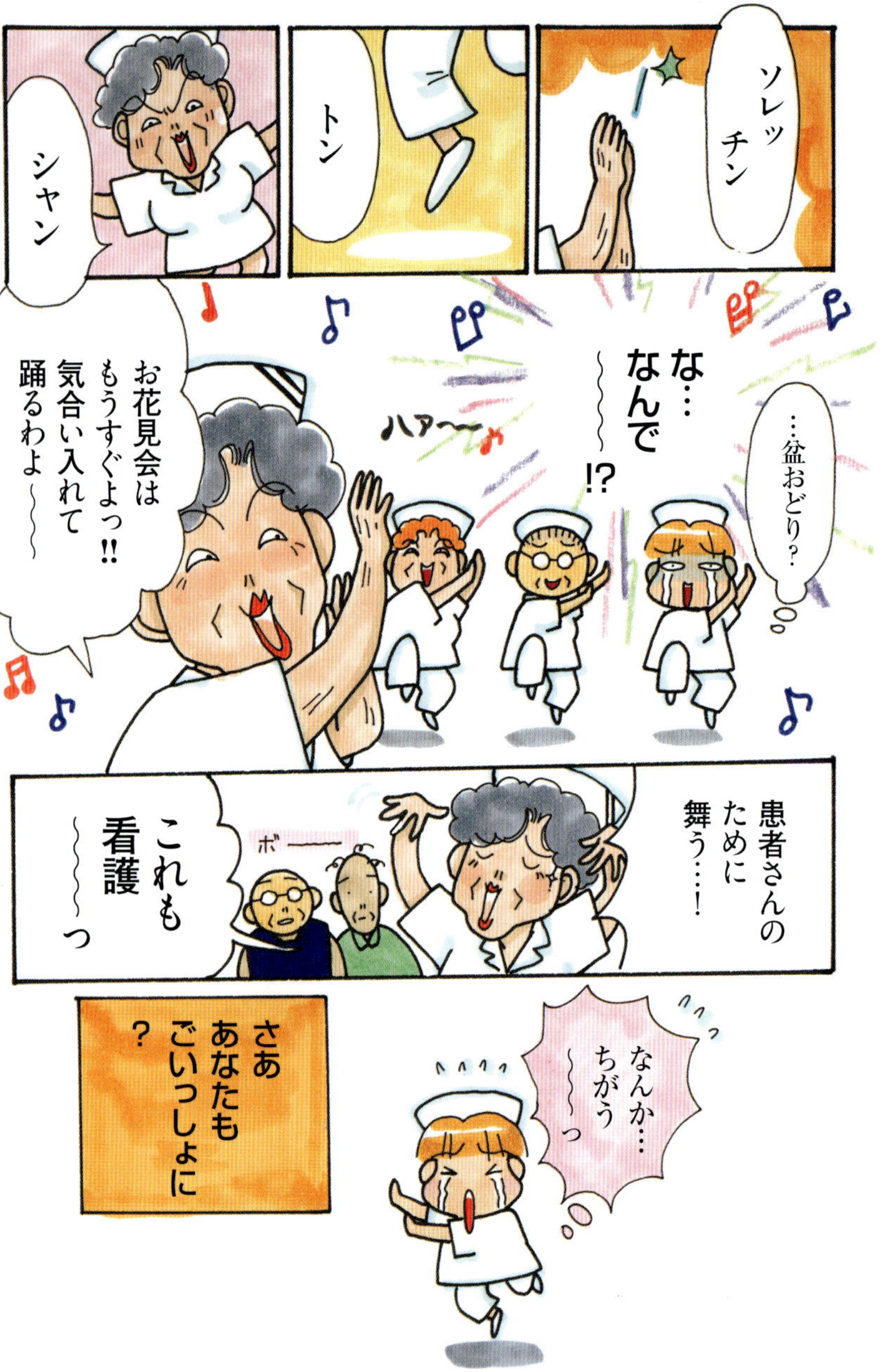

ソレッチン
トン
シャン
…盆おどり?
な…なんで〜〜〜!?
ハア〜
お花見会はもうすぐよっ!!気合い入れて踊るわよ〜〜〜
患者さんのために舞う…!
ボー
これも看護〜〜っ
なんか…ちがう〜っ
さああなたもごいっしょに?

おどる認知症

◉目次

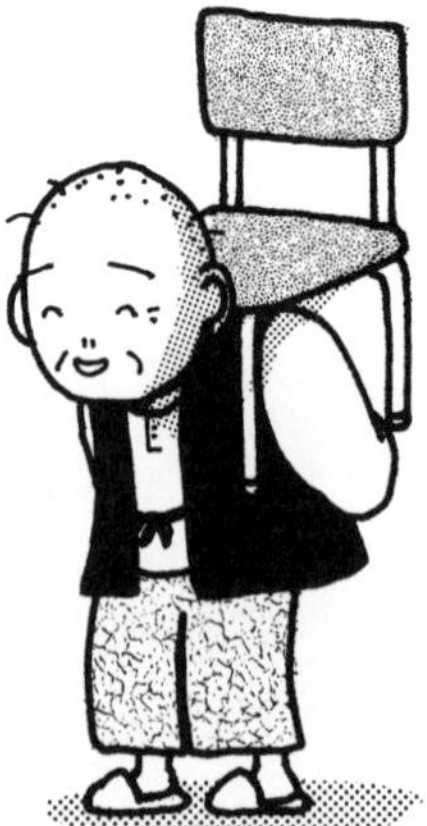

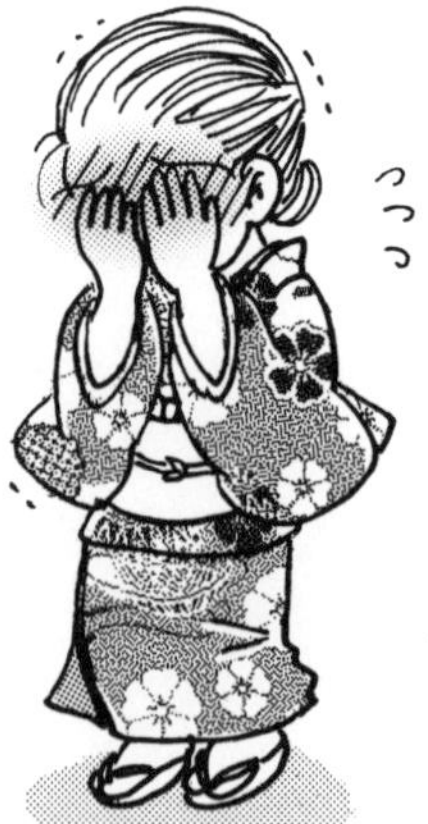

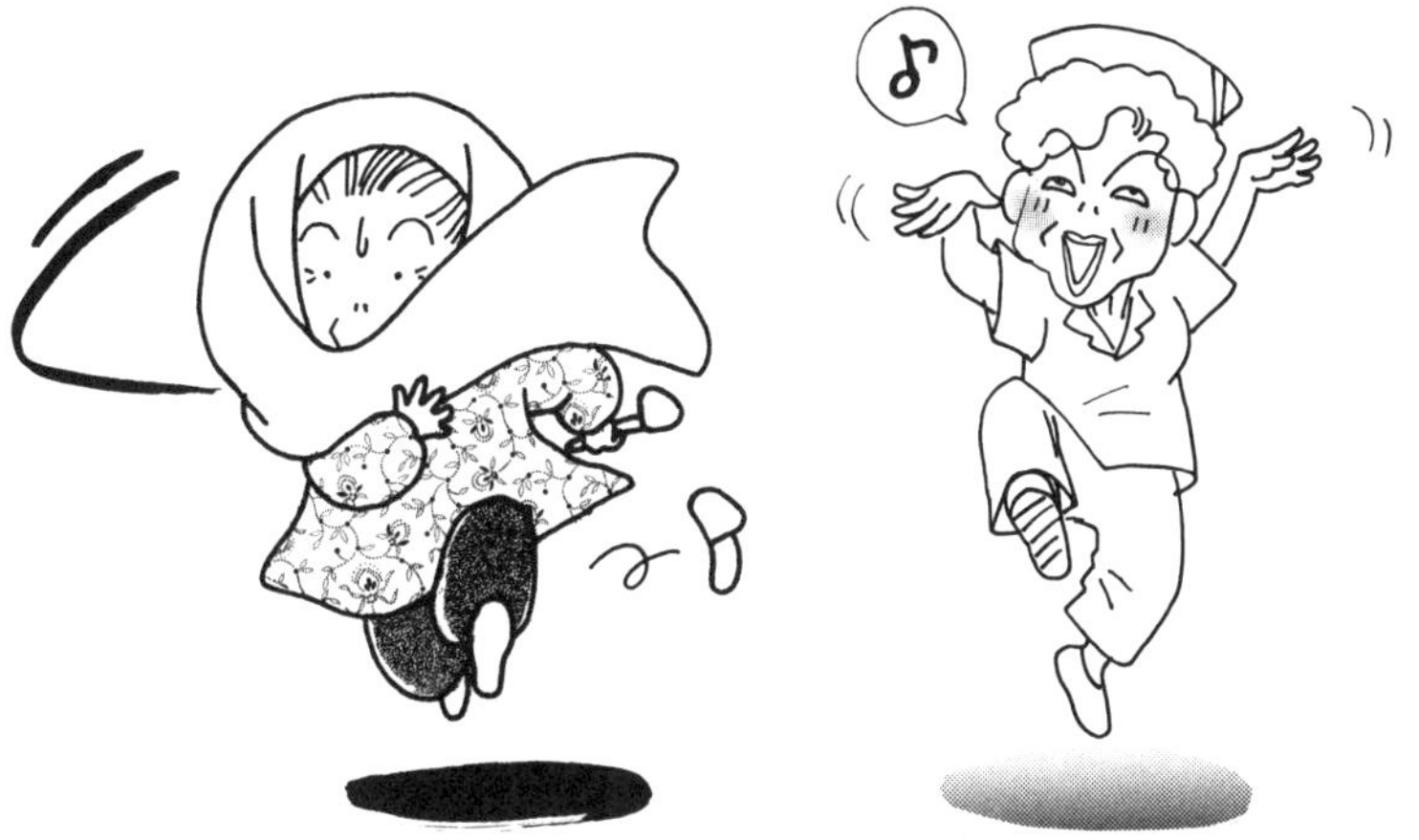

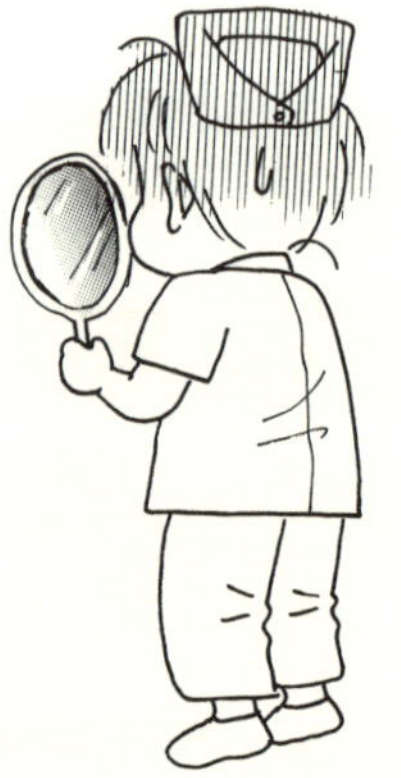

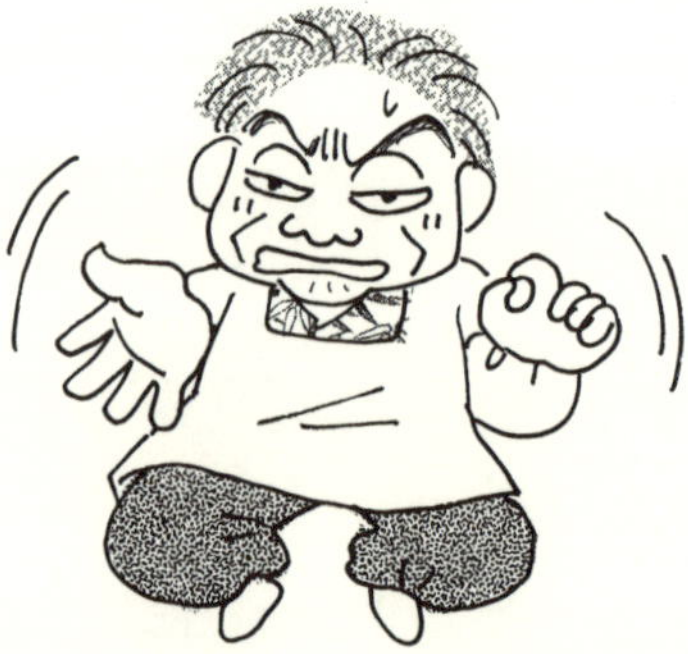

老人病棟
間取り図

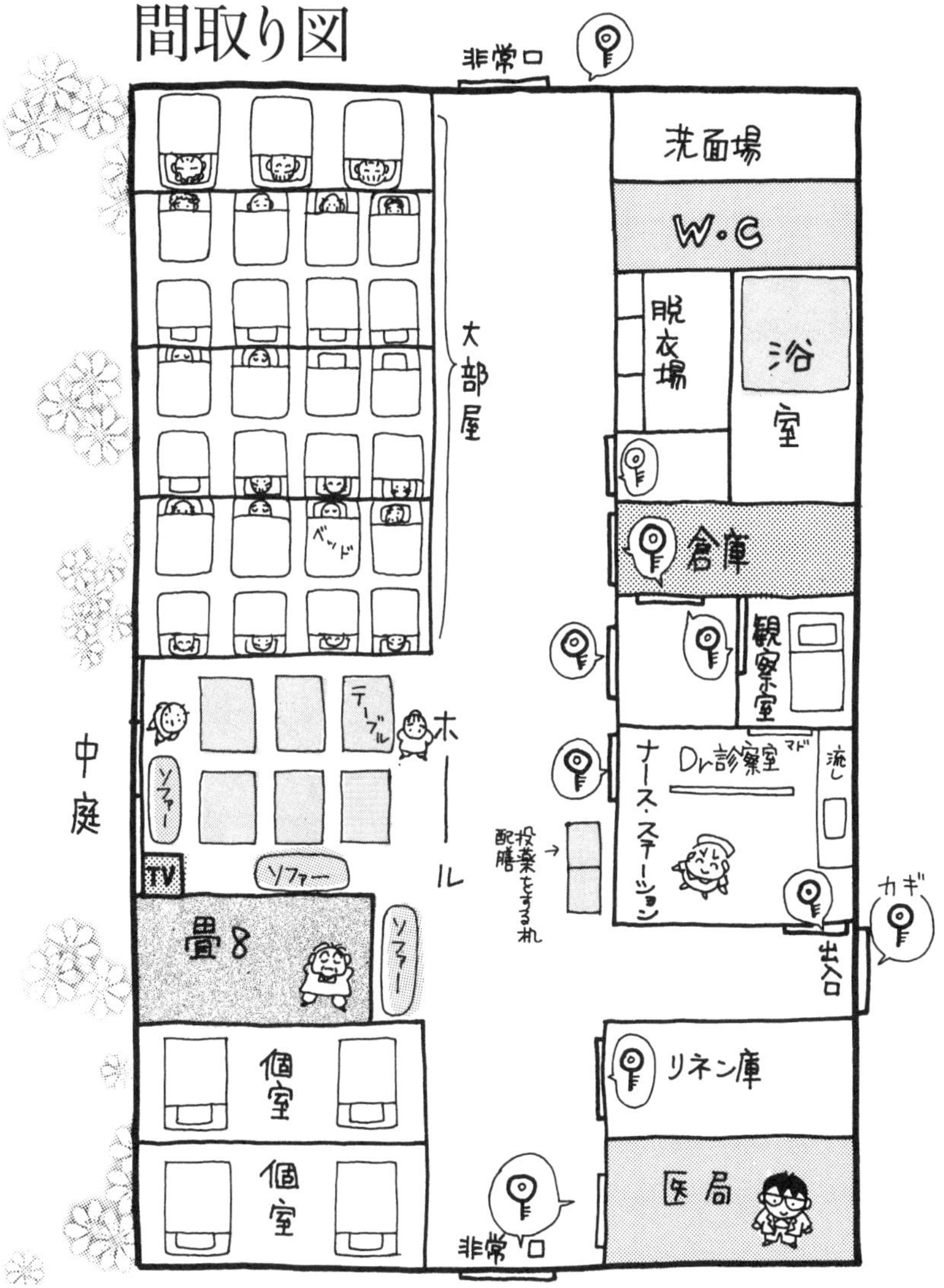

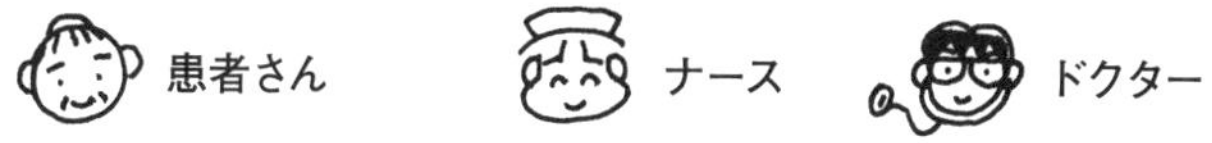

40〜50人

日勤6〜10人
夜勤２人

３人

老人病棟には ボケばかりで ツッコミがない

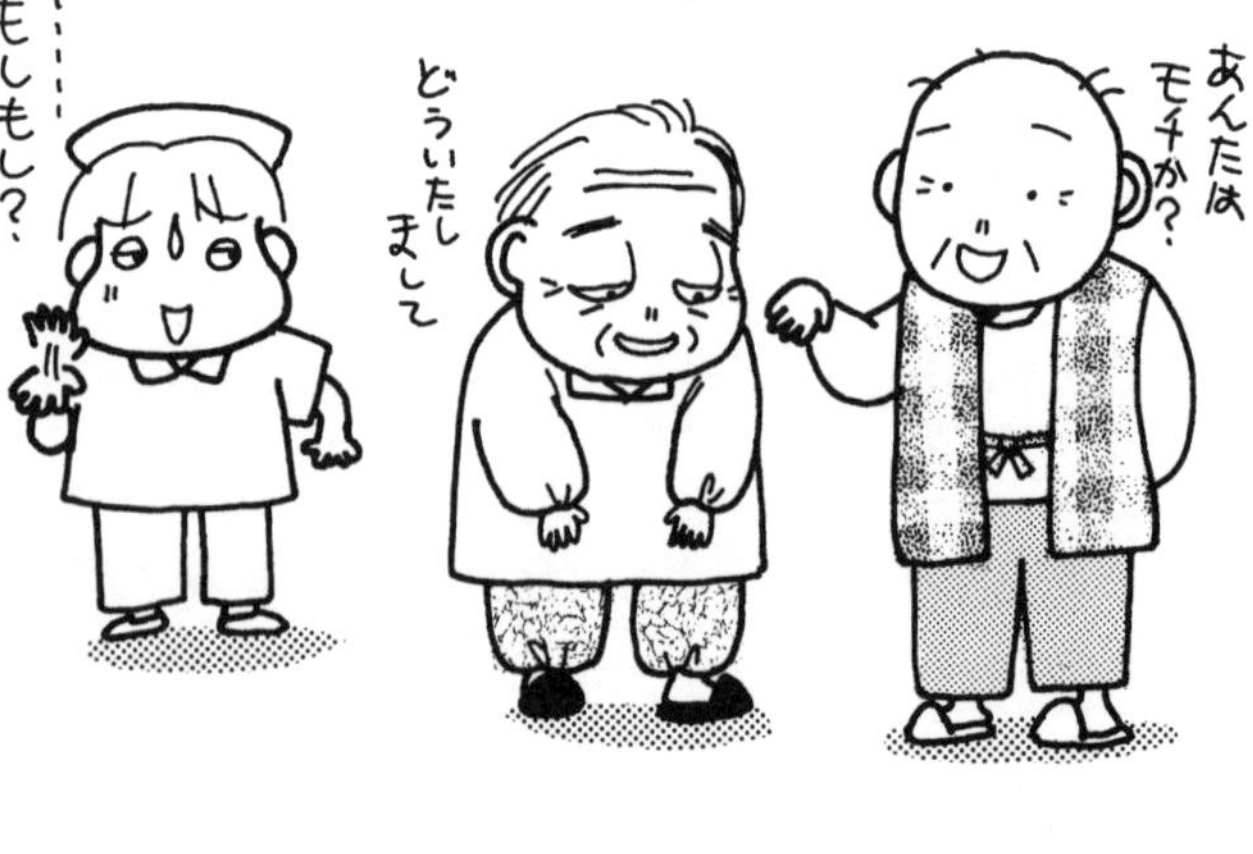

ウェルカム！　老人病棟

人間には、骨がある。そして、背筋を伸ばし（私は猫背ですが）、歩いている。無意識に、いたるところに力を入れつつ、生きている。それが人間というものだ。

だが、私はタコになった。

今日もタコになった。

この老人病棟に来てからというもの、毎日タコになり続けている。

今日も、こんなことがあった。

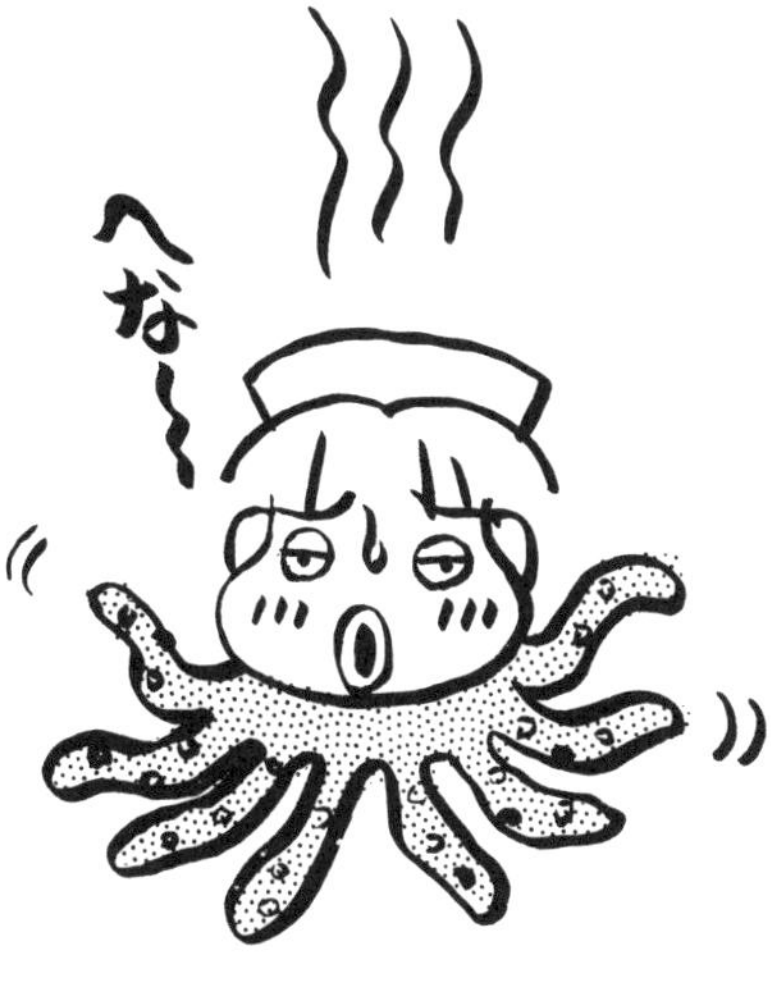

背おう人

食堂のイスが一つ足りない。

「また、中井さんね⁉」

先入観を持つのは、よくない。よくないが、ごめん。中井さん、あなたでしょう?

私は、中井さんを探して廊下を走る。

(いた!)

思った通り、食堂のイスもいっしょだ。しかし、座っているのではない。持っているのでもない。

背おっているのだ。

イスの足に両肩を通して、肩車するようにイスを。

「中井さん。こんなもの背おって、どうすんの? 重いだけでしょ?」

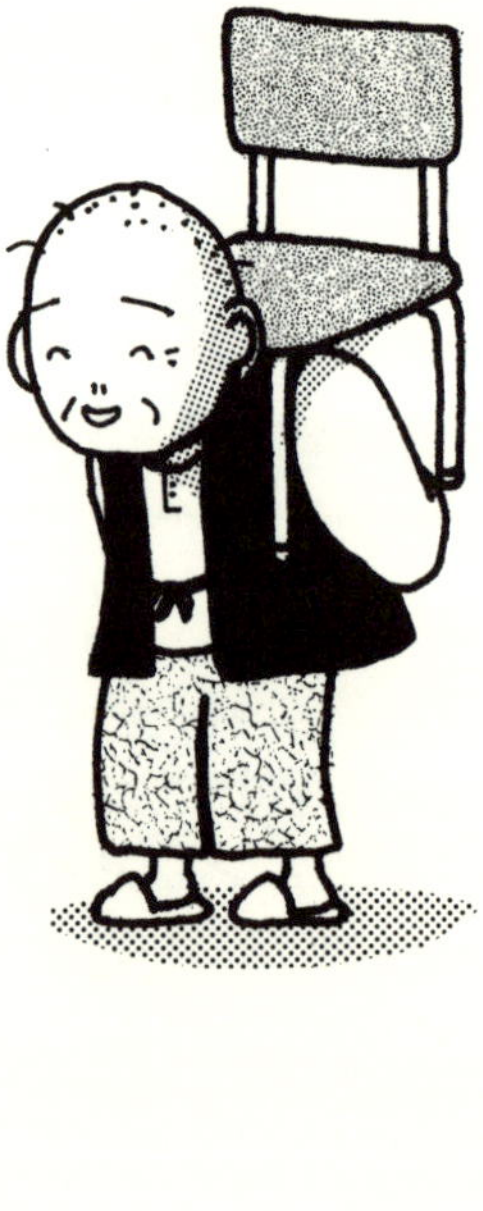

私の質問に、

「……ふふ」

いつものように、中井さんは曖昧《あいまい》に笑う。何にも言えなくなるような、温和ないい笑顔だ。

(本当、憎めないいんだから)

「そのイスは、患者《みんな》が食堂でごはんを食べるときに使うものなのよ? 今は背おっていいけど、ごはんの前には、返してね?」

私が言うと、

「……ハハハ」

中井さんは、イスを背おったまま歩き出す。うれしそうに、ただ黙々と廊下を往復している。これを、ほぼ毎日続けてるのだ。

(何でイスなんか、背おうんだろう?)

しかし、中井さんが背おうのはイスだけではなかった。

ある日、患者さんが食事中、みそ汁をこぼした。私は、バケツ片手に拭《ふ》き掃除にとりかかる。ぞうきんをしぼって、テーブルを拭き、振り返ると、

（⁉　バケツがない？）

周囲を見渡す。食堂には、食事を終えた患者さんたちが、立ったり、歩いたり、座ったりしている。

「ん⁉」

中井さんを見つけた。何だか変な格好をしている。両腕が後ろに引っぱられたような妙な姿勢で立っている。

「中井さん、ちょっと後ろ向いて？」

声をかけつつ、一回転してもらった。

クルッ。

や、やっぱり……。

背中に、バケツが乗っている。それも、2本の柄《え》の部分にきちんと両腕を通して、ランドセルのように背おっているのだ。しかも、水が入ったままだ。

「ど、どーやって背おったの？？？」

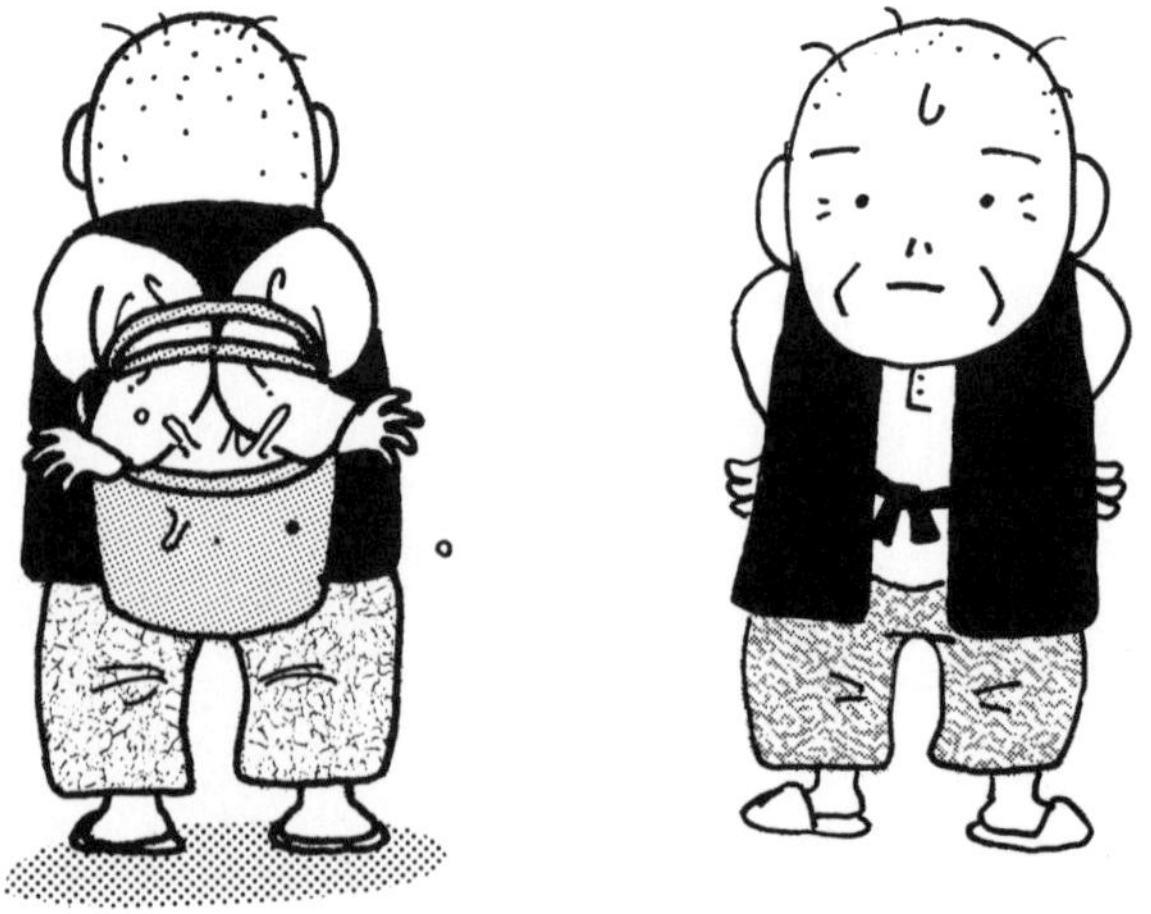

しかし、当の中井さんはきょとんとしている。認知症の患者さんって、時々こんな風に信じられないことを平気でしてくれる。お、おもしろすぎる。

中井さんが、入院したのは半年前だった。認知症が進行し、近所で迷子になる、夜に寝ない、尿失禁などの症状が悪化し、この病棟に入ってきた。

はっきりいって、症状の改善は難しく、このまま病院で余生を送る可能性大の患者さんであった。

日曜日、いつものように中井さんは、イスを背おっている。うれしそうに笑いながらだ。私たちナースも、特に止めない。

(本人がうれしそうだから、まぁいいか)

である。ところが、

「大変よ。中井さんの家族が面会ですって。急いで、イスを取りあげて」

婦長さんの指示が飛ぶ。確かに、私たちは見慣れてるけど、この姿、家族には衝撃かもしれない。私は、言われた通り背中のイスを降ろし、中井さんを座らせた。

間もなく、病棟に現われた娘さんは、

「お父さん、私よ？　わかる？　美智子よ」

と、中井さんの手を握った。

「……ハア？」

当の本人は、イマイチ心ここにあらずという感じだ。娘さんの顔を見ても、反応がない。

「私の顔も、わかんなくなっちゃって……」

娘さんは、せつな気につぶやいた。いつまでも、自分を忘れた父親といるのがつらいのか、彼女はナース・ステーションで婦長さんと話しはじめた。

「どうかよろしくお願いします」

ナース・ステーションから出た娘さんは、

「もう1回、父の顔を見て帰ります」

と、ホールを見回した。

「……ハハハ」

そこには、いつもの中井さんが立っていた。

うれしそうに笑いながらイスを背おっている。

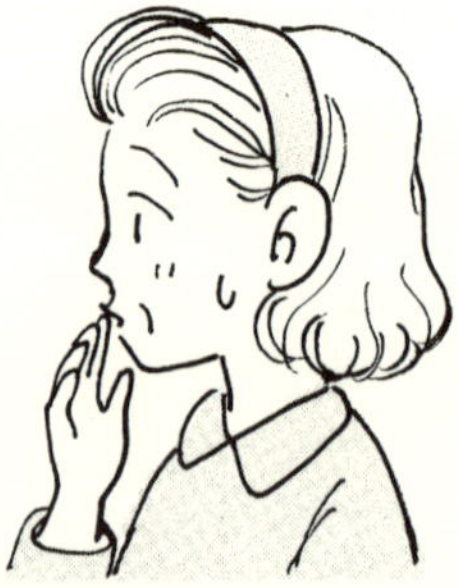

「うわっ。これは……。いつもこうではなくて……。中井さんったら、どうしたの？　こんなもの背おっちやって～～」

私は中井さんを隠そうと、おおいかぶさりつつ必死にフォローした、つもりだった。

しかし、

「フフフ……」

今度は娘さんが、笑い出した。

（な、何でだ？）

私の困惑をよそに、彼女は、うれしそうにこう言ったのだ。

「なんか、お父さんが元気な頃を思い出しちゃって。いつも、背中に背負子《しょいこ》を背おって、山道を歩いてたんです。本当に、畑仕事が大好きで、こんな風にうれしそうに……」

娘さんは、中井さんの手をとり、やさしく摩《さす》った。

「……それだけ、覚えてたの？」

目を細め、娘さんは聞いた。中井さんは、イスを背おったまま、笑っている。私はその

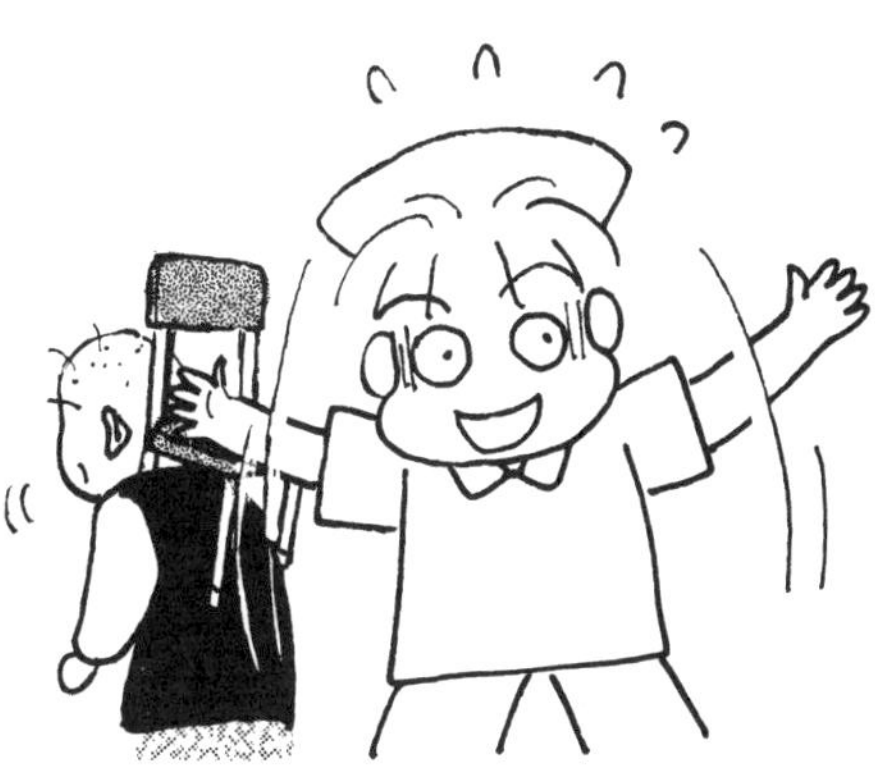

姿を、泣き出したいような、笑い出したいような気持ちで見ていた。

中井さんは病気になって、いろんなことを忘れたけど、背中は大好きな仕事の重みを、なつかしがっているのだろうか。

仕事が大好きだったんだろうな。その大好きな仕事で家族を、ささえてきた人なんだ。仕事と同じように家族も、背おっていたのかもしれない。

「もう、降ろしてもいいよ……?」

そっと、声をかけてみる。でも中井さんはイスを降ろさない。

うれしそうに今日も背おっている。

愛おしい、家族のように。

中井さんの人生は素敵だな。

なまいきだけど、そう思った。

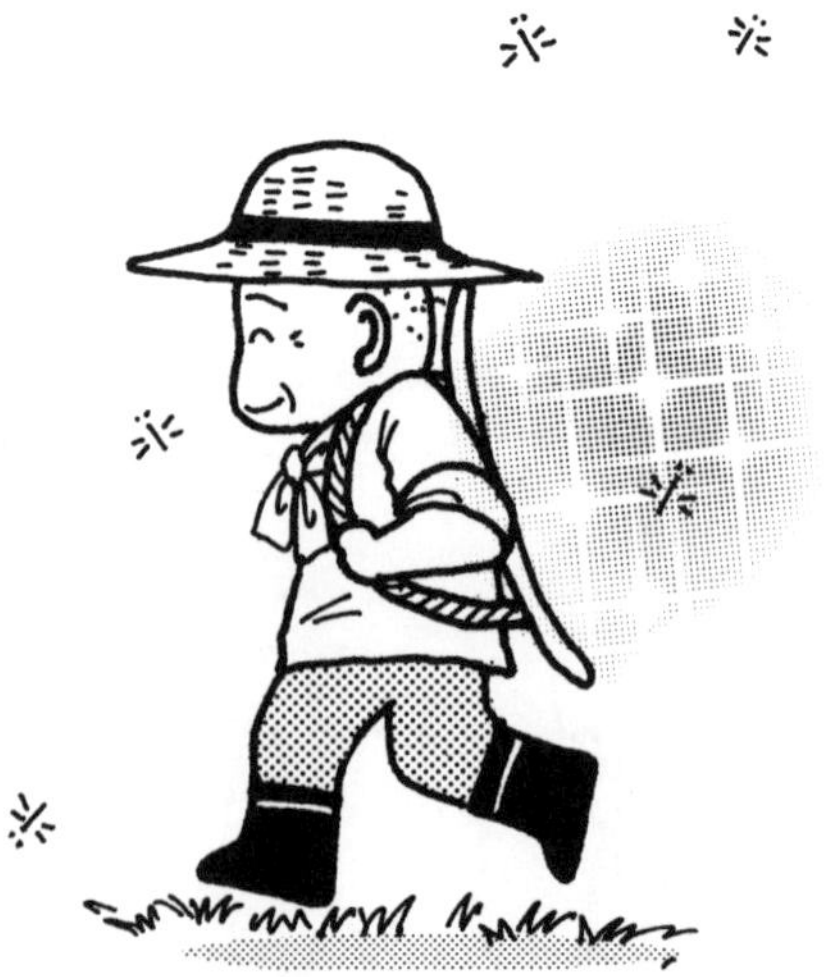

遭難

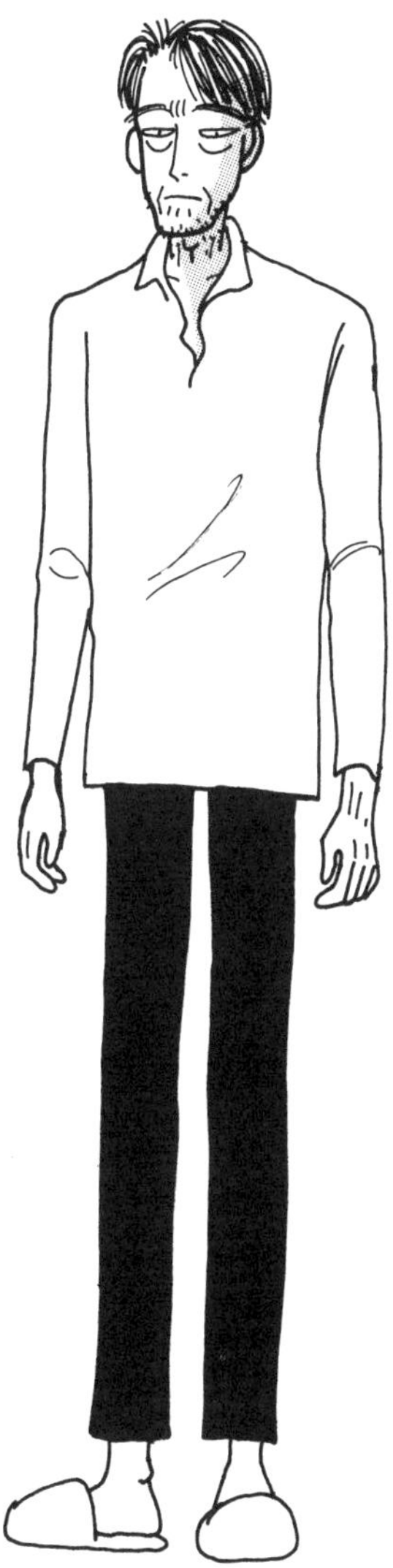

「今日から入院された、権藤《ごんどう》松吉さんです」

その人は、71歳。しかし後ろ姿だけなら、充分今どきの若者に見える。そう、背が高いのだ。

「スゴイ、戦争経験者とは思えないわ。１８０センチあるんじゃない？　あの時代に、よくこんなに育ったわねェ。乳牛農家の出かしら？」

婦長さんは、戦時中を思い出しているのか、妙な感心の仕方をする。

「顔立ちも、彫りが深いし、もしかしてハーフ？　鬼畜米英《きちくべいえい》の落とし胤《だね》とか……」

さすが、戦争体験のあるナースは、言うことが違う。それにしても、鬼畜米英って、誰?

「でも、年《とし》が合わないわよ。大正生まれだし、松吉だもんねェ。コテコテの日本人だわよ。やっぱり」

そういうことに落ち着いた松吉さんの人生は、外見ほどのハデさはなく、どこにでもある平凡な生活だったようだ。若い頃は、サラリーマン、現在は無職で、無趣味。息子夫婦とは別居で、妻と2人暮らし。ただひとつ、最近になって認知症が進行したことを除けば、平凡で平和な人生のまま終わっていただろう。

「人生のラスト近くで夫がこんなんなっちゃぁ、奥さんもたまんないわねえ。あっ、奥さんは亡くなったんだっけ? その後、息子さんと同居になったとたん認知症が出てきちゃったのか……」

「一番困るのは、徘徊《はいかい》ですって。始終見張ってないと、すぐどこかへ行っちゃうらしいわ。一見、背筋もちゃんと伸びて長身だし、しっかりしているように見えるでしょ? 本当は一歩家から出たら、即迷子っていうくらいボケちゃってるんだけど、何食わぬ顔でそのま

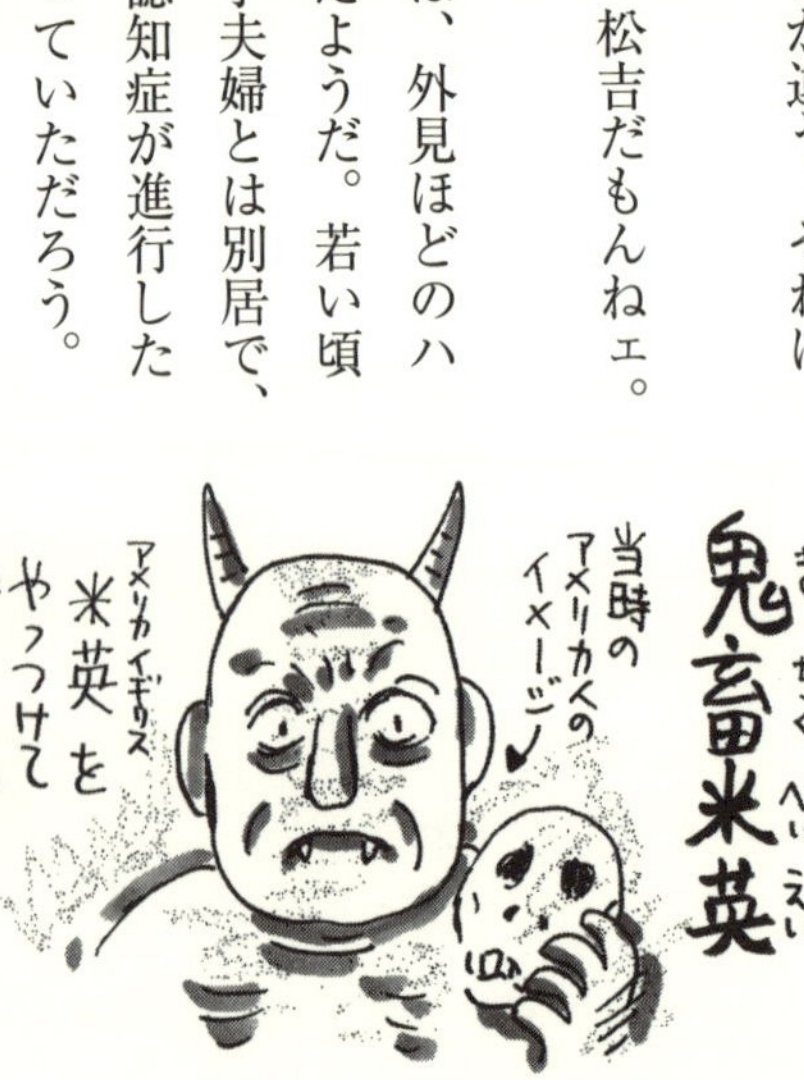
鬼畜米英《きちくべいえい》
当時のアメリカ人のイメージ
アメリカイギリス
米英をやっつけて戦争に勝つ!というスローガン的なモノ

まタクシーに乗って、隣の県まで行ったこともあるらしいわ。困った、おじいさんよねェ」

すぐ横で、自分の噂《うわさ》話をされているというのに、松吉さんは平然と立っている。まるで他人事《たにんごと》のように、表情を変えない。

「自分の話だってことも、わかってないみたい……。やっぱり、ボケちゃってんのね」

「黙って立ってりゃ、普通っぽいのにね」

老人病棟では、ナースと患者の間に隠し事は、ない。思ったことを、その場で口にしても、患者さんの心を傷つける心配はない。聞こえていても、聞いてないのだ。

「普通の病院じゃあ、考えられないですね」

ふと、恐くなる。自分が、どんどん鈍感になっていく気がする。言っていいこと、悪いことの区別って、何だっけ……？

「だって、老人病棟だもん。いいんじゃない？　これで」

先輩ナースは、言い切る。

そうか？　そういうもんか……？

「さぁ。仕事、仕事。とにかく、松吉さんから目を離さないで……」

婦長さんが、私たちナースに指示しつつ、松吉さんを振り返る。

「え⁉　どこっ？」

♬そこには、ただ風が吹いているだけ〜

松吉さんは、もういない。

「ほらっ、言わんこっちゃない。松吉さん、どこ行った⁉」

婦長さんは、慌てた。しかし、どこにも行きようがないのである。

「大丈夫ですよ。この病棟の出入口には、常に錠がかかってるし、そのカギは、スタッフしか持ってないんですから。入ったら最後、患者さんだけでは、出られないもの」

何だか、すごい病棟である。入口だけで出口なし、ここはごきぶりホイホイか？

そして案の定、松吉さんはいた。出入口の前で、ドアノブを必死に回している。あの無表情は消え、必死の形相だ。ブツブツと、口の中で何かをつぶやいている。

「逃げなきゃ、逃げなきゃ……」

「逃げるってどこへ……？　ここは病院なのよ。逃げなくても大丈夫よ？」

声をかけてみたが、松吉さんはおびえたような表情で振り返り、更に強くドアノブを回す。

「ムダよ。松吉さん。カギがかかってるんだから……」

しかし、松吉さんはやめない。

「ドアを開けて外に出ることは、わかるけれど、カギがかかってるってことは、理解できないのかな?」

「パニックしてるんじゃない? 今までは自宅で自由に出入りしてたんだもん。それが突然、閉じ込められたようなもんだからね……」

先輩ナースがしみじみという。

「入院したばかりの患者さんの中には、出せって大騒ぎしたり、家に帰るって泣いたり、ナースに暴力ふるう人もいるわよ」

しかし、松吉さんは大きな体の割に、気の小さい、温和な性格だったようだ。私たちナースが、2人がかりでドアノブからひっぱがすと、素直にその場を離れ、そのまま廊下を歩いて、行ってしまった。

「もうあきらめたのかしら?」

姿を追うと、廊下の行き止まりの非常口の厚いドアを、なんとか開けようとたたきまくっている。今度は、

「……帰らなきゃ。あれが待っとる……」

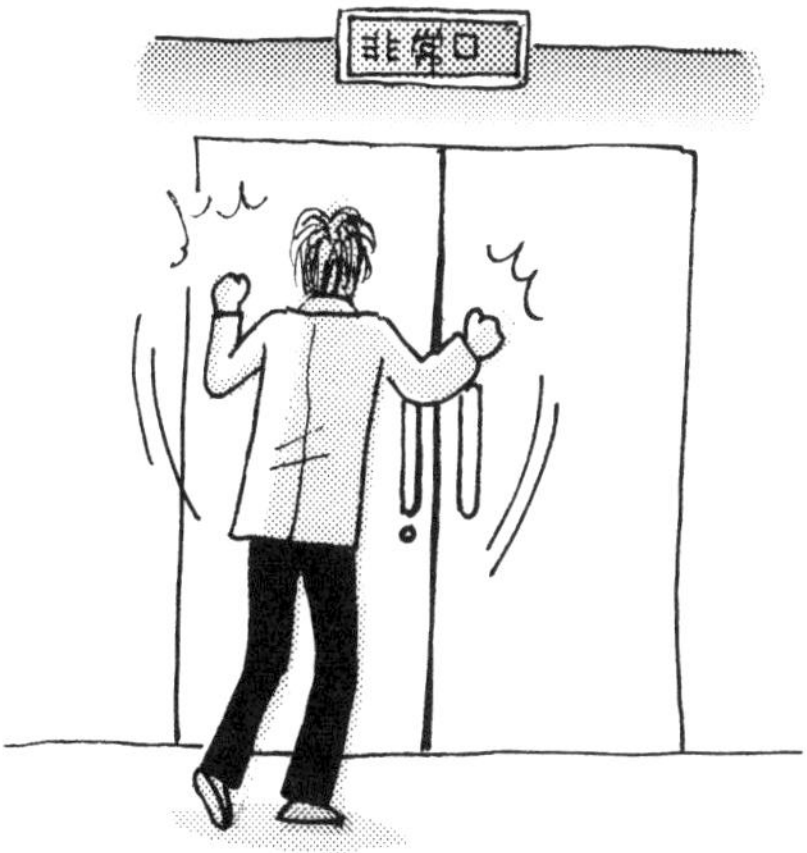

と小さな声でつぶやいた。

「あれって……」

「もしかして、奥さんのことじゃない?」

「とっくに亡くなってんのに、そういうことがわかんなくなるみたい……。けっこう多いのよ、こーいう人……。亡くなった奥さんを探して、徘徊してるのかもね……」

先輩ナースはため息をついた。

「大丈夫。全部カギはかけてあるから、出られないハズよ。気のすむまで、やらせましょ。ただし、目を離さないで。カギの開閉はこれまで以上に、慎重にね」

まちがって外に出られて、ケガでもさせたら大変だ。出入口の施錠は、患者さんの安全を守るためなのだ。

「またやっかいな人が入院してきたわねェ」

婦長さんが、ため息まじりに言った。

朝の空気は、すがすがしい。鼻の穴を広げて、胸いっぱい吸い

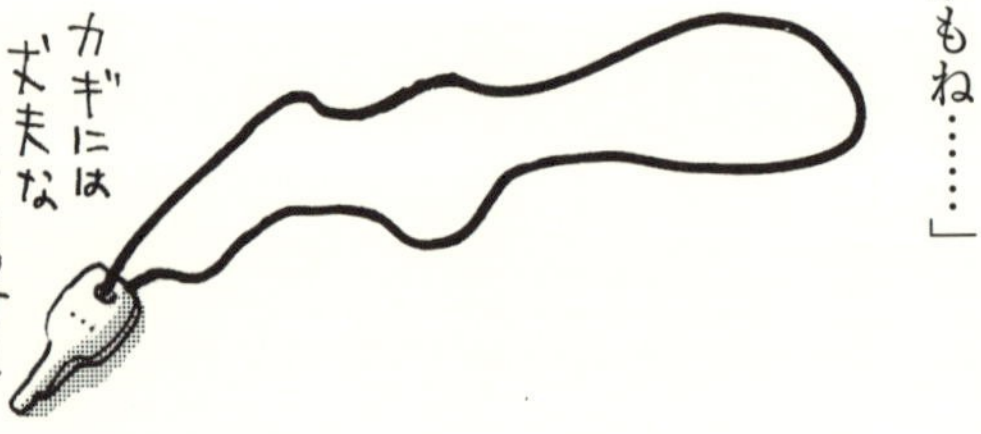

込んだ。今日は、新緑の匂いがする。

「さぁ。行くか」

目の前には老人病棟の重い扉《とびら》がある。私はポケットからカギを取り出した。

このカギには30センチのヒモがつけてあり、それをベルトに通して、決して落ちないようにしている。もし、落として患者さんに拾われたら、使われて外に出られても、飲み込まれても、大変なことになるからだ。

もう1回、一息吸って、鍵穴にカギを差し込んだ。ドアを開けると、そこは一瞬闇の世界になる。明るい所から暗い所へ入ったのだから当たり前だが、まるで広い世界から、小さな箱の中へ入れられた、そんな感じがする。この中には朝食のみそ汁の残り香と、病院特有の薬品の匂い、そして生活臭が入りまじった独特なニオイが漂っている。

(……濃いなぁ)

外の空気とは違う、老人病棟には季節の風の匂いがしない。いつも同じ匂いなのだ。冷

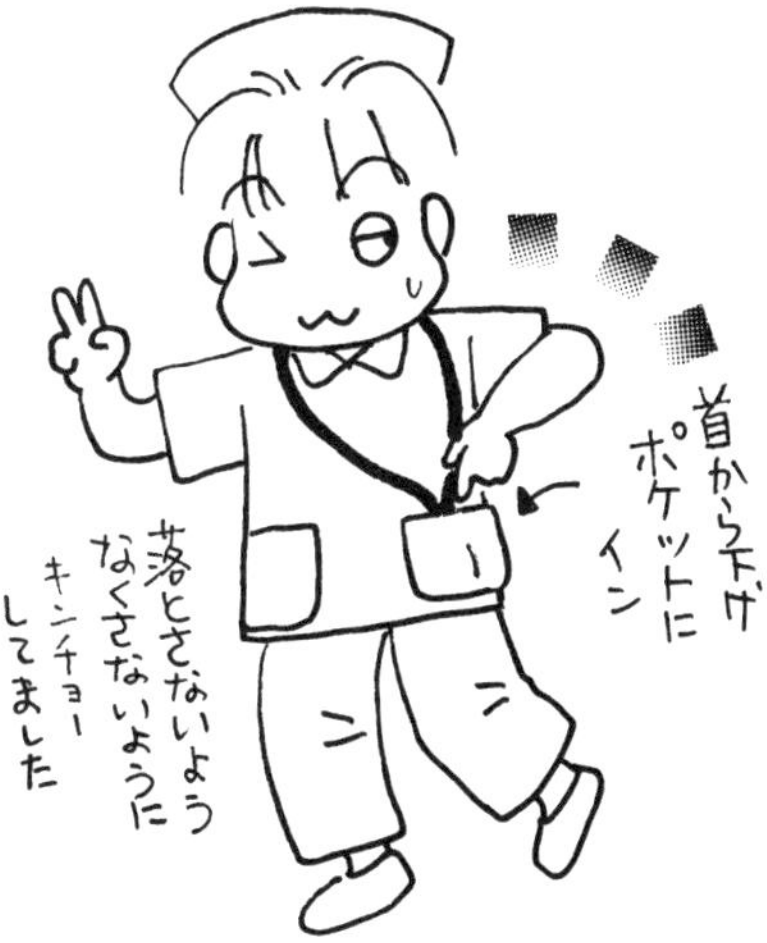
首から下げポケットにイン
落とさないようなくさないようにキンチョーしてました

暖房完備、空調は24時間フル稼動、環境的には、快適だけど、

（熱帯魚の水槽みたい）

作られた空間の中で生活している患者さんたちは、どう思ってるのだろう？　ここが病院で、入院してることがわかってる人は、何人いるのか。そもそも、自分が病気だと思ってるのかどうか……。

「ちょっと岸さん、何やってんの？　大変よ。松吉さんがいなくなっちゃったの！」

先輩ナースの声で、我にかえった。

「ボヤッとしてないで、錠はちゃんと閉めてあるの？　確認して」

慌てて、後ろを振り返る。

「ハ、ハイ」

考え事をしていたものの、いつもの習慣で、錠だけは閉めてたようだ。ホッとしつつ、

先輩ナースの後に続く。

「ホールには、いないわっ」

「非常口も閉まってます」

「病室は!?」

「お風呂や、トイレは見たの⁉」

病棟中、大騒ぎだ。ナース総動員で、松吉さんの行方を探す。

「朝食の時は、ちゃんといたのに。その後は、ドアの前でカギをガチャガチャしてたけど、昨日もそうだったから……」

「ちゃんと見てなきゃダメでしょ⁉　この病棟に慣れるまでは、何があるかわかんないんだから」

婦長さんが夜勤のナースに説教する。とりあえず、病室を回ってみる。ザッと見渡したが、松吉さんの姿はない。ベッドの下をのぞく。いない。次にふとんをはぐ。

寝たきり患者さんのふとんまで、1枚残らず、はいで調べる。

なぜならいつだったか、黒岩さんという男の患者さんが、他の患者さんのふとんの中に入っていたことがあったのだ。

(あの時も、大騒ぎして探したっけ)

そして、見つけたのだ。1人の寝たきり患者さんのふとんが異様にふくらんでいるのを。しかし、ふとんから出ているのは、寝たきりの、玉井さんの顔だけだ。

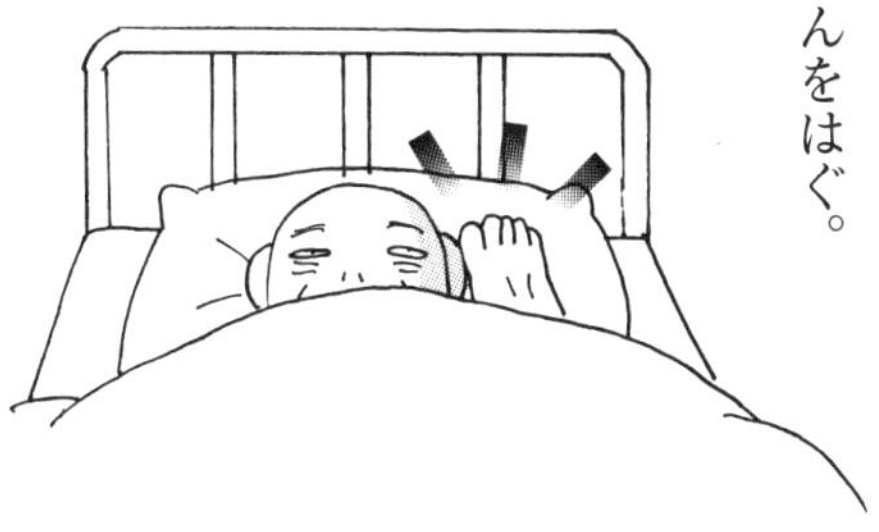

「玉井さん、急に太ったのかなー?」

なんて声をかけつつ、ふとんをはぐ。

玉井さんの顔の横には、黒岩さんの顔はない。だが、足がある。そうです。黒岩さんは、玉井さんと逆に寝てたのだ。

「な、何で?」

ふとんの中は、玉井さんのオムツのむれたようなニオイで一杯だ。

(息苦しくないんだろうか?)

しかし黒岩さんは、気持ちよさそうに寝ている。もしかして、オムツフェチ? いや、そんなワケないか。

こんな風に認知症の患者さんは何をしてくれるか、わからない。それが楽しくもあり、恐くもある。

(松吉さんは、どこにいるんだ!?)

全病室のふとんをひっぺがしてみたが、いなかった。

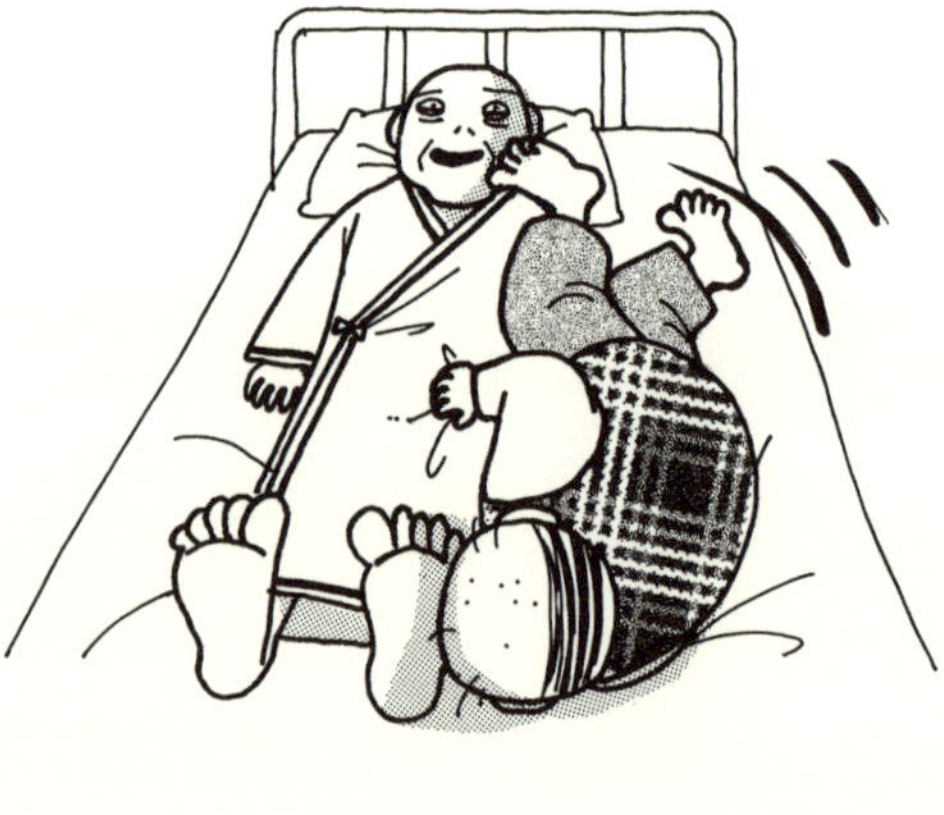

「お風呂場もいないわ」

「トイレにもいません」

ナースたちの必死の捜索にもかかわらず、松吉さんは見つからない。

「まるで消えたみたい」

「あの人、背が高かったわよね。もしかして天井に……」

一斉に、天井を見上げる。まさか、スパイダーマンじゃないんだから。

「確かにカギがかかってるんだから、松吉さんは袋のネズミよ。とりあえず午前中の仕事を片づけてから、またゆっくりと探しましょう」

婦長さんの一声で、いったん捜索は打ち切りになった。それにしても、松吉さんは袋のネズミだったのか。うーむ。

まもなく昼食が始まるという時間、私は何気なくトイレをのぞいた。もう一度、端からドアを開けてみる。

「もうここは、他のナースが見たんだっけ」

案の定、トイレに松吉さんの姿はなかった。ただひとつ、掃除道具入れの小さなドアを除いては。そこは、モップやバケツが、ゴチャゴチャに入った狭いスペースだった。

「まさかね……」

笑いながら、ドアを開ける。

そこに、松吉さんはいた。

モップをしぼる四角いバケツにまたがり、目をうるませ、歯をくいしばっている。額からは滝のように流れる汗。

「な、何で⁉」

それがわかれば、ボケてない。

松吉さんはじっと掃除道具にまたがっている。

ただでさえ長身の身を、窮屈そうに折り曲げたその姿は、涙なくしては見られない。

「ハハハハハ」

肩の力が脱ける。

「入ったのはいいけど、出られなかったのね？」

松吉さんは、自分の体の大きさ故に、ドアを内側から引くことができなかったらしい。

そして、途方にくれていた。なぜか、モップをしぼるバケツに、おまるのようにまたがって。

「そうか。これが便器に見えたのね？」

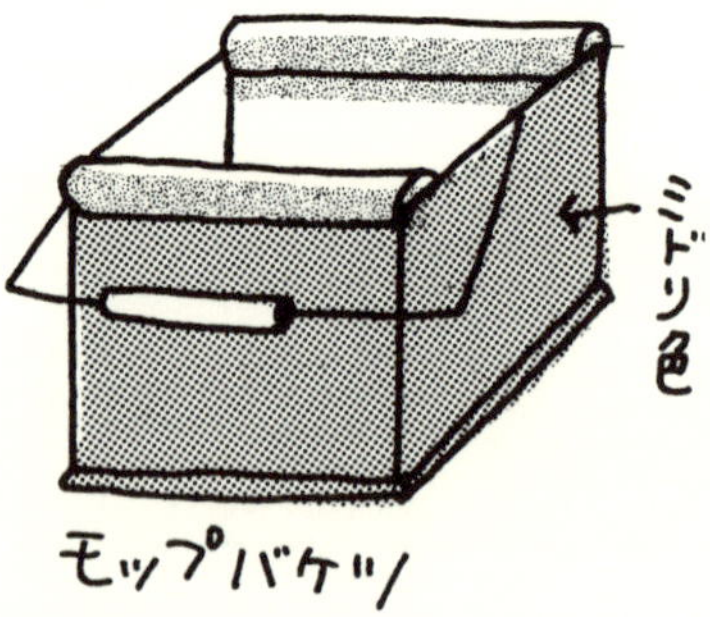

それにしても、トイレは他にもいっぱい空いてるのに、どうしてコレが、便器に見えるかなあ?

(ナイス!)

このオチ、凡人には考えつかないよ。

それ以後、松吉さんは病棟の生活に慣れ、出入口のドアを開けようとすることもなくなった。

「ヤレヤレ、やっと落ち着いたわね」

ナース一同、ホッと一息だ。だけど、ちょっとさみしい。小さくまとまらないで、たまには、とんでもないことをしてほしい。

今日も、松吉さんはフラフラと病棟の中をさまよっている。

(何してるんだろ?)

好奇心で、後をつけてみる。目的もなく、気の向くまま歩くと、老人病棟もけっこう広いのだ。松吉さんは、あきることなく歩き回る。廊下で他の患者さんとすれ違うとき、ペコリと頭を下げ、ご近所の人にするように、ニッコリと笑った。まるで、

『今度引っ越してきた権藤松吉です』
なんてあいさつしてるみたいだ。
外に出ることは忘れて、この中で生きる。松吉さんが、そう言ってる気がした。

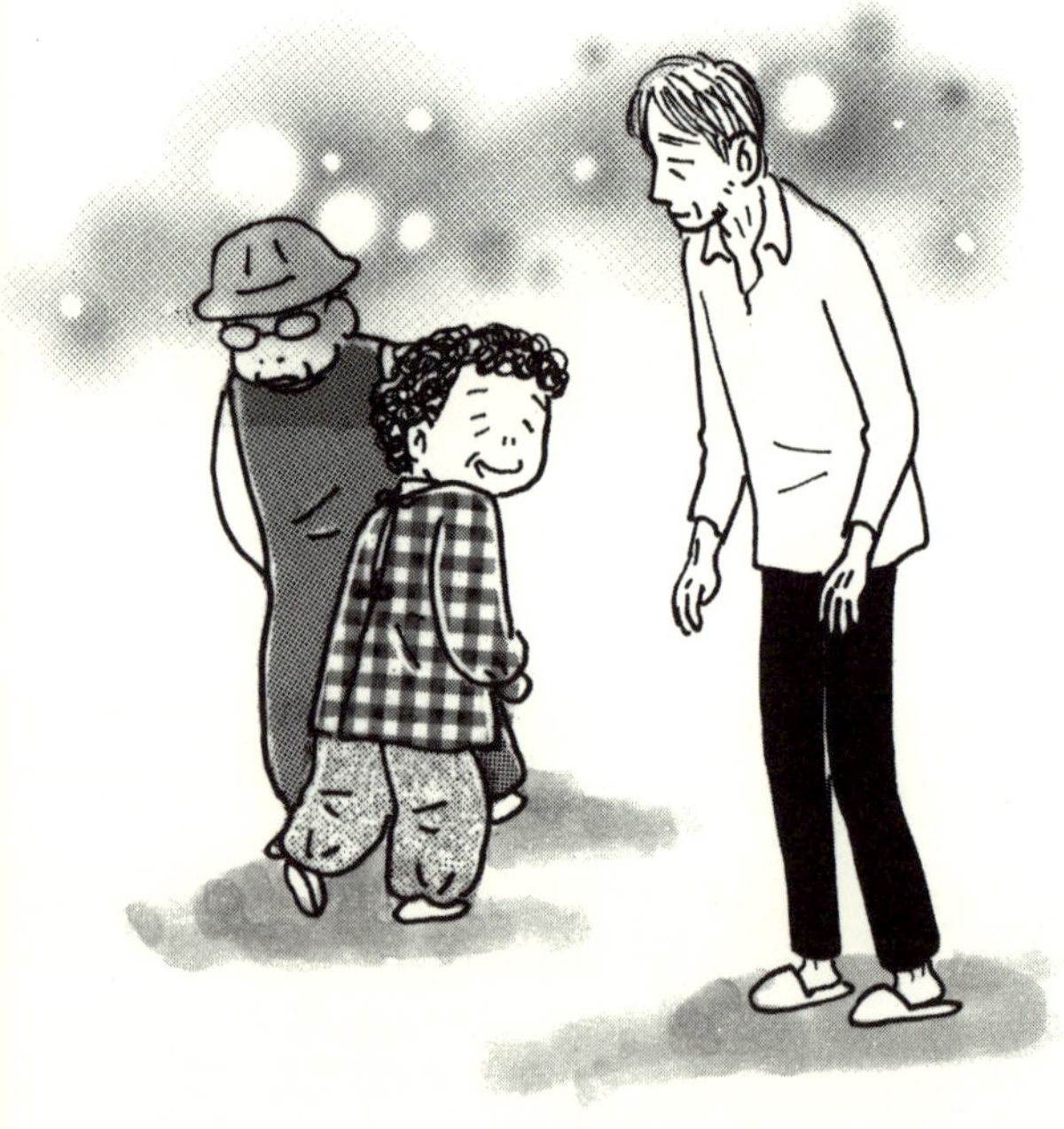

大脱走

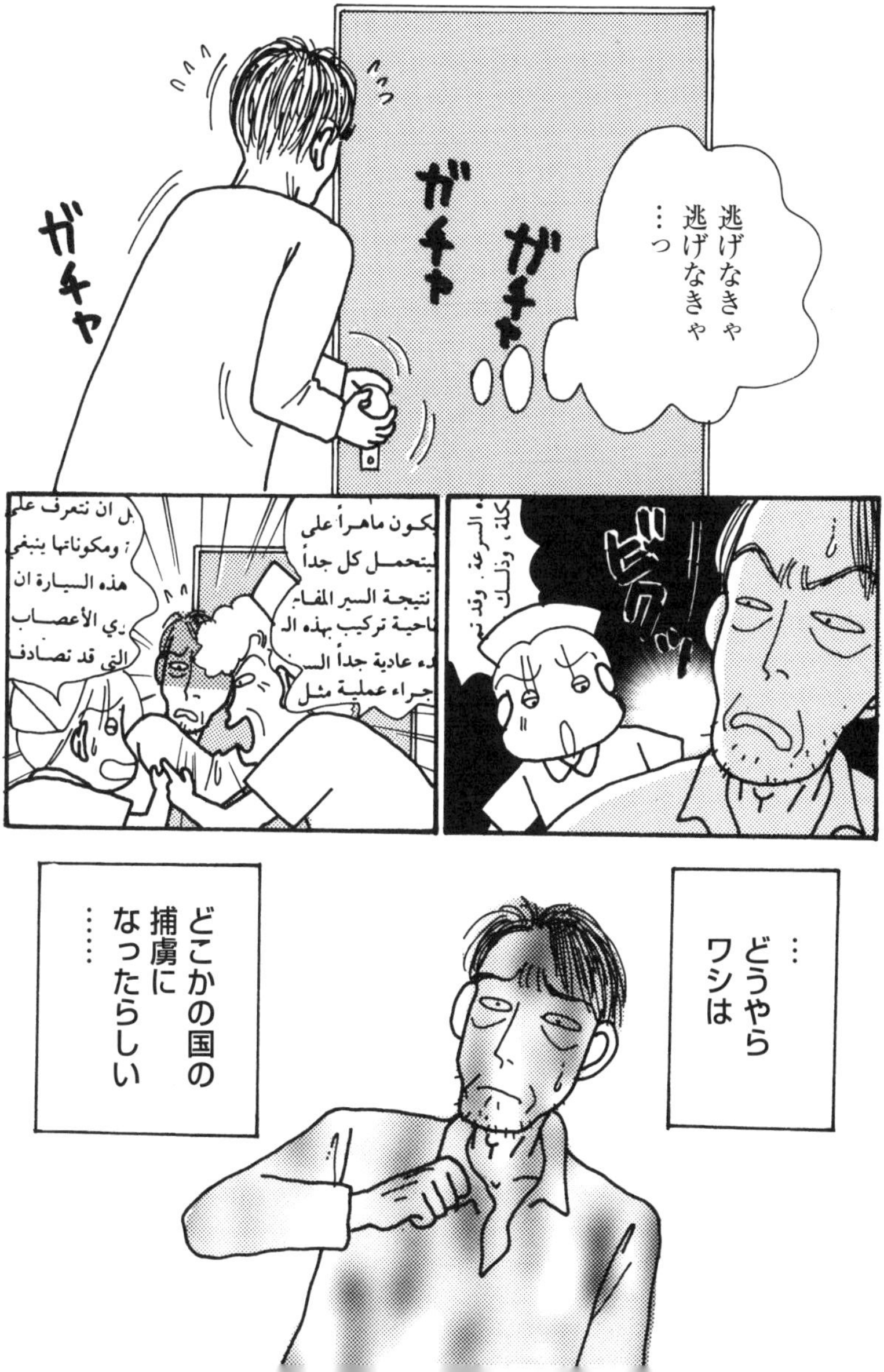
逃げなきゃ逃げなきゃ…っ
ガチャ
ガチャ
ビクッ
どうやらワシは…
どこかの国の捕虜になったらしい……

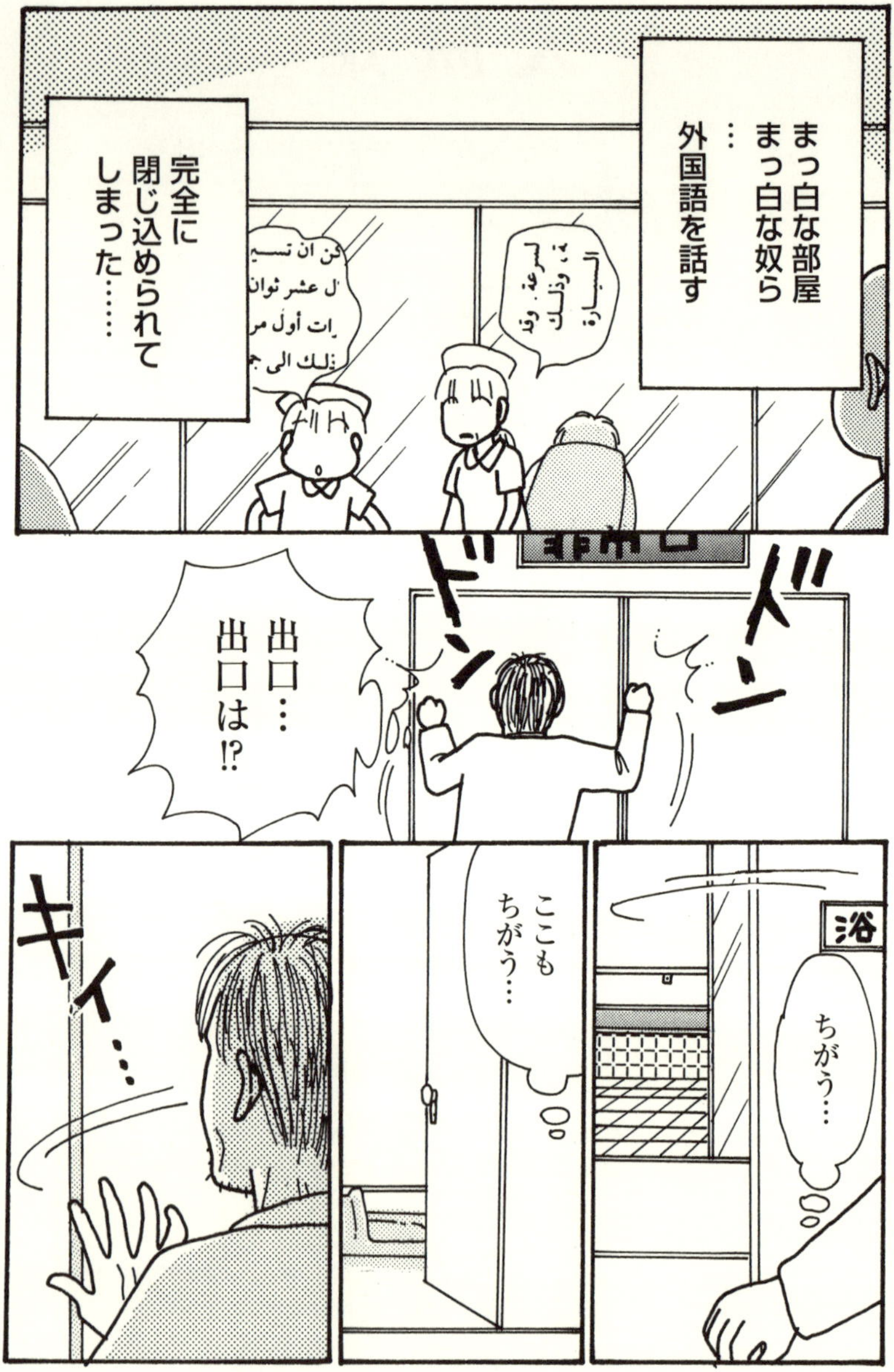
まっ白な部屋
まっ白な奴ら
…
外国語を話す
完全に
閉じ込められて
しまった……
ドン
ドン
出口…
出口は⁉
浴
ちがう…
ここも
ちがう…
キイ…

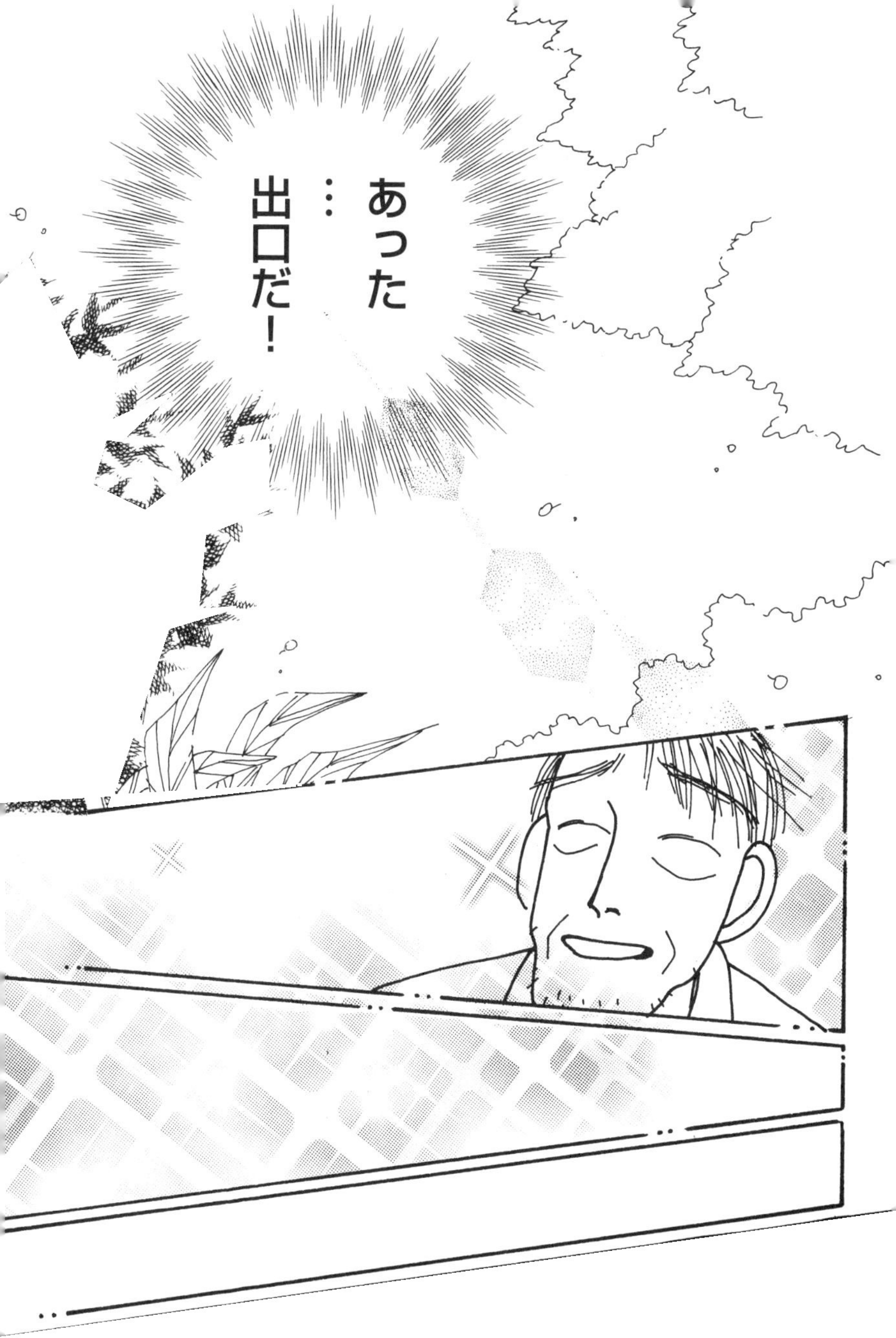
あった…出口だ!

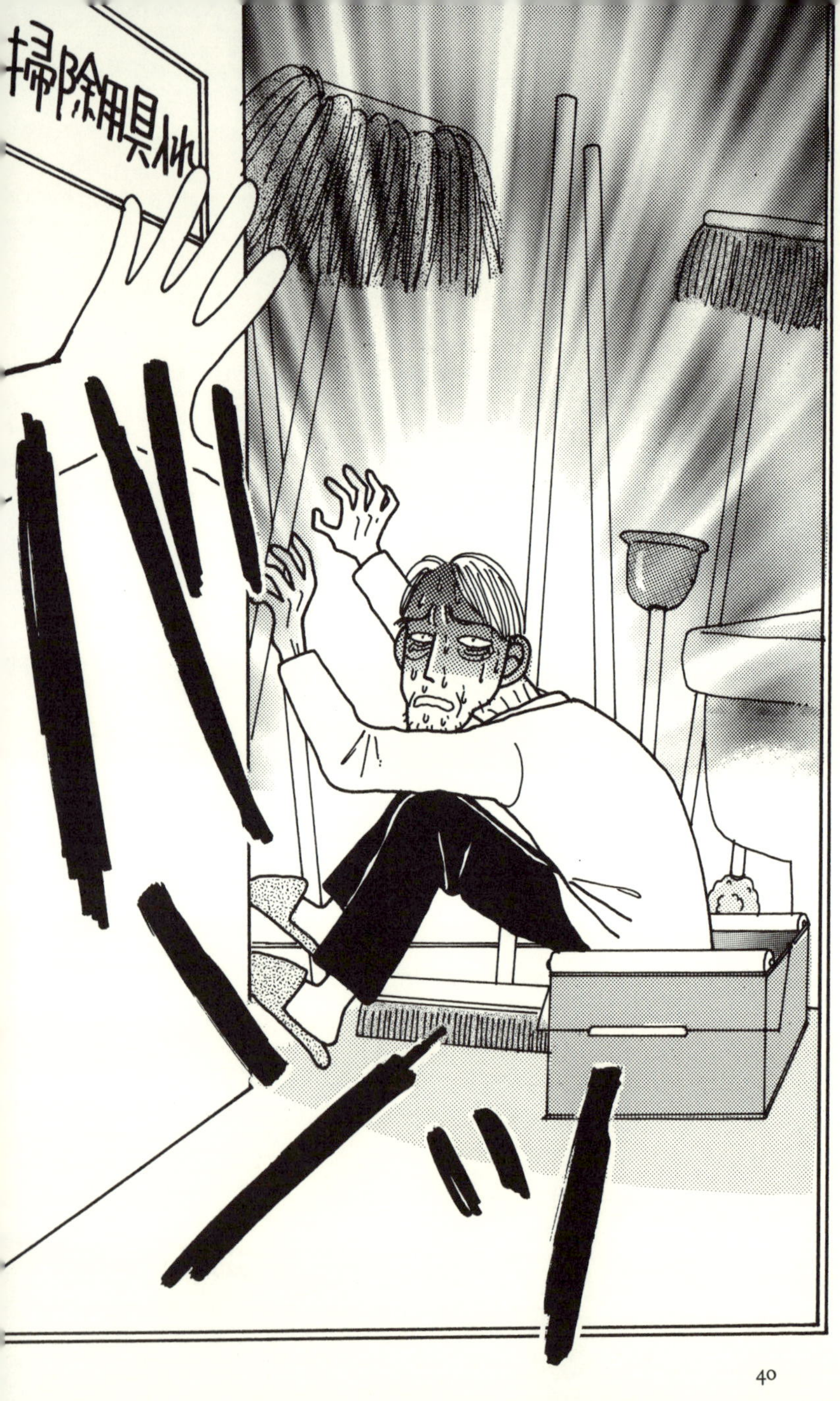
掃除用具他

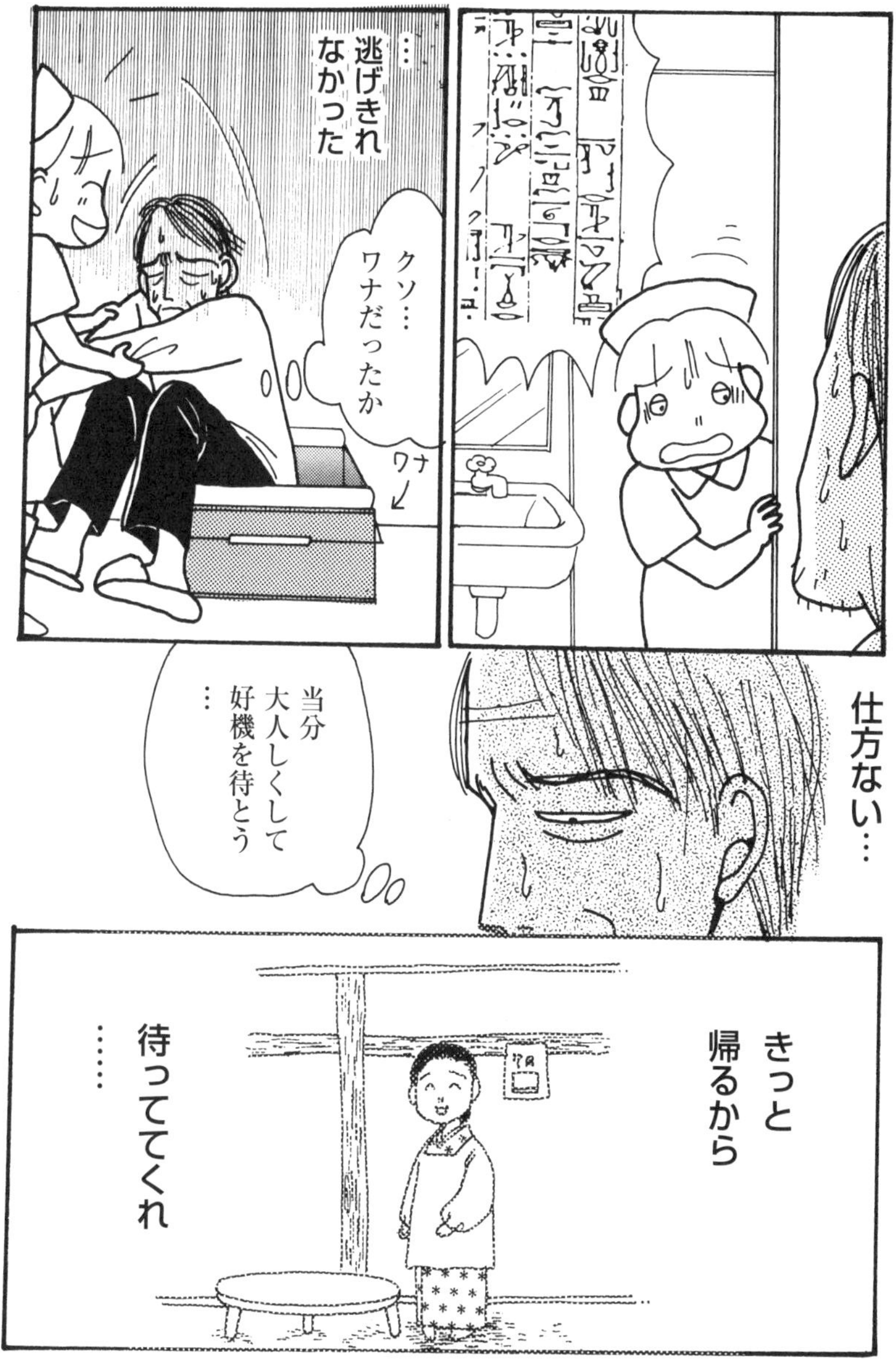
…逃げきれなかった
クソ…ワナだったか
ワナ
仕方ない…
当分大人しくして好機を待とう…
きっと帰るから
待っててくれ
……

恥ずかしがりやのマツさん

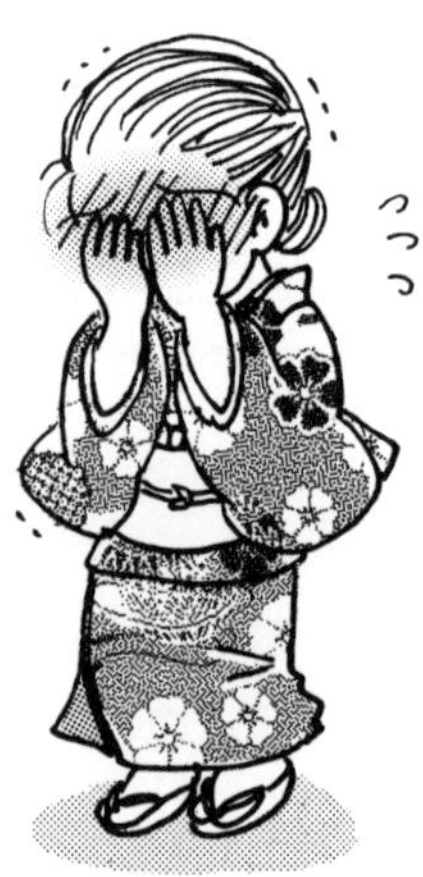

認知症というのは、いろんなことを忘れてしまう。排泄《はいせつ》の仕方や、家族の記憶、日常の常識、などなど。だけど、覚えていることもある。

岩崎マツさんが覚えていたのは、恥ずかしいという気持ち、羞恥心《しゅうち》だった。

入院したとき、マツさんは家族の後ろで恥ずかしげにうつむいていた。

「おばあちゃん、人見知りするみたいで……。ご迷惑かけるかもしれませんが、どうかよろしくお願いします」

そう言って家族は、頭を下げた。後ろのマツさんには、入院することが今イチわかってないらしく、自分とは無関係のような顔をしている。髪はまっ白だが、きれいにセットされ、着物姿も、いかにも着慣れている感じだ。いいところの、おばあちゃんらしい。

「私たちの顔や家の場所は、よく覚えてないみたいですけど、身だしなみにはうるさくって、髪形とか、服装とか……」

家族の言葉を、婦長さんがさえぎった。

「うちは、認知症の患者さんが多いので、私物は着せられません。病院にある服を着てもらいますし、髪もセットするヒマはありませんので、切らせてもらいたいんですが……」

最低限の身だしなみは整えられるが、最高のおしゃれはさせられない。それが病院というものだった。

「もちろんです。入院したからには、病院《そちら》のやり方にお任せします。おばあちゃん、看護婦さんの言うことをよく聞くのよ?」

家族は、そう言い聞かせて帰っていった。

一人残ったマツさんは、心細げに立っている。事態が全く、飲み込めてないようだ。

「マツさん、今日からここがマツさんの家よ。私は、看護婦さんよ?」

一応、説明してみた。しかし、マツさんには、家はともかく看護婦さんという者が、よくわからないらしい。おびえたように上目使いで、凝視している。

「じゃあ、着物を脱いで、病院の服に着がえましょうね」

やさしく声をかけつつ、着物に手をかける。

「イヤッ」

さっきまでのオドオドした態度は、どこへやら。マツさんは、着物を押さえて拒否し、

「何するんですか……」

顔をまっ赤にして、怒った。

それは、初めて見る患者さんの反応だった。老人病棟には、男、女の患者さんが入りまじっている。遠目には、性別不明（というか、皆おじいさんに見える）な患者さんも多い。認知症の程度にもよるが、マツさんの場合はトイレも食事も介助が必要で、当然着がえにも手をかそうとしたのだが。

「こんな、知らない人がいる中で、脱げないわ……」

マツさんは、うずくまり、着がえを拒否した。

「とりあえず、お風呂場につれて行って。あそこなら、他の患者さんいないし」

婦長さんの指示に従い、ナースは3人がかり、力ずくでマツさんを風呂場に連れ込んだ。

「イヤーッ。誰⁉ 何すんの⁉」

マツさんのかよわい悲鳴が響き渡る。なんだかすごく悪いことをしているような気持ち

になった。しかし、ひるんではいられない。

「ちょっと、静かに、うわぁ。着物が破ける、高そうな着物が……」

暴れるマツさんを押さえつけ、無理やり病院の服に着がえさせた。

「できた……」

私たちナースはホッとしたが、マツさんはその直後、目をこすって泣きはじめた。小太りの体を、小さく丸めた姿は、迷子の子供みたいだった。

（……ごめんね。でも、仕方ないよ。入院したんだから、早く病院に慣れてよ。ね……？）

私は、そう思った。


次の問題は、入浴だった。

老人病棟のお風呂は週2回。男、女、一応先か後かで分かれていたが、入浴日も浴室も同じだった。

「キャアッ」

まるで、チカンにでもあったようなマツさんの態度だった。

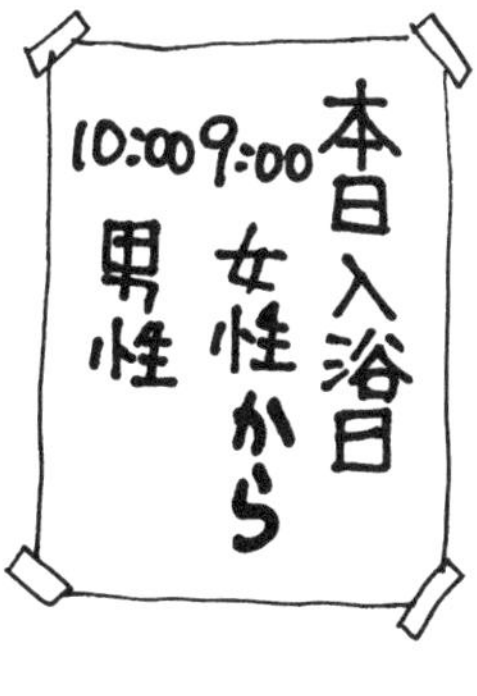

その日の入浴は、女性からだ。しかし、大人数の入浴を恥ずかしがって、マツさんは服を脱がない。

「温泉に来たつもりで、入ったら?」

と、すすめても、嫌々をする。浴室には、長ぐつをはいたナースたちが服を着たまま、介助に入っている。それも気になるらしい。

「知らない人ばっかりで、嫌、入らない……」

何度説得しても、拒否される。

仕方ない。またまた、実力行使だ。

暴れるマツさんの服を無理やり脱がす。

「あんたたち、追いはぎね!?」

マツさんが叫ぶ。

頼むよ、マツさん。私たちは、ただお風呂に入ってほしいだけなんですけど。

しかし、浴室に入ってからがまたひと苦労。何をどう

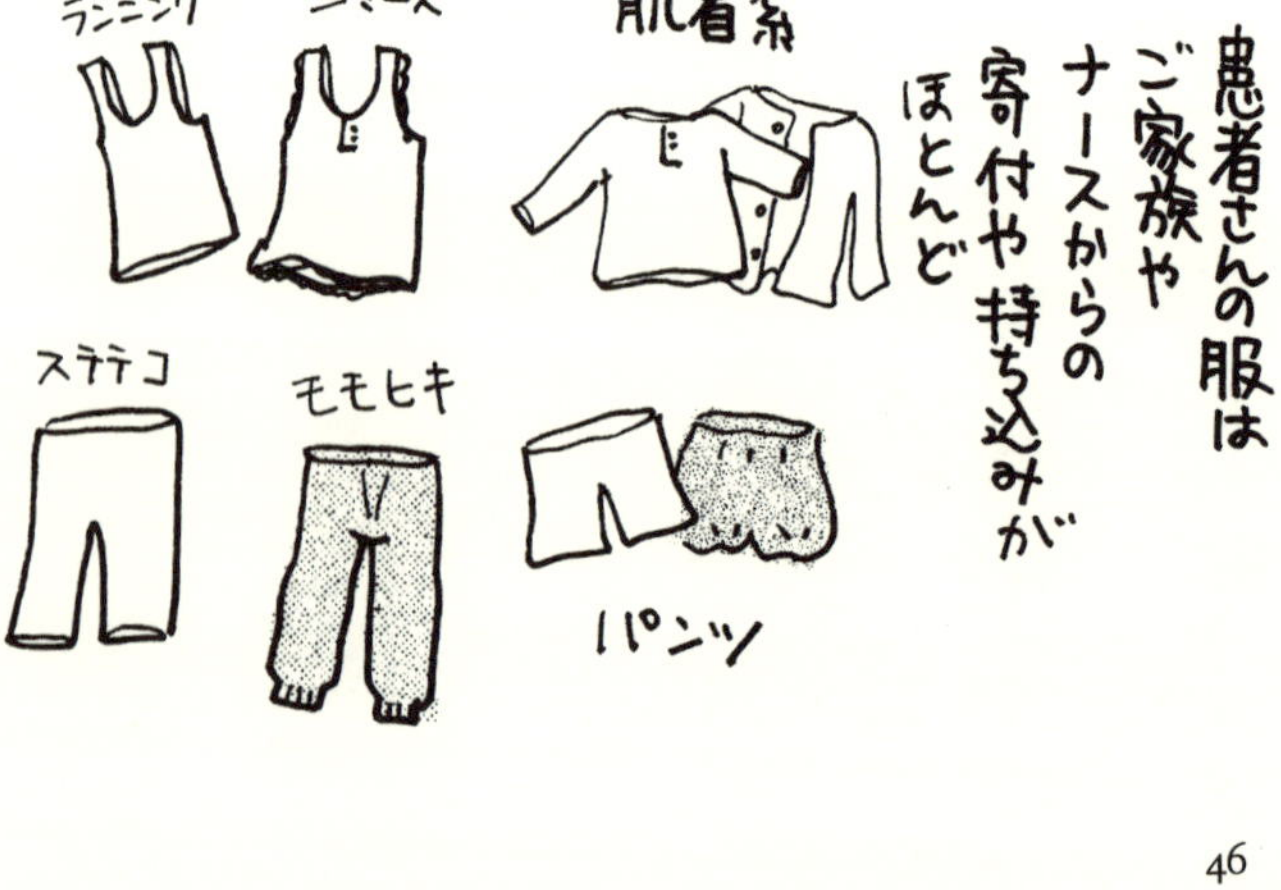
患者さんの服はご家族やナースからの寄付や持ち込みがほとんど
ランニング
シミーズ
肌着系
ステテコ
モモヒキ
パンツ

していいかわからず、ア然とするマツさんの体を洗おうと近づくと、

「触らないで。いやらしい……」

と、チカン扱いされる。で、そのまま見てると、何もしない。湯に入ることもできず、内股で立ちつくす。仕方なく、両側からはさみ打ちのようにして、洗わせてもらった。

フ――ッ……。

なんとか入浴終了。しかしマツさんは、新しい服を嫌がり、なかなか着てくれない。

他の女性患者さんたちは着がえを終え、マツさんが最後の1人になった。

その時、ドヤドヤと男性患者が入ってきた。

「キャッ」

マツさんは、あわてて私の影に体をかくす。

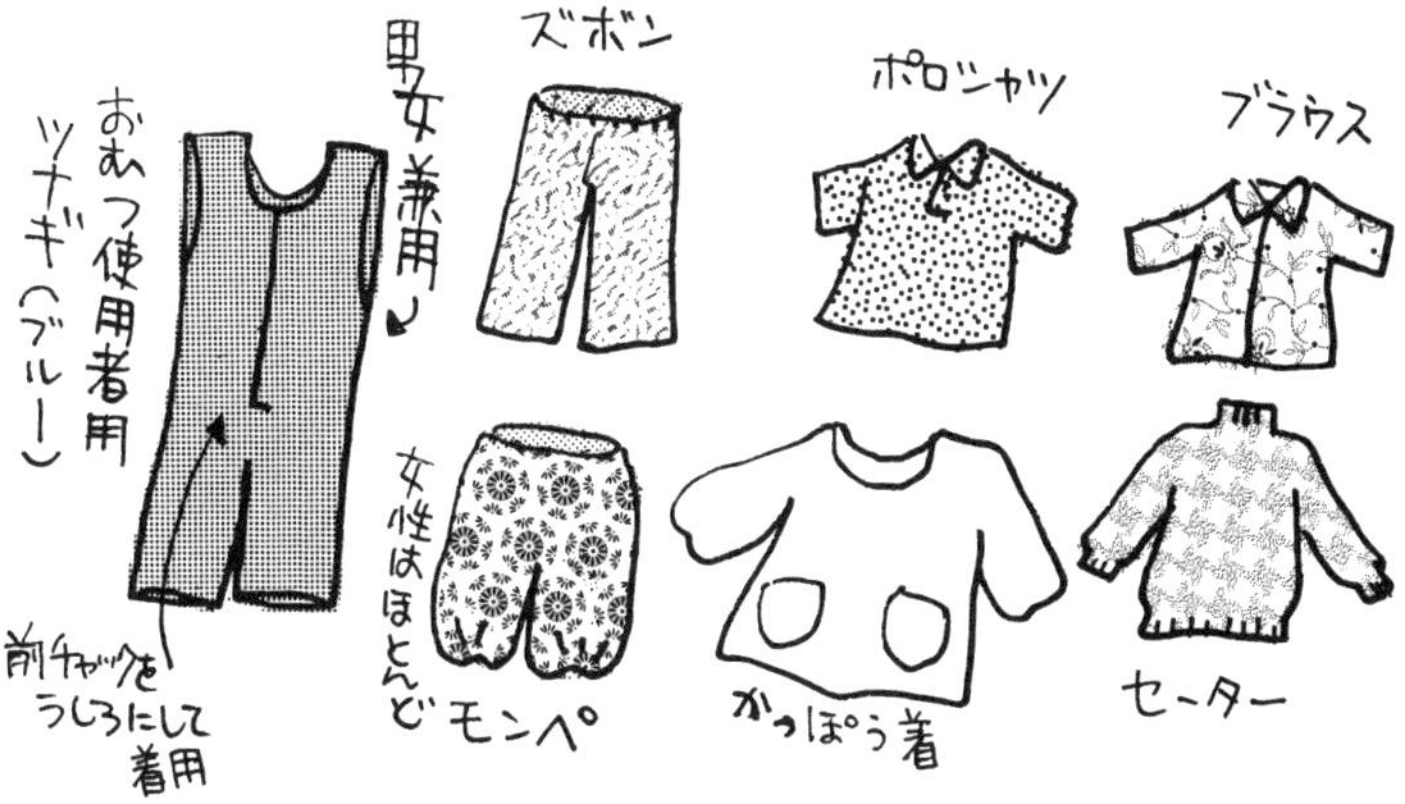

「ちょっと。まだ女の人がいるのよ!? 男の入浴は、その後よ。まだ入っちゃダメでしょ?」

私が言うと、すでに服を脱いでスッポンポンになったおじいちゃんは、

「ばあさんのハダカなんか見ても見なくても同じ」

と、さっさと浴室に入っていった。見たこともなかったことにされるくらい、おばあちゃんのハダカって無意味なのか?

「見て損した、金払え」と言われるより悲しい気がする。しかし、その言葉通り、マツさんを無視して、ドンドン服を脱ぐじじいたち。

「とにかくっ、早く服着て、出よう!」

マツさんは、パニックでなすがままだった。うつむいた顔は、まっ赤で、かすかに震えている。

(本当に、恥ずかしいんだな……。この人、この病院で、やっていけるんだろうか……?)

なんとも気の毒になった。

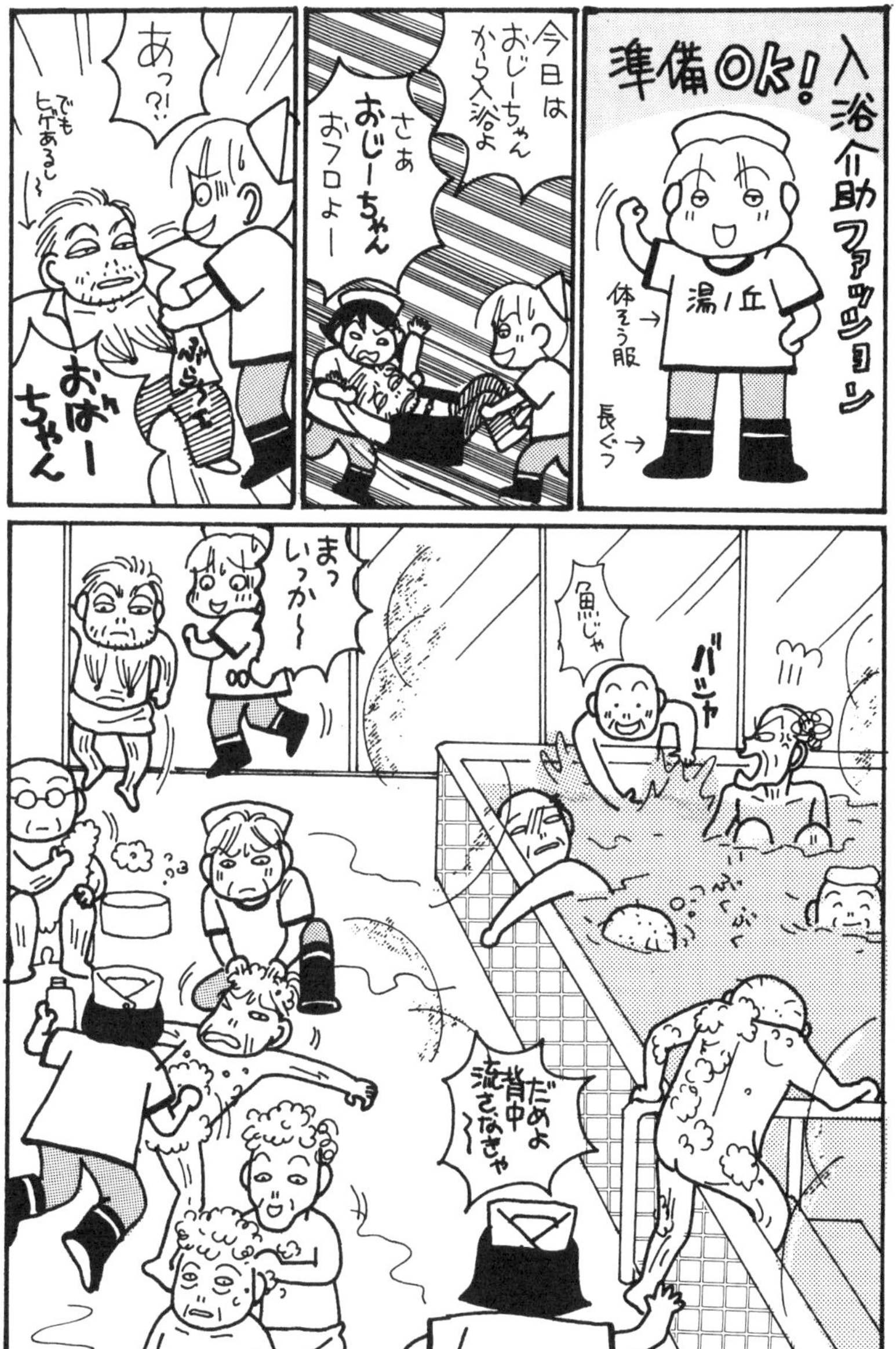
準備OK! 入浴介助ファッション
体そう服
長ぐつ
湯ノ丘
今日はおじーちゃんから入浴よ
さぁおじーちゃんおフロよー
あっ?!
でもヒゲあるし~
おばーちゃん
まっいっか~
魚じゃ
バシャ
ぷくぷく
だめよ背中流さなきゃ~

マツさんが入院して2週間後、散髪が行われた。

マツさんの髪は解くと、腰まであった。

「すごい長いねェ。とってもキレイ」

ほめると、マツさんはうつむいてはにかんだ。

表情だけならまるで20歳《ハタチ》そこそこの娘さんみたいに初々しい。

「じゃあ、切るよ。かわいくしてあげるからね」

ナースの中の散髪のうまい人が、今日は床屋さんの役だ。老人病棟の患者さんは、なかなか外に出られないので、ナースがこんなこともする。

「まかせなさい。うちの子供やダンナは私が切ってるんだから、大丈夫よ」

散髪ナースは、慣れた手つきで、あっという間に、ショート・カットに仕上げてしまった。けっこう、うまい。

「わぁ。似合う」

「10歳くらい若くなったよ?」

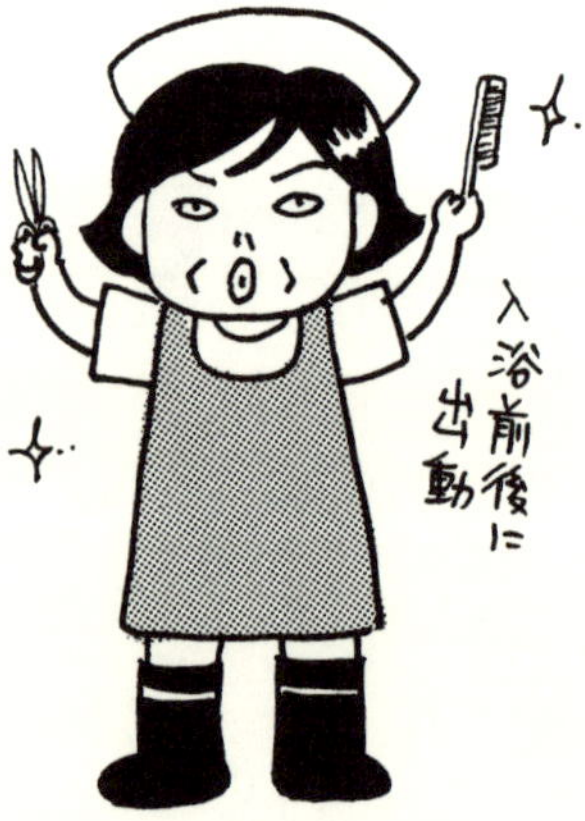

「キレイ、キレイ」

私たちは、大げさにほめちぎった。そうしないと、マツさんが泣いてしまう気がして。

いよいよ鏡を、マツさんに見せた。

(大丈夫かな?)

ナース一同、緊張する。

「……」

生まれて初めてのショート・カットを、マツさんは複雑な表情《かお》で見ていたが、泣かないでくれた。

「……気にいった?」

と聞くと、少しだけ笑った。それは、入院して以来、初めての笑顔だった。

以後、マツさんは少しずつ、ナースが介助することに慣れていった。着がえも入浴も、恥ずかしがらなくなった。服装も髪形も、すっかり病棟の患者さんらしくなった。

(なんか、さみしいな)

マツさんが老人病棟に慣れ、患者さんらしくなればなるほど、マツさんらしさがなくなっていく。入院したとき、着がえを恥ずかしがり、泣いたマツさんが、なつかしい。

私は勝手だ。

なくなるように手助けし、なくなったら、戻ってきてほしいと思う。それは認知症になっても忘れなかったマツさんの最後の自己主張だったのかもしれない。恥ずかしいという女性らしい、かわいい気持ちを、私たちナースは力ずくで奪ったのだ。マツさんの羞恥心、あれはすごく大切なものじゃなかったかと思う。

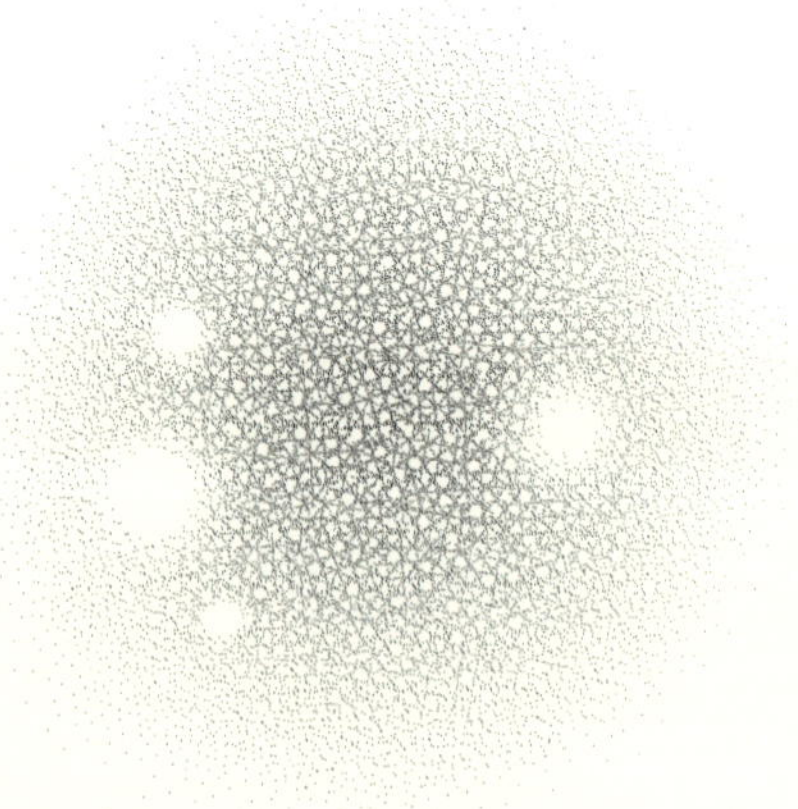

マツさん22歳

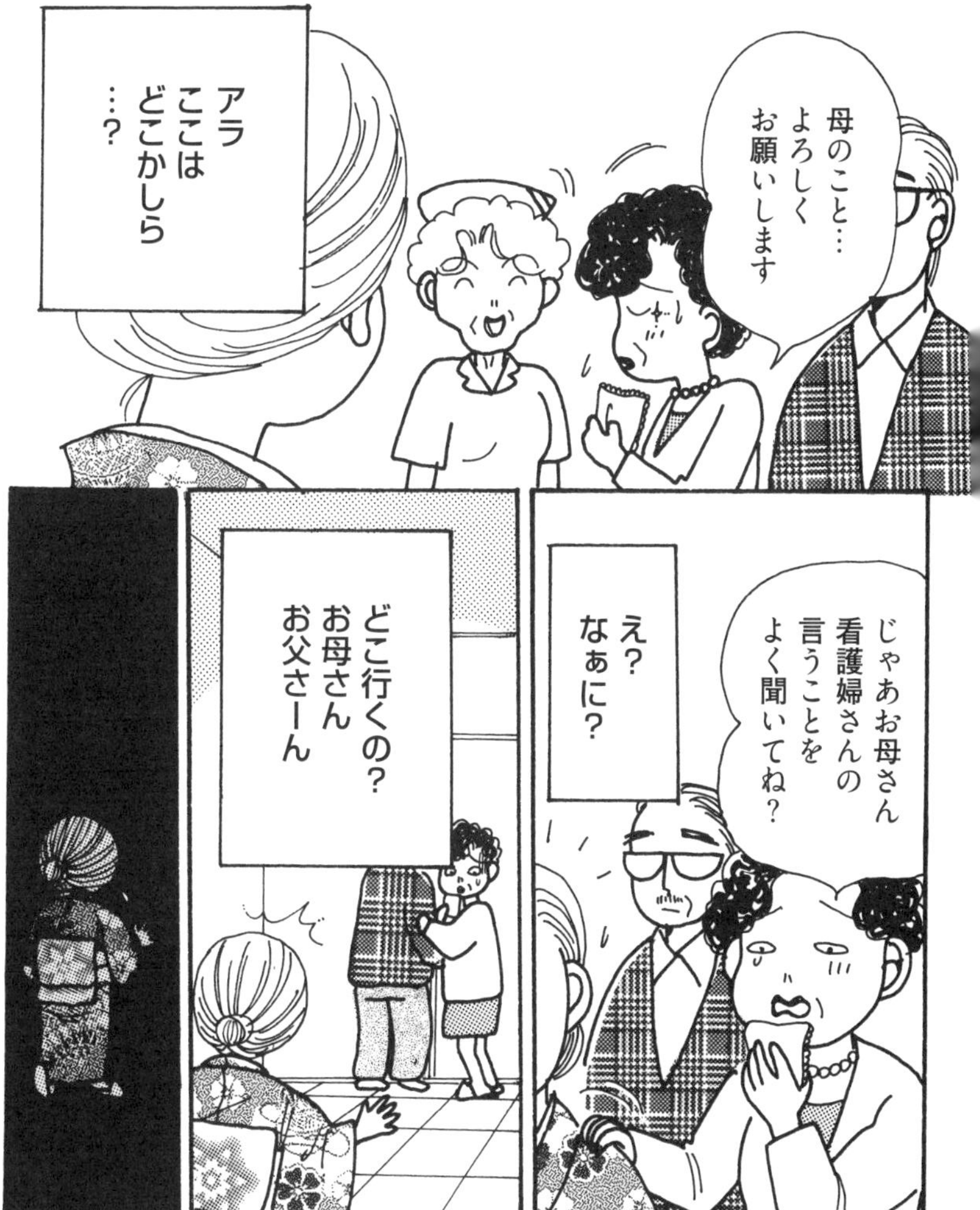

母のこと…よろしくお願いします
アラ ここはどこかしら…?
じゃあお母さん看護婦さんの言うことをよく聞いてね?
え? なぁに?
どこ行くの? お母さん お父さーん

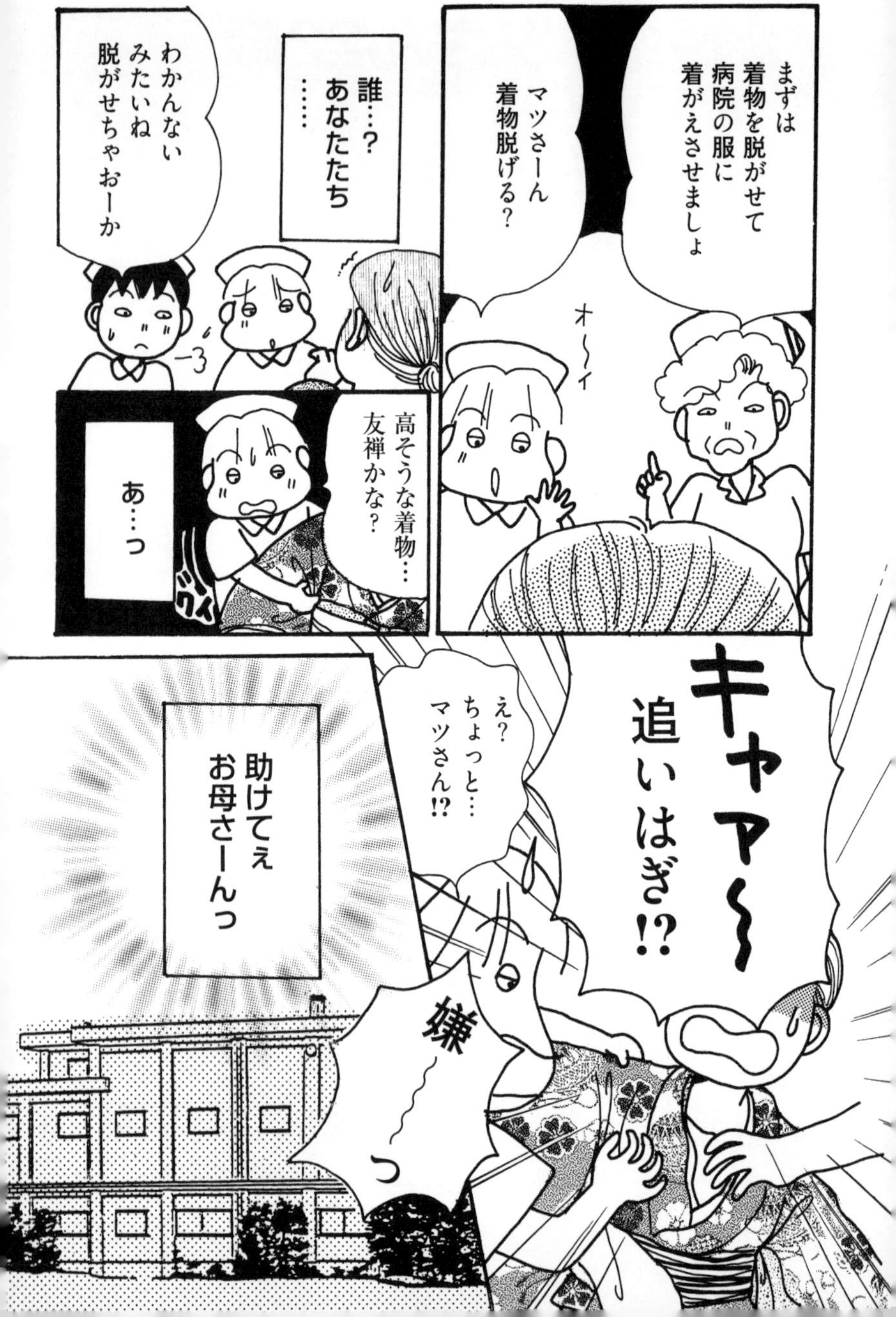
まずは
着物を脱がせて
病院の服に
着がえさせましょ
マツさーん
着物脱げる?
オ〜イ
誰…?
あなたたち
……
わかんない
みたいね
脱がせちゃおーか
高そうな着物…
友禅かな?
グイ
あ…っ
キャア〜
追いはぎ!?
え?
ちょっと…
マツさん!?
嫌〜〜っ
助けてぇ
お母さーんっ

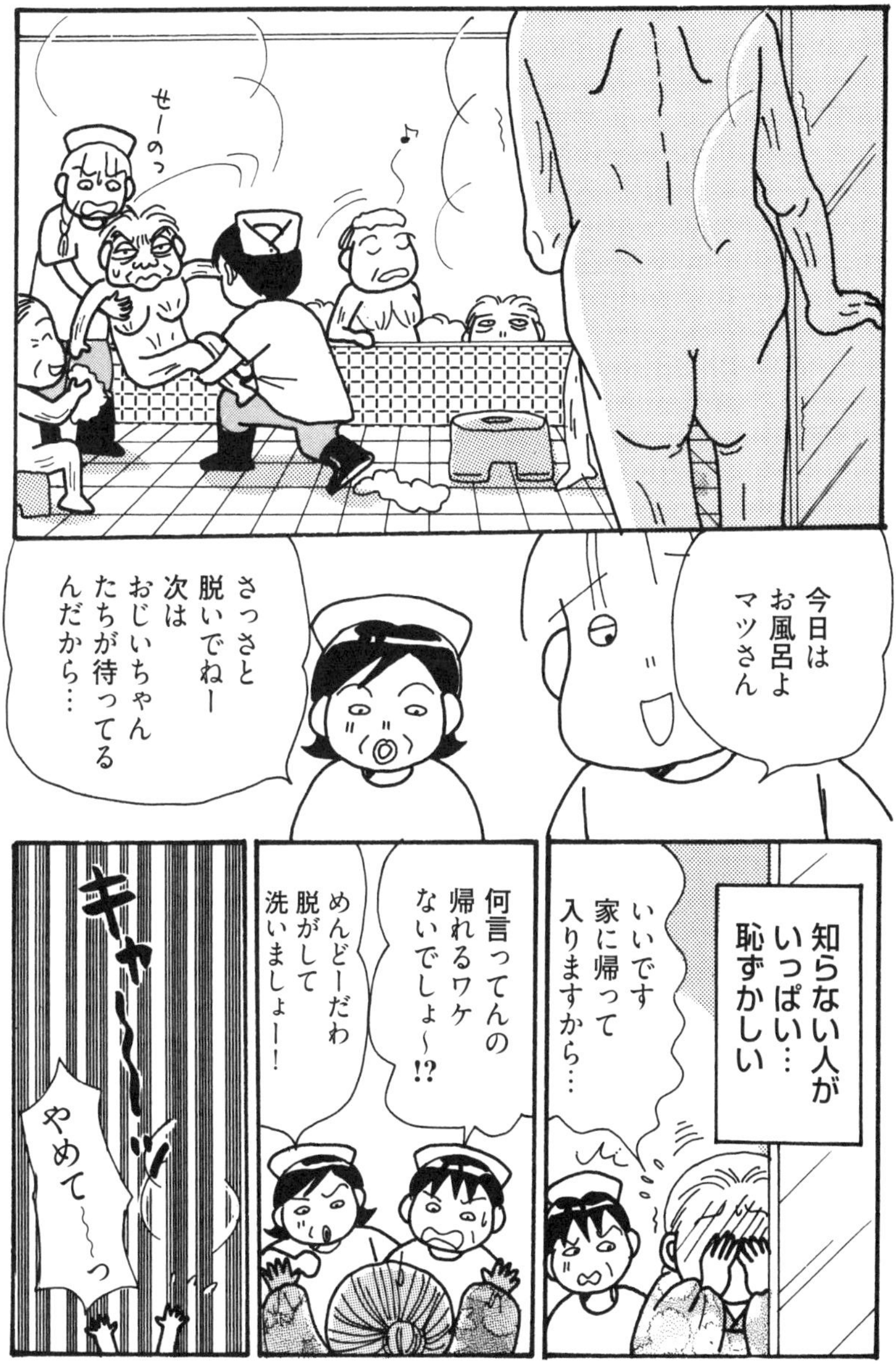
せーのっ
♪
今日はお風呂よマツさん
さっさと脱いでねー次はおじいちゃんたちが待ってるんだから…
知らない人がいっぱい…恥ずかしい
いいです家に帰って入りますから…
何言ってんの帰れるワケないでしょ〜!?
めんどーだわ脱がして洗いましょー!
キャ〜〜〜ッ
やめて〜〜〜っ

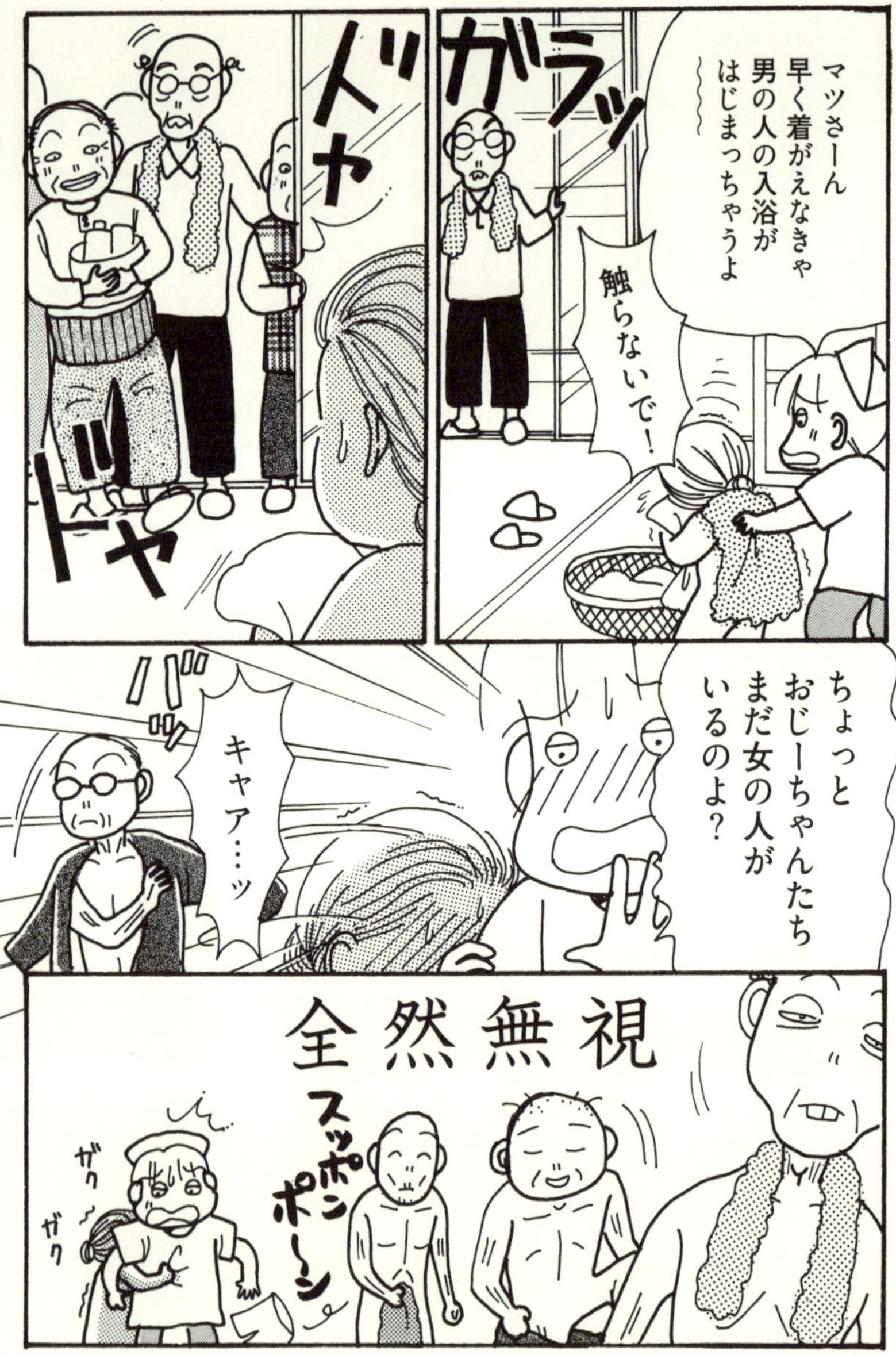
ガラッ
マツさーん
早く着がえなきゃ
男の人の入浴が
はじまっちゃうよ
～～
触らないで！
ドヤ
ドヤ
ちょっと
おじーちゃんたち
まだ女の人が
いるのよ？
キャア…ッ
バッ
全然無視
スッポンポ～ン
ガク～
ガク

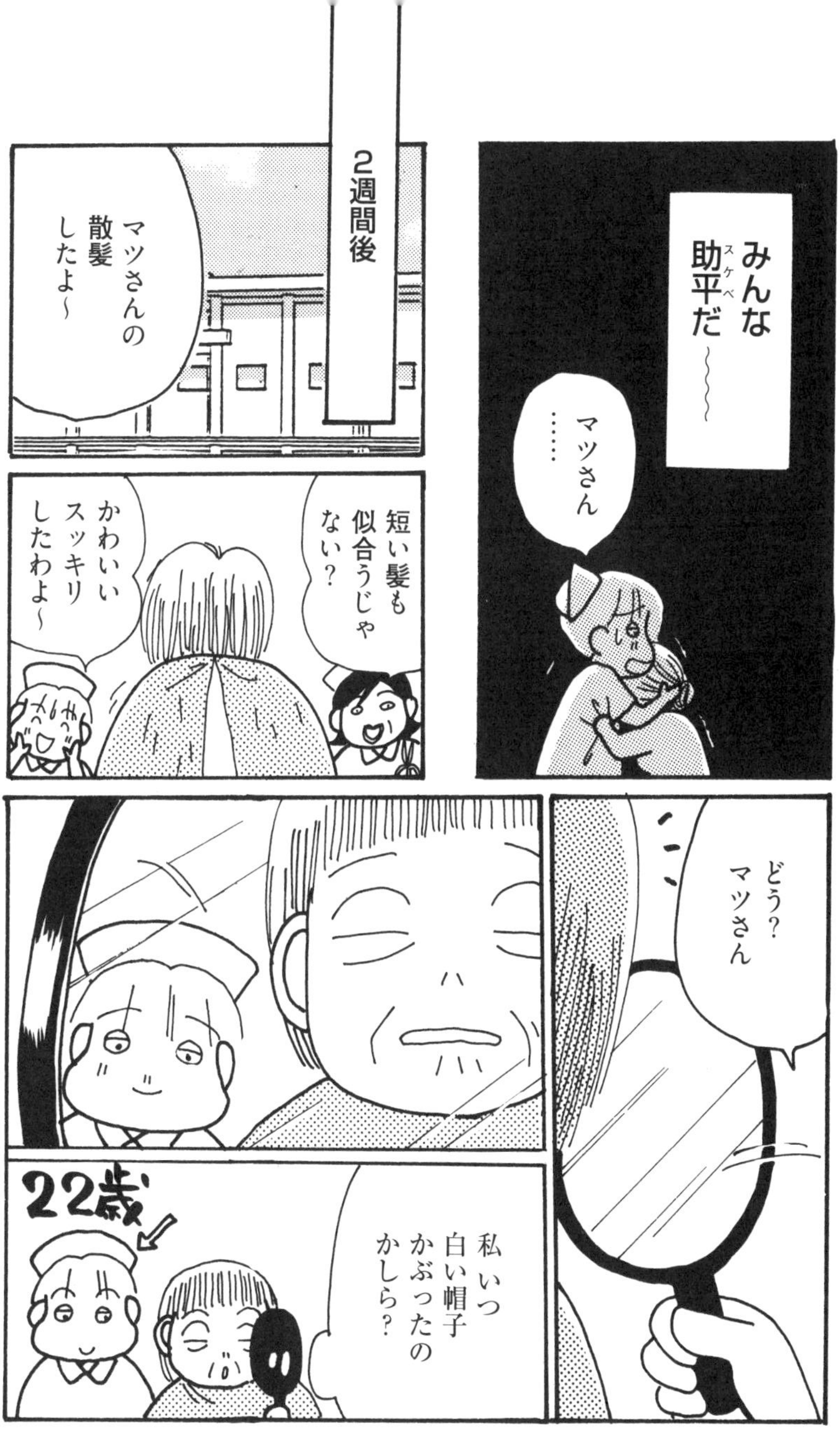
みんな助平《スケベ》だ〜〜〜
マツさん……
2週間後
マツさんの散髪したよ〜
短い髪も似合うじゃない？
かわいいスッキリしたわよ〜
どう？マツさん
22歳
私いつ白い帽子かぶったのかしら？

ごはんですよ

食事が、運ばれてきた。

「今日は、カレーとサラダと、ヨーグルトか」

まず、目で楽しむ。トマトとキュウリのコントラストが美しい。カレーの中のジャガイモは、やわらかそうだな。

「ああ、いい匂い……。おいしそう」

続いて、香り。カレーの香ばしい匂いをかぐと、食べたい気持ちで一杯になる。

「いただきま――す」

口に入れると、カレーの味が広がる。おいしい。満足して飲み込むと、しあわせで一杯になる。そう、食べることは楽しい。しかし、この楽しさは、目と鼻と口が一丸となってこそではないか？　その一切がなくても、食べられればしあわせなのか？

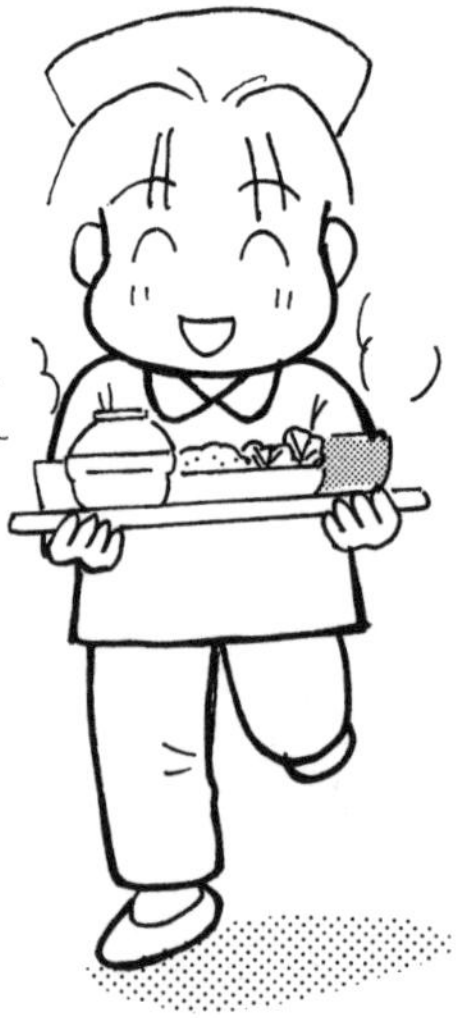

老人病棟の患者さんに聞いてみよう。

「さぁ、おじいちゃん、ごはんよ」

老人病棟のごはんは、白黒テレビのように地味だった。お盆の上に、茶わん、汁わん、皿が乗っている。

茶わんの中には、まっ白でつきかけのモチみたいな、ベチョベチョな物体、スライムに似たおかゆが入っている。汁わんには、みそ汁。歯がなく、飲み込む力が弱い老人のためを思って、具の全然入らない、思いやりの汁のみ、みそ汁だ。そして、皿には、パサパサ、カラカラの茶色のおかずらしきもの。

(10日前の、おから?)

患者さんが食べやすいようにと、きざみにきざんだ魚と野菜は、混ぜ合わされて茶色に統一されている。元は何なのか、ちょっとわからないくらい、ぐちゃぐちゃの粉々だ。家庭用の生ゴミ処理機で出来たみたいな……。

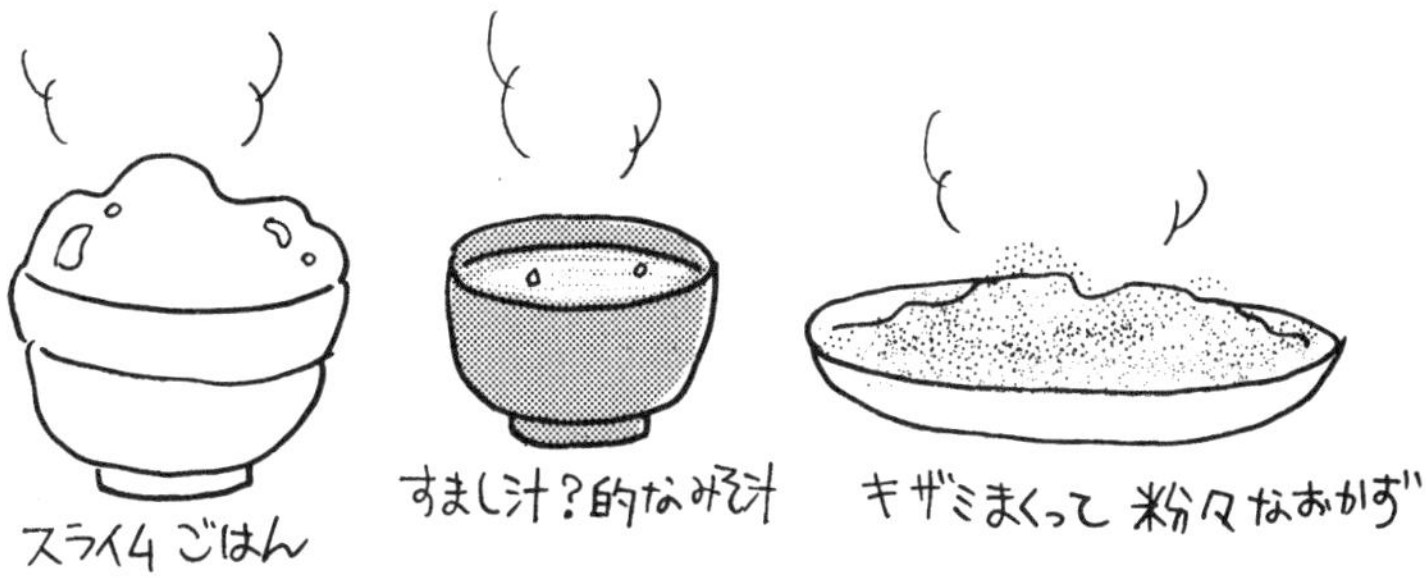

（うわっ。まずそ〜）

思わず、心で叫ぶ。今でも充分、食欲をそそらないこれらを、どうすると思います？

「さぁ、おじいちゃん、食べましょうね？」

老人病棟には、寝たきりの患者さんもいる。そんな人には、ナースが食べさせてあげる。

「ハイ。これはおかずですよ？」

私は、看護学校時代にやっていた通り、患者さんに一品ずつ説明しながら、食べさせようとした。しかし、

「岸さんッ。何やってんの⁉　老人病棟《うち》ではこうやるのよッ」

先輩ナースは、いきなりおかゆの中に、汁、おかずをぶち込んだ。一挙に混ぜる。もともと、ぐちゃぐちゃだったごはんが、更にぐちゃぐちゃになった。

（…………ゲロ？）

まずそうだったごはんが、これ以上ないくらい、まずくなった瞬間だ。ためしに、匂いをかいでみた。

（ツ────ン）

すごい匂いだった。酢と、イカの塩からと、ワラをミックスして、発酵させたら、こう

なったというようような。これを食べさせても、いいんでしょーか？

「こうでもしなきゃ、時間がないのよ。なにせ食べさせなきゃならない患者さんは、30人以上いるんだから。ナースは5人しかいないっていうのに……」

そう言いながら、先輩ナースは同時に2人の患者さんの口に、おかゆ（もどき）を放り込んでいる。まるでワンコそば並みの勢いで次々と。患者さんの食事時間は、20分しかない。超、忙しいのだ。

（郷に入っては、郷に従え）

私は、おそるおそる、先輩ナース特製の3種混合おかゆを、患者さんの口に運んでみた。

「アー――ン」

おじいちゃんは、素直に口を開け、平然と飲み込んだ。そして、催促するように再び口を開け、次のごはんを待っている。

「……おいしいの？」

聞いてみた。

「ハイ」

おじいちゃんは、笑顔でうなずく。認知症の患者さんって、味覚もボケちゃうのかな？

でも、まぁ、おいしいなら、いいんだけど……。


だが、本来の老人病棟のごはんは、おいしかった。病院長の、

「老人には、食べることが一番の楽しみだから、食事を大切にしよう」

という考えのせいで、家庭的というか、うまい定食屋並みの食事だった。しかし、それを原型のまま、食べられる人はごく少数だ。

「今日は、ラーメンか。チャーシューおいしそ～」

そのままで食べられる患者さんのお膳《ぜん》には、ラーメン、小ライス、ギョーザ二切れが載っている。見るからにおいしそうだ。

しかし、大多数の患者さんの食事は、きざみ&おかゆなのだ。ラーメンどんぶりの中には、粉々にカットされ、タイ米状になったラーメンが入っている。そして、ラーメンの命、スープはほとんど入ってない。

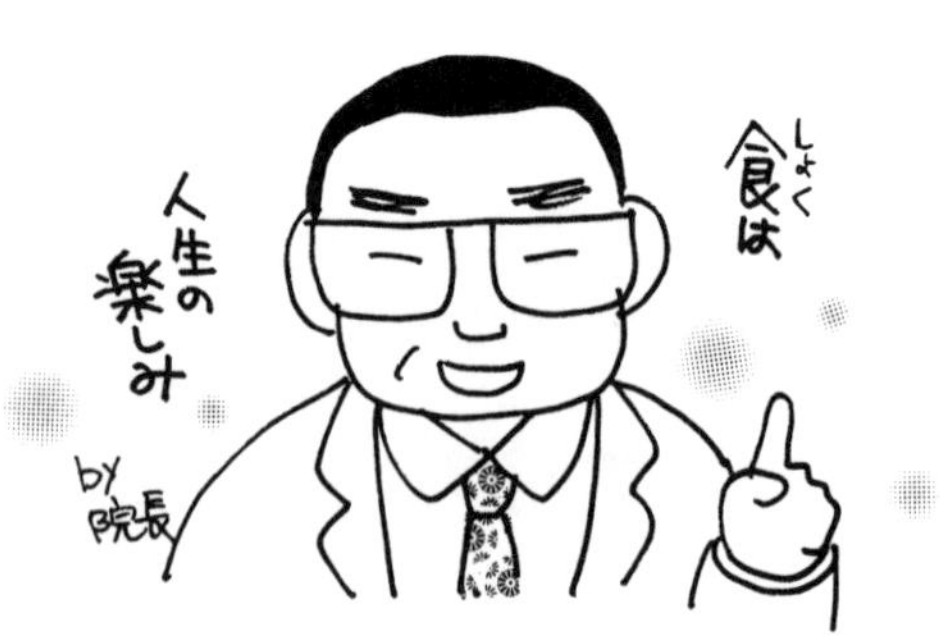

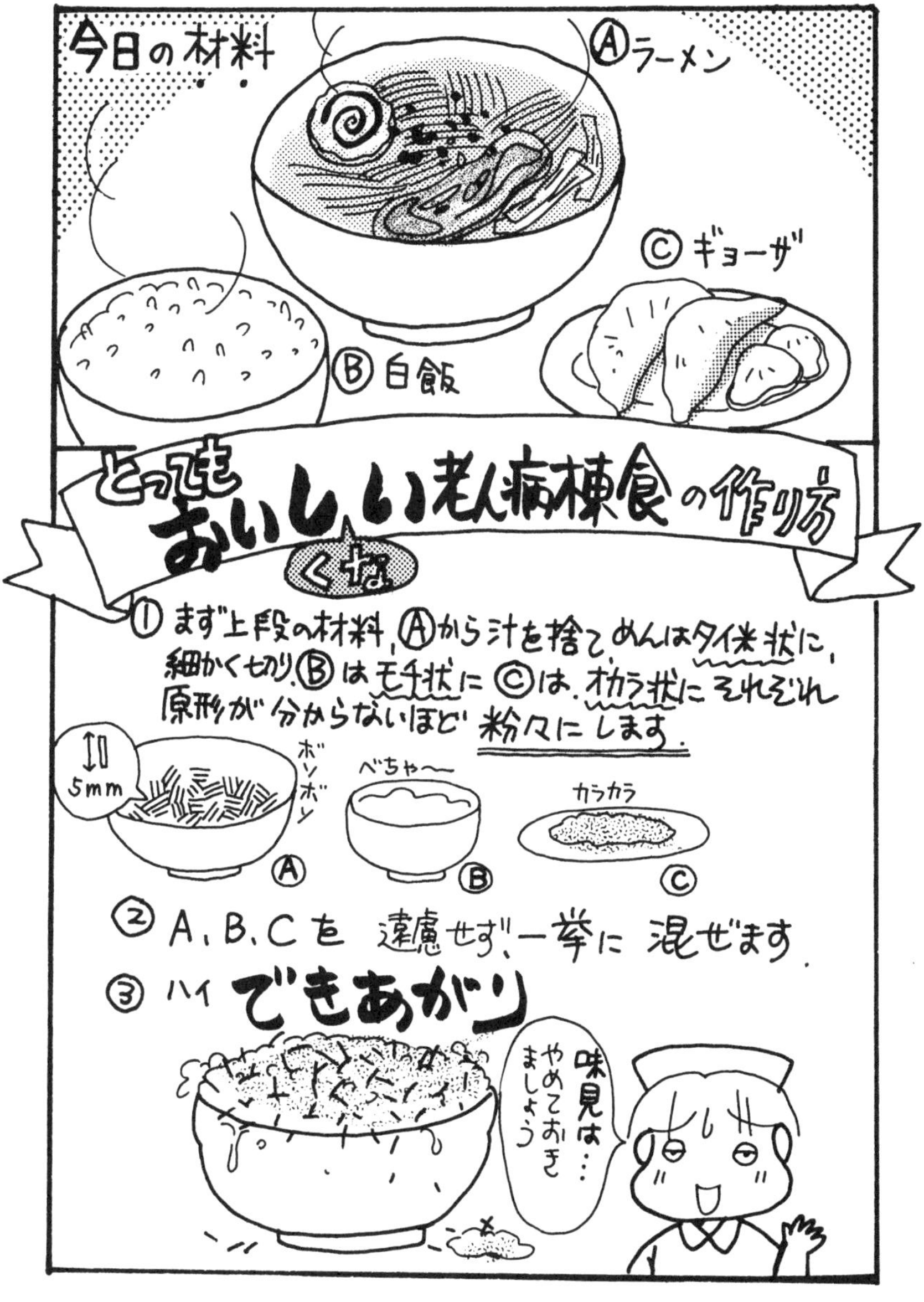

今日の材料
Ⓐラーメン
Ⓑ白飯
Ⓒギョーザ
とってもおいしくない老人病棟食の作り方
① まず上段の材料、Ⓐから汁を捨てめんはタイ米状に、細かく切り、Ⓑはモチ状にⒸは、オカラ状にそれぞれ原形が分からないほど粉々にします。
5mm
ボソボソ
べちゃ〜
カラカラ
Ⓐ
Ⓑ
Ⓒ
② A、B、Cを遠慮せず、一挙に混ぜます。
③ ハイ できあがり
味見は…やめておきましょう

「汁気が多いと、食べにくいし、こぼすからね。どーせおかゆと混ぜるんだし……」

またか？　ラーメンまで混ぜるのか？　ああ、ギョーザのキザミもね。食事を、大切にしようという病院長の方針は、どこへ⁉　それも、混ぜちゃったのか？

「食べやすさが一番よ！」

現場のナースは強いのだ。そして、患者さんたちも、別に不満はなさそうだ。おいしそうに混ぜごはんを、食べている。自分のを食べ終わっても、まだ空腹なのか、残飯のバケツにも手を伸ばす。いくら似てても、それは一応残飯なんですけど……。い、いいの？

食べられれば、何でもいいの？

とある、秋の祝日だった。昼食前の食堂は、ある種の殺気に満ちていた。患者さんたちと、ナースの間に、緊張が走る。

「敬老の日だからって、昼ごはんを巻き寿しにするなんて……」

「おかゆやキザミの人はどうすんのよ？　全員、普通の巻き寿しなんて、ノドに詰めちゃうわ。困るわねぇ」

「とにかく、まわりのノリをとって、少しでも食べやすくするため、中味をほぐしましょう。ノリはノドにはりつくから、絶対食べさせちゃだめよ」

ノリはすてられ、用意した空《カラ》のドンブリの中に、ほぐした巻き寿しを入れ、ぐちゃぐちゃにかき混ぜ、

「お汁がないから、お茶かけて」

無残にも、寿し茶づけの出来上がりだ。

「さぁ。ごはんよ」

しかし、いつものように出来上がった混ぜごはんから見せられた、寝たきりの患者さんたちはともかく、解体作業の一部始終を見ていた食堂の歩ける患者さんたちは、黙っていなかった。

目の色が、違う。患者さんたちの目には、普通の巻き寿しの姿が、焼きついていたのだ。

「…………」

寿し茶づけを配られた患者さんは、自分たちの分には目もくれず、一斉に普通の巻き寿しを食べられる患者さんのもとへ、走り寄った。

「何す……」

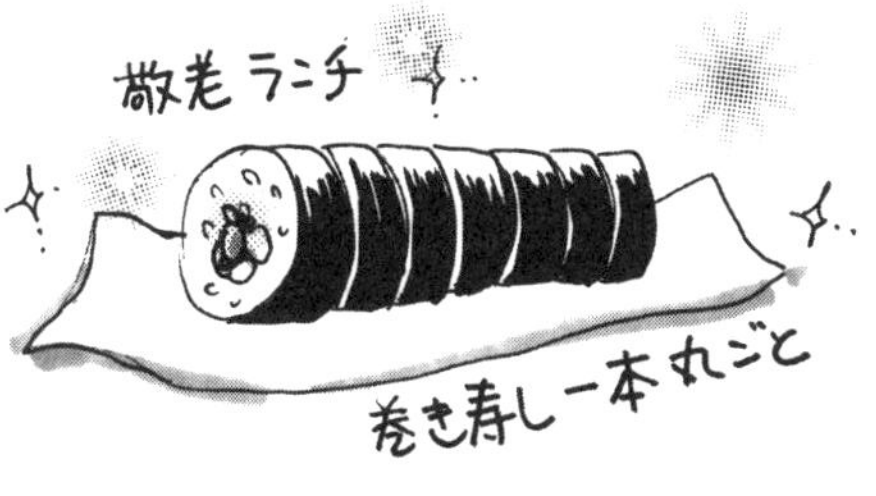

止めるより早く、手が出る。口が出る。そのまま押し込む。8個あった巻き寿しが、一瞬で、0《ゼロ》になった。普段キザミ食に甘んじてる患者さんが、よってたかって、普通食の患者さんの巻き寿しを、とって食べたのだ。

(す、すさまじい)

病棟のあちこちで、くりひろげられる光景は、突然、タイム・サービスのバーゲンが始まったような騒がしさだ。しかも、素速い。老人とも思えない。手の振り、逃げ足、そして、速い。速すぎるぞ。飲み込むのが……。

「うぐぐ……」

「ん――――」

「…………ぐ」

続けざまに、患者さんたちが倒れた。3人、4人、まるでドミノ倒しのように、次々とだ。まっ青な顔で、白目をむいてる人もいる。

「たいへん。巻き寿しがノドに詰まったのよ。急いで食べるから……。吐かせなきゃ、早く」

患者さんの命にもかかわる一大事だ。ナース全員、後ろから上半身をかかえ、背中をまげてみぞおちを押す。ふりまわしたり、背中をたたいたり、口を開けさせて、かき出したり、あらゆる方法で詰まったものを吐き出させる努力をする。

「吸引器で、ひっぱり出すのよ」

しかし、数が足らない。どうしよう。

「掃除機持ってきて。先ははずしてね」

先輩ナースに言われるままに、こんなもの、どうするのかと思いつつ用意すると、いきなり患者さんの口に、突っ込んだ。そして、スイッチ・オン。えええ⁉

「ガ――――ッ」

す、吸い込んでる？

「これが、救急の時の奥の手よ。患者さんに歯がないおかげで、スムーズに入るし、てっとり早く、詰まったものを吸ってくれるのよ。覚えておいて」

先輩ナースの言う通り、患者さんの顔色はチアノーゼの紫色から、みるみる肌色に戻り、頬にも赤味がさしてきた。

「よ、よかった……」

私がホッとしているスキに、復活した患者さんはユラリと立ち上がった。

「おばあちゃん。大丈夫……？」

私の声など聞いちゃいない。立ち上がると同時に、テーブルの上に誰かが吐き出した、巻き寿しの残骸《ざんがい》を見つけ、同時に飲み込んだ。とたんに、バタ――ン、また倒れたのだ。見ると、同じパターンで立ち上がっては、倒れ込む、患者さんの群れがあった。

(バイオ・ハザードのゾンビみたい)

倒れては起き上がる。そこに、巻き寿しがある限り……。

「とんだ敬老の日だったわね」

掃除機救命術のおかげもあり、なんとか患者さんたちも無事だった。

「それにしても、巻き寿しにかける、あの執念はすごかったね……」

「やっぱり、おいしいものはわかるのねェ」

なんか、安心した。患者さんたちみんな、食べたいものが、ちゃんとある。だけど、食べられないから……。だから、あのごちゃ混ぜごはんをガマンして食べてるのだろうか?

(たまらんなぁ……)

おいしいものがわからないほど、ボケちゃうのも悲しいけど、まずいものを、ガマンして食べてるとしたら、それはもっと……。

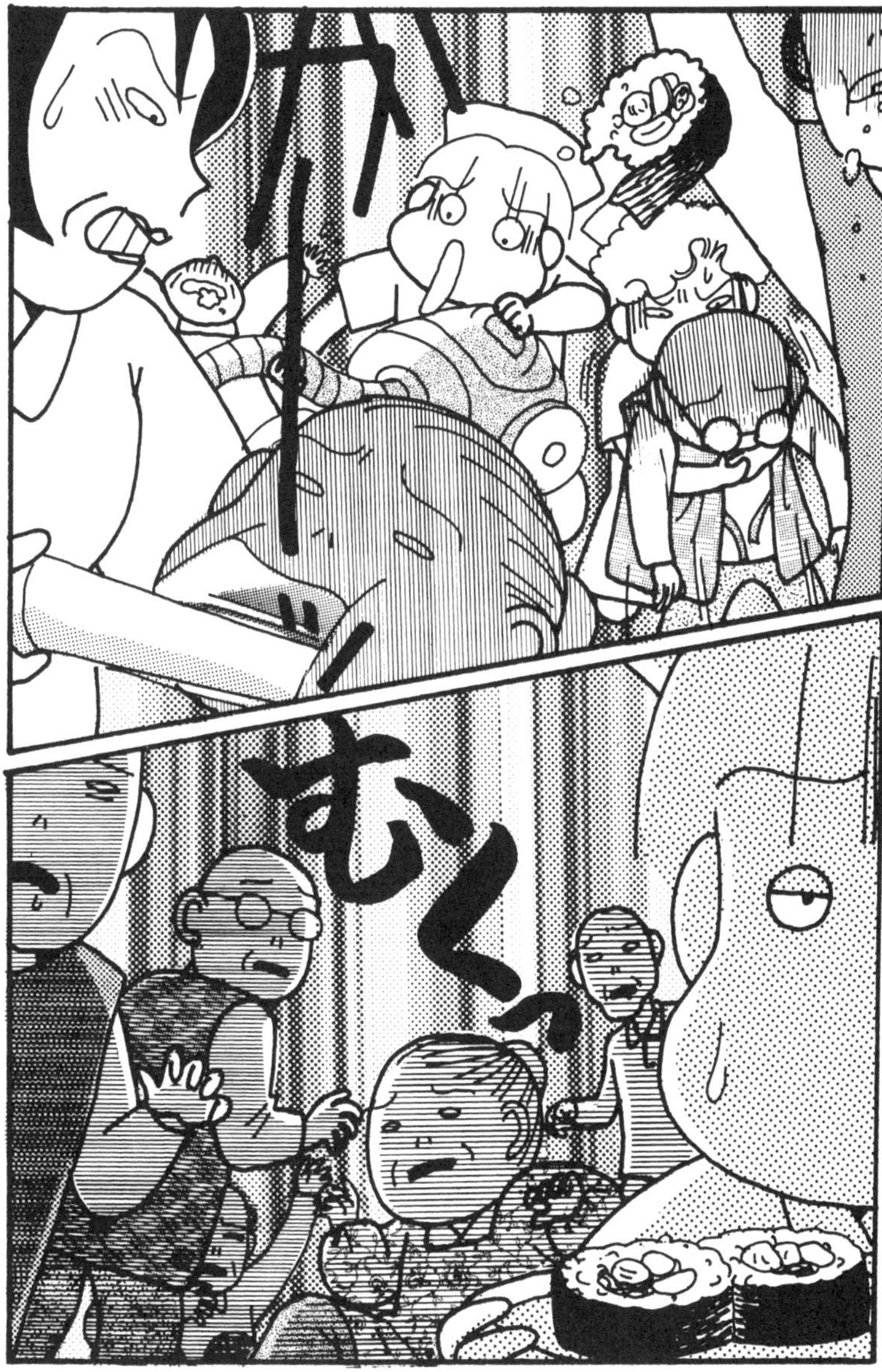
カーッ
むくっ

「あの年代の人って、戦争中は食べられない苦しみを経験してるじゃない？　だから、食べ物を粗末にしないって考えが、しみついちゃってんのよねぇ。みんな、何でもおいしいって言うじゃない？」

先輩ナースの言葉が、ずしりと重い。

（そうか……。だからなのか……？）

尊敬しちゃうよ。私は、また、患者さんたちが好きになった。

いつもの朝、いつものぐちゃ混ぜごはんだが、今日は少し比率を考えてみた。

「今日のおかずは酢の物だから、混ぜすぎると変な味になるからあんまり入れないで、お汁を多めに混ぜたんだけど、どう？　おじいちゃん」

患者さんに、食べさせつつ聞いてみた。

「おいしいです」

いつもの返事だ。ナースの数が足りなくて、ゆっくり一品ずつは食べてもらえないけど、少しでもおいしいごちゃ混ぜごはんができるように、がんばってみよう。

老人病棟のナースは、シェフだってかねちゃうのだ。

異食同源

この病棟には、ゴミ箱がない。

なぜなら、キヨミちゃんのような患者さんがいるからだ。

「また、キヨミちゃんが石鹸《せっけん》かじってるよッ」

入浴介助の最中、ナースの1人が気がついた。後ろ姿のキヨミちゃんは、私たちナースに背を向けてることに安心してか、大口を開けて石鹸にかぶりつく。

「ハイ、残念でした。隠れてやってるつもりだろうけど、鏡に写って丸見えだよ〜ん」

おどけながらキヨミちゃんから石鹸を取り上げる。

「これは食べるものじゃないんだけどな。おいしいのかな? おいしくないでしょ? ハイ、口開けて。あら、これは耳か?」

キヨミちゃんは80歳。ちょっと小太りで、背も小さい。ポケモンのピカチュウに、しわ

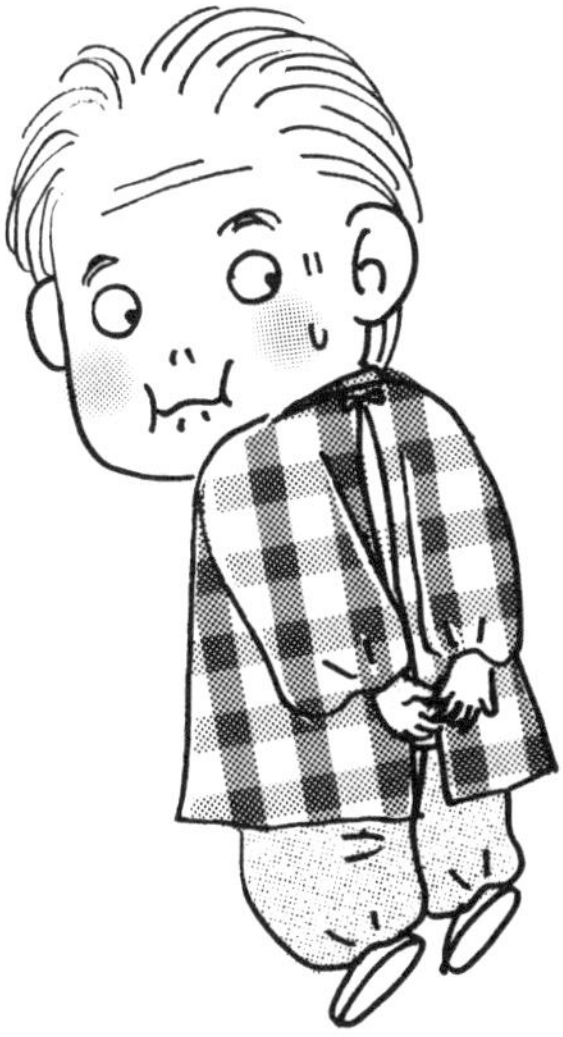

300本くらい足した感じだ。愛くるしい外見に似合わぬ悪食《あくじき》が、妙に私の心をくすぐる。

（いじめてみたい）

そんな、おばあちゃんなのだが、私が遊んでる間に、
ごくんっ。

「の、飲んじゃった⁉」

ナース一同まっ青である。

「どのくらい飲んだの？　石鹼をすぐ調べて」

先輩ナースに言われ、あわててさっきキヨミちゃんから取り上げた石鹼を見る。

「ホッ。まだ、かじろうとしてたところだったみたい」

石鹼は原形のままだった。

「まぁ。歯みがき粉を飲んだぐらいの感じじゃない？　大丈夫でしょう」

先輩ナースの言葉に、ホッと胸をなでおろす。それもつかのま、

「岸さん。キヨミちゃんが今度は、スポンジ食べてるわよッ」

まあスポンジなら、消毒薬や石鹼に比べたら……。なんて言ってる場合じゃないぞ。

「キヨミちゃん、出しなさい。キヨミちゃん⁉」

本当に、目が離せないのだ。

患者さんの多くは、食欲旺盛だ。人のごはんをとったり、残飯をねらったり、食事時は大変だ。

（人間、最後に残るのは、食欲なのかな）

とも思う。しかし、キヨミちゃんのように食べ物以外も食べる（異食という）、こんなボケ方もあるのだ。食べられるものと、食べられないものがわからなくなる。手当たり次第口に入れる、キヨミちゃんは赤ちゃんと同じなのだ。ゴミだって食べてしまうので、病棟に患者用のゴミ箱は置けないのだ。

向こうからキヨミちゃんがやって来る。口をモゴモゴさせて、何かなめている。

「アメでももらったのかな？　べーッして見せて」

私が舌を出すと、マネしてキヨミちゃんもべーッしてくれる。こういうところは、かわいいのだが。

「ん⁉︎」

舌の上に乗っているのは、まっ白なボタン。これってさっき入浴介助の時とれた、私の白衣の第3ボタンですか⁉　全く、ボタン1個だって、うかつにはなくせない。キヨミちゃんってヤツは……。

キヨミちゃんと対照的に、この病棟一、しっかりしているのは、岩清水くんだった。他の患者さんたちと違い、ナースたちが思わず『くん』づけをしていること でもわかるように、岩清水くんは、患者さんたちのリーダー的存在だった。

若い頃、梅毒にかかったのを機に、家族とは没交渉状態らしいこの人は、入院して10年以上だ。67歳で、かくしゃくとしていて、後遺症で少し言語障害があるが、認知症はお気持ちだけ、という程度だった。身よりがないので、ここに入院している。そんな患者さんだった。キヨミちゃんのめんどうもよくみてくれ、変なものを食べかけたときは、必死で止めてくれた。

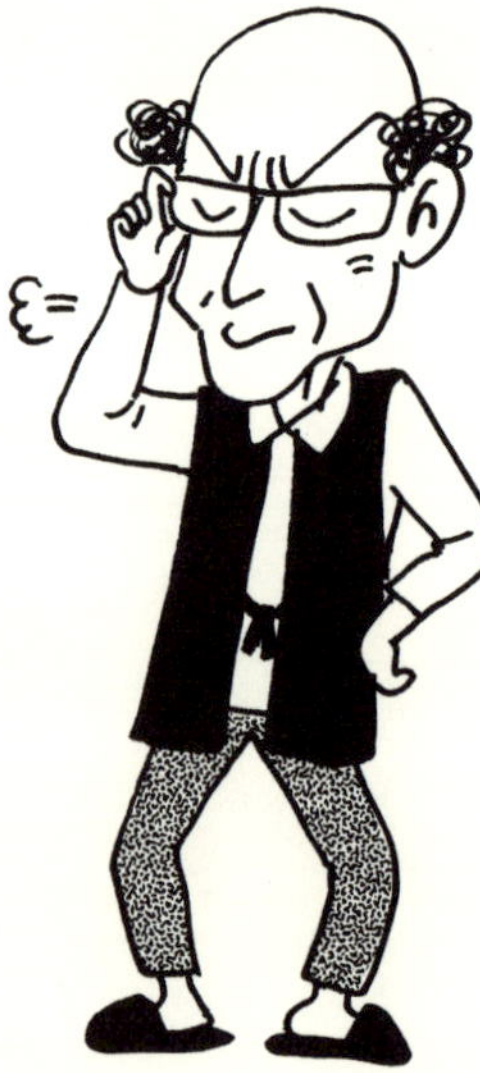

「あ――ン」

岩清水くんに言われて、口を開けるキヨミちゃんの姿は、とてもほほえましかった。

そんな岩清水くんの楽しみは、ホールに座って、中庭を見ながら一服することだった。

「フゥ――――」

食後のタバコをふかしながら、岩清水くんはうれしそうに目を細める。彼にとってこのひとときが一番、しあわせなのかもしれない。

そのタバコの煙に誘われて、何人かのおじいちゃんたちが、岩清水くんの周囲に集まってきた。この人たちも入院する前は、タバコを喫《す》っていたんだろう。物ほしそうに、煙の周りをウロウロしている。

「……へぇん」

言葉の不自由な岩清水くんは、身ぶりであっちへ行けとやりながら、自分だけ得意げにタバコを喫う。これは、ナースの手伝いや病棟の雑用をしてくれる岩清水くんだから特別

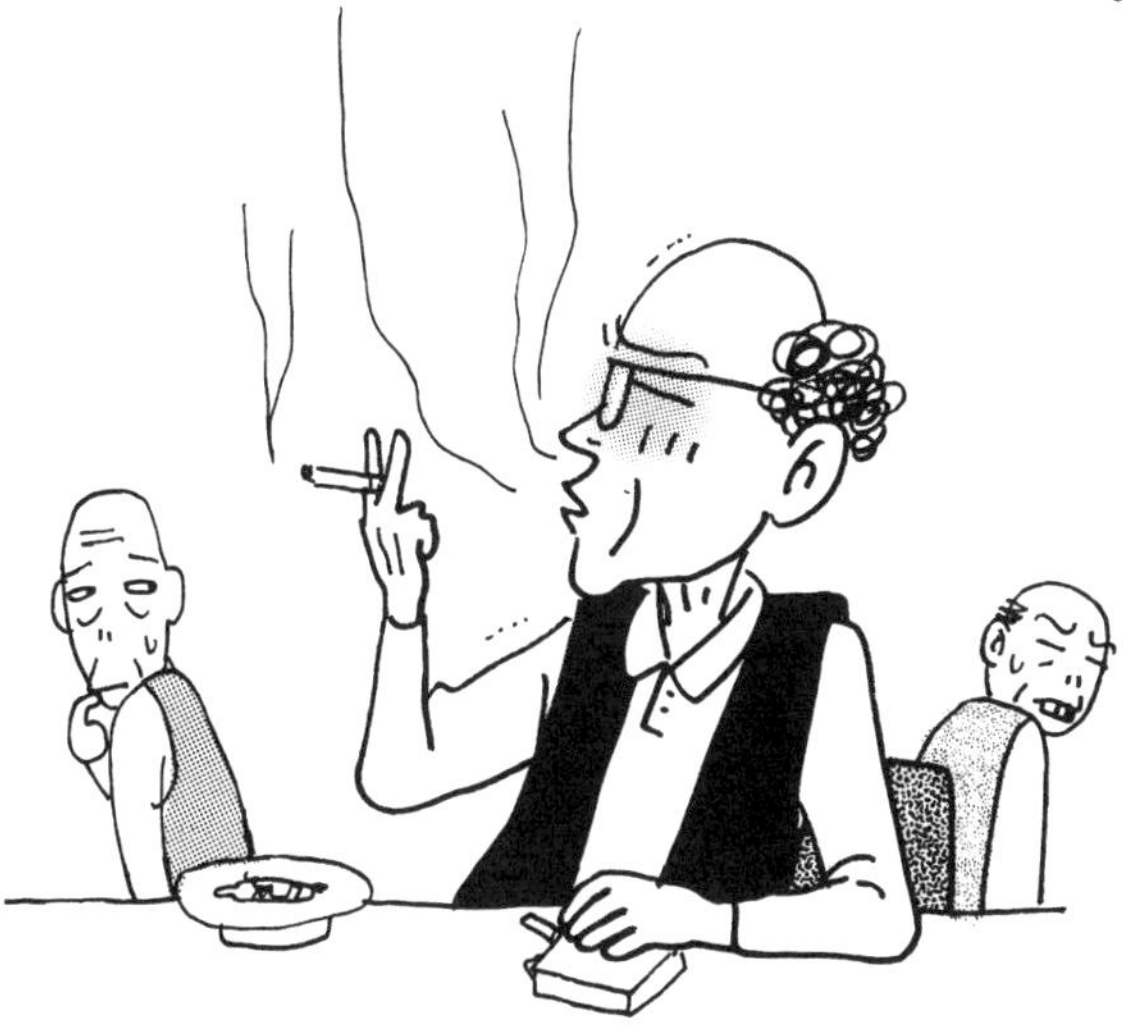

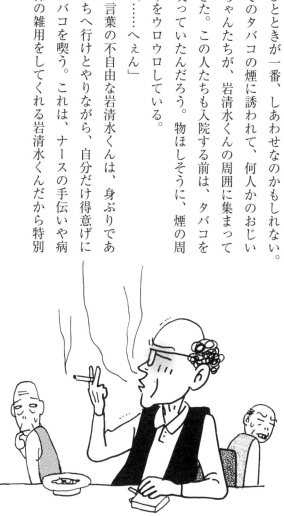

に、ドクターから許された特権だった。
しかし、そのしあわせが奪われる時が来た。

「岩清水くんッ。どこに行ってたの⁉ だめじゃない。タバコの灰皿そのままにして……」

久々に落ちた婦長さんのかみなりは、特大だった。事のおこりは昼食後、いつものように一服していた岩清水くんが、つい吸い殻の入った灰皿をテーブルに置いたまま、トイレに行ってしまったのだ。それを、キヨミちゃんが食べてしまった。

「食べたのは葉っぱの方を半分くらいね？ すぐ牛乳飲まして、吐かせてッ」

「先生に連絡して、胃洗浄の準備もね」

病棟中、大騒ぎだ。それにしても牛乳にタバコの解毒作用があるなんて、知らなかった。応急処置らしいけど。キヨミちゃんのおかげで、一つかしこくなっちゃったな。

幸いにも、発見と対応が早かったので、キヨミちゃんのタバコ事件は、大事には到らなかった。問題は、この後である。

「岩清水くんには、今後タバコを喫うのをやめてもらいます」

婦長さんの決定だった。

「もともと反対だったんですよ。1人の患者さんだけ特別あつかいしてるみたいで。あれほど気をつけるように言ってたのに。結局、岩清水くんも、ボケてんのよ」

いきなりクソミソである。しかし、岩清水くんに反論の余地はなかった。こうして、タバコは没収。今さらだが、病棟内絶対禁煙になった。

「最近、岩清水くん荒れてない？」

唯一の楽しみを奪われて、彼の行動は乱暴になった。特にその原因を作った、キヨミちゃんに対して。

「んごぉぉ――――」

言葉の不自由な岩清水くんの怒声である。目を血走らせて、キヨミちゃんにつかみかかり、無理やり口を開けさせようとしている。

「ちょっと、どうしたの⁉　やめなさい」

2人をひき離すと、岩清水くんは手の平を

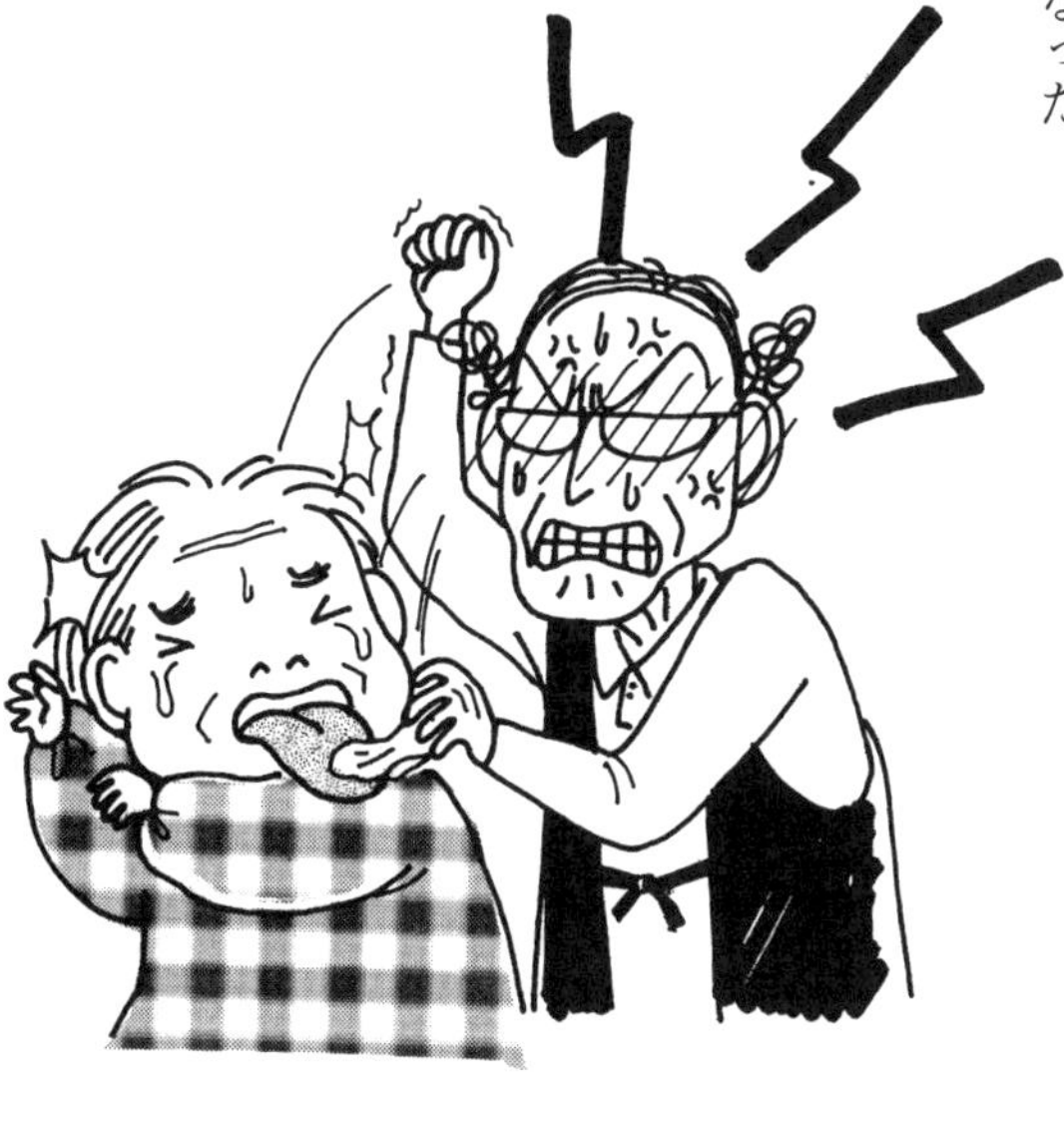

開いて見せた。

「ヨーグルトのフタ？」

それは、昼食に出たものだったが、唾液《だえき》でぐちゃぐちゃになっていた。どうやら、キヨミちゃんが食べていたらしい。

「口から出してくれたのはいいけど、ちょっとやりすぎよ？　岩清水くんらしくないよ」

私が注意すると、フンと横を向いてしまった。こんな態度、はじめて見た。

タバコを喫えなくなったことが、相当こたえているようだ。


「これ、どうかしら？」

先輩ナースが、インスタントコーヒーの空きビンを差し出した。

「これならキヨミちゃんも食べないでしょ？」

「それは、そうですけど。どうするんですか？　これ」

「まぁいいから、キヨミちゃん呼んできてよ」

先輩ナースに言われるまま、私はキヨミちゃんを連れてきた。いったい何が始まるんだろう。

「ハイ。キヨミちゃん、どーぞ」

空きビンを渡されたキヨミちゃんは、興味なさそうに、ボンヤリ見ているだけだった。

「よし。やっぱりフタを、開けられないみたいね。これならイケルんじゃない？」

先輩ナースは1人、ご満悦だ。私には理由がわからない。

「まだわからない？　これはね……」


次の日、ホールにはいつものように中庭を見ながら、タバコをふかす岩清水くんがいた。

テーブルには、灰皿がわりのコーヒーの空きビンが置いてある。

「フタ開けて吸い殻入れるのは、めんどくさいけど、あれならフタさえ閉めておけば、キヨミちゃんに食べられる心配はないもんね」

先輩ナースのグッド・アイデアは、さっそく採用された。

「ボクもヘビー・スモーカーだからわかるけど、禁煙ってつらいんだよね。そのストレスの方が、体に悪いくらいだよ。婦長さん、もう許してあげてくれないかな？」

先生の一声も絶妙のタイミングだった。

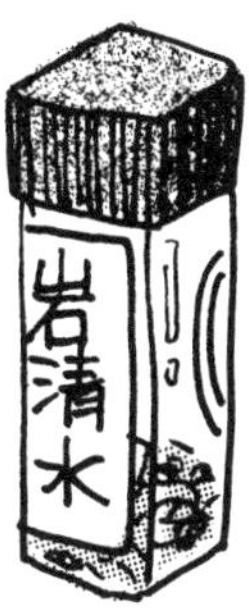

こうして、病棟にタバコの煙と、岩清水くんのしあわせが戻ってきたのだ。それは、キヨミちゃんにとっても。

キヨミちゃんが歩いてくる。いつものように口をモゴモゴしながら、

「ハイ、あ――ん」

いつも通りの展開だ。言われた通り、キヨミちゃんは口を開けてくれる。

「今日は、酒精綿《しゅせいめん》か――?」

それは、注射をした後の患者さんの出血を止めるために、絆創膏《ばんそうこう》でつけていたものだった。こんなものまで……。

キヨミちゃんの口は、何でも食べてしまう。私は、いつも、

(こんなものも、食べられるのか?)

と、驚嘆させられる。口を開かせる瞬間は、何が出るかとワクワクしてしまう。

キヨミちゃんは、私が忘れてしまった赤ちゃんの頃の、食べ物に対する好奇心を、いま持っている。どう考えても食べられそうもないものを、本当にそうか? と口に入れて確かめているのだ。なので、口には入れるが、飲むことはめったにない(例のタバコは飲ん

じゃったが）と、私は信じている。

「でもね、キヨミちゃん」

私は、思う。

「便だけは、食べないでね？」

キヨミちゃんの口の中の便を、かき出す自分を想像する。い、嫌だ。出したくない。

「もし食べたら、飲んで……ね？」

尿療法ならぬ、便療法だ。いったい何に、効くんだろう？

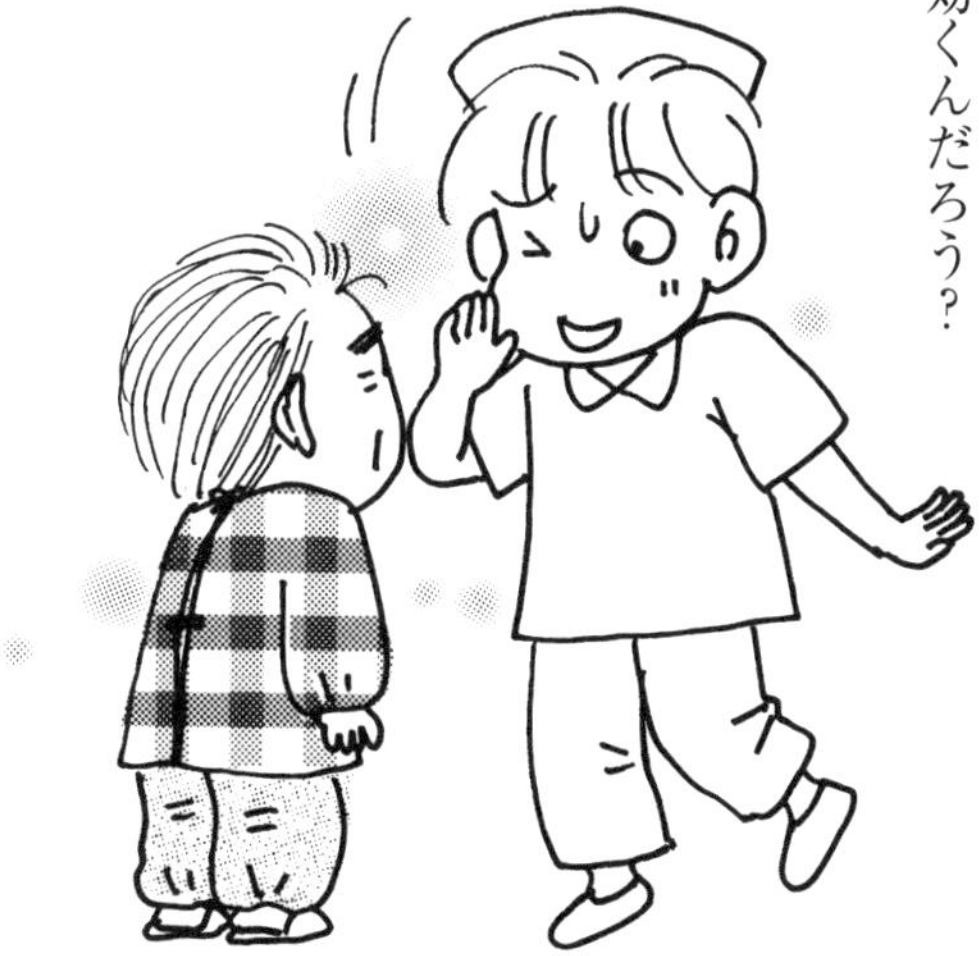

キヨミちゃんの異食生活

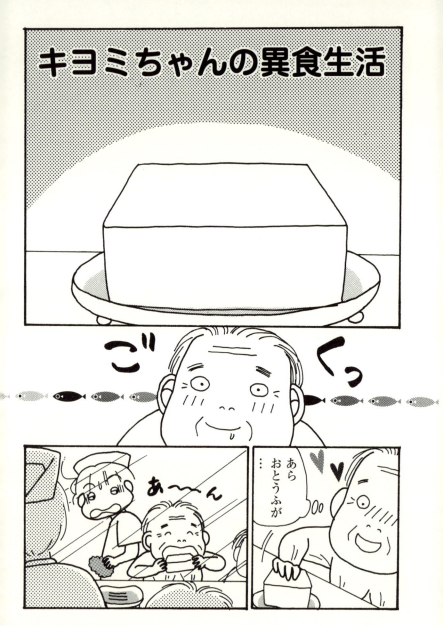

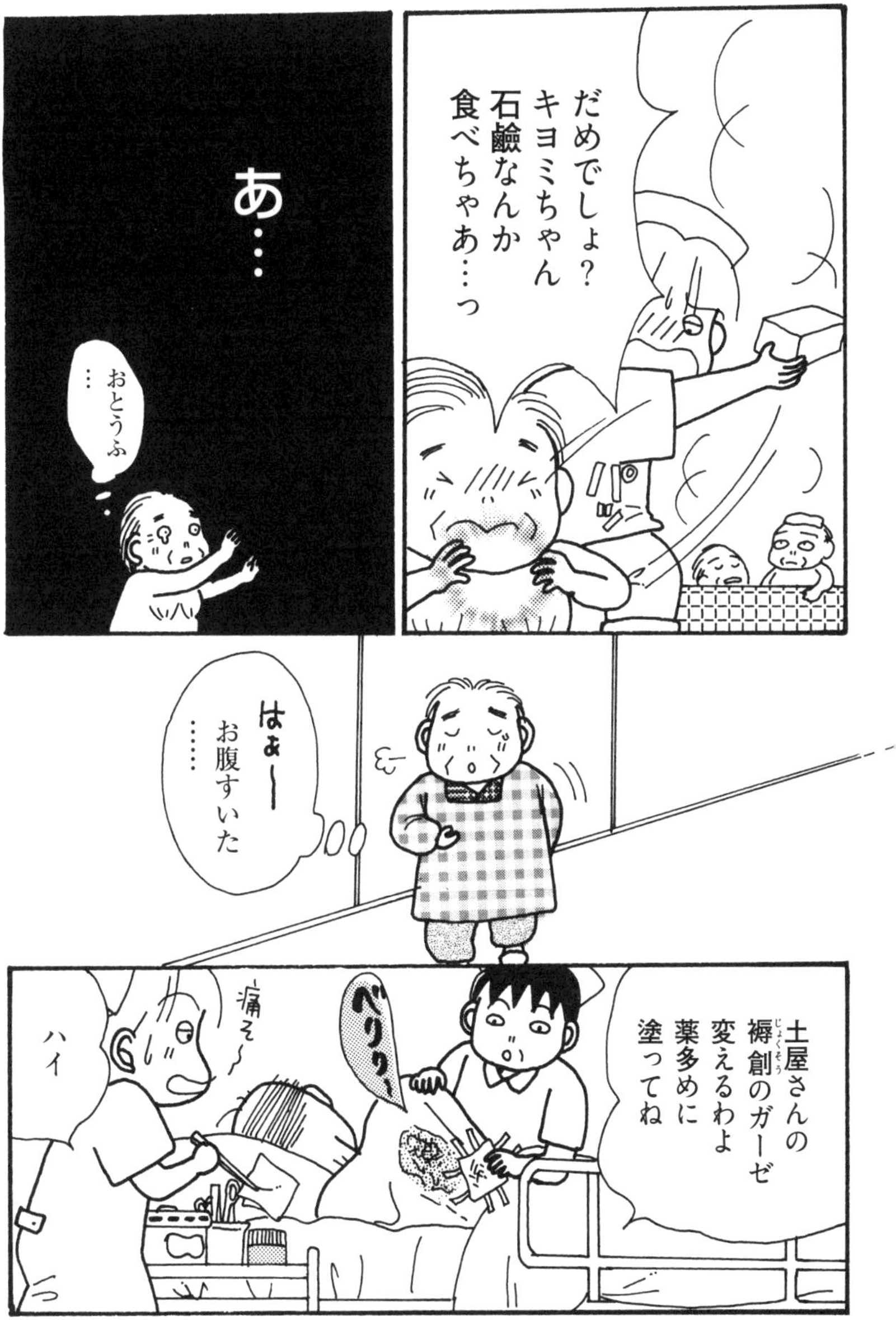
だめでしょ？キヨミちゃん石鹸なんか食べちゃあ…っ
パッ
あ…
おとうふ…
はぁ〜お腹すいた……
土屋さんの褥創《じょくそう》のガーゼ変えるわよ薬多めに塗ってね
ベリッ
痛そ〜
ハイ

※褥創：床ずれともいい、寝たきりの患者さんに起こりやすい皮膚の血行障害による創傷

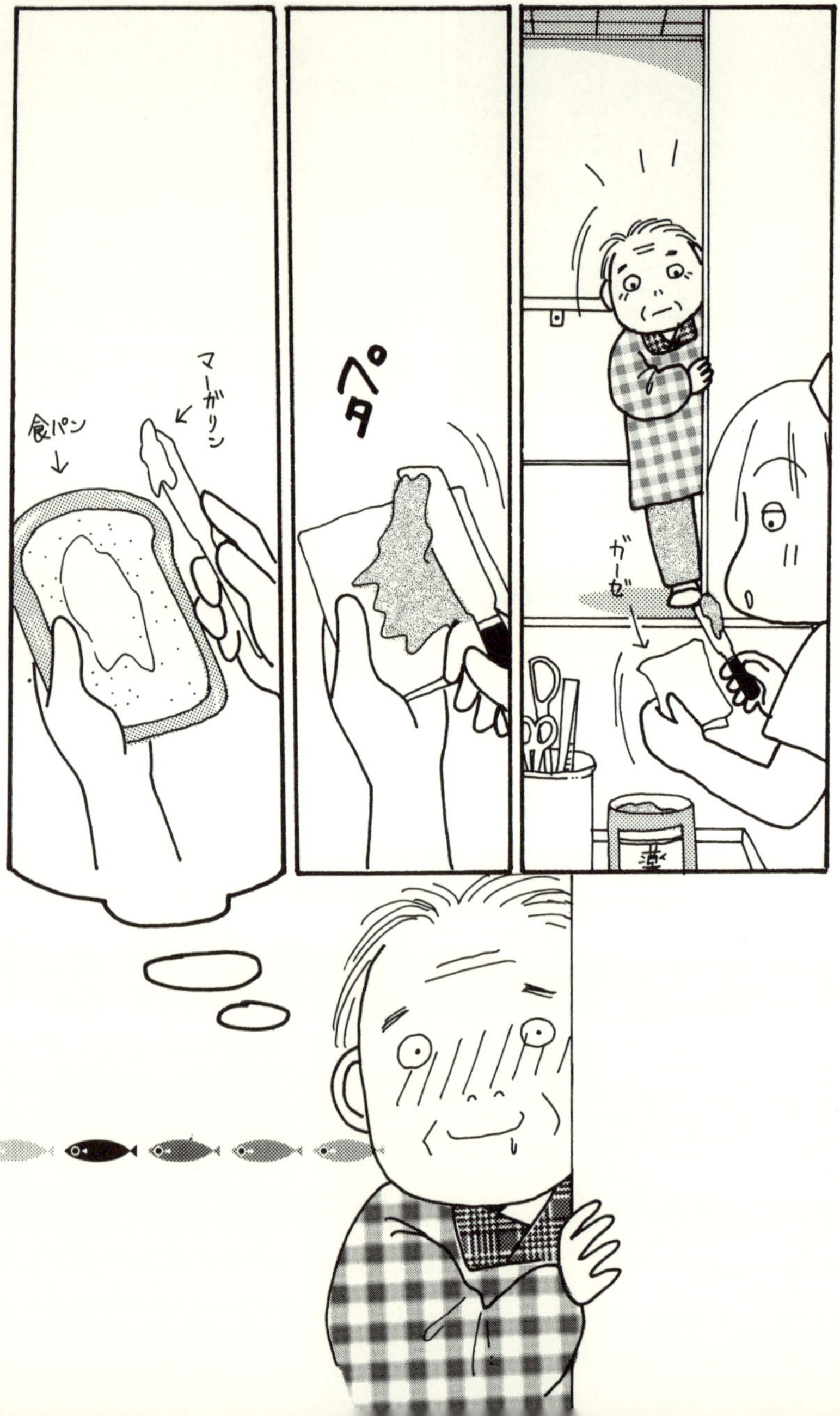
ガーゼ
薬
タペ
マーガリン
食パン

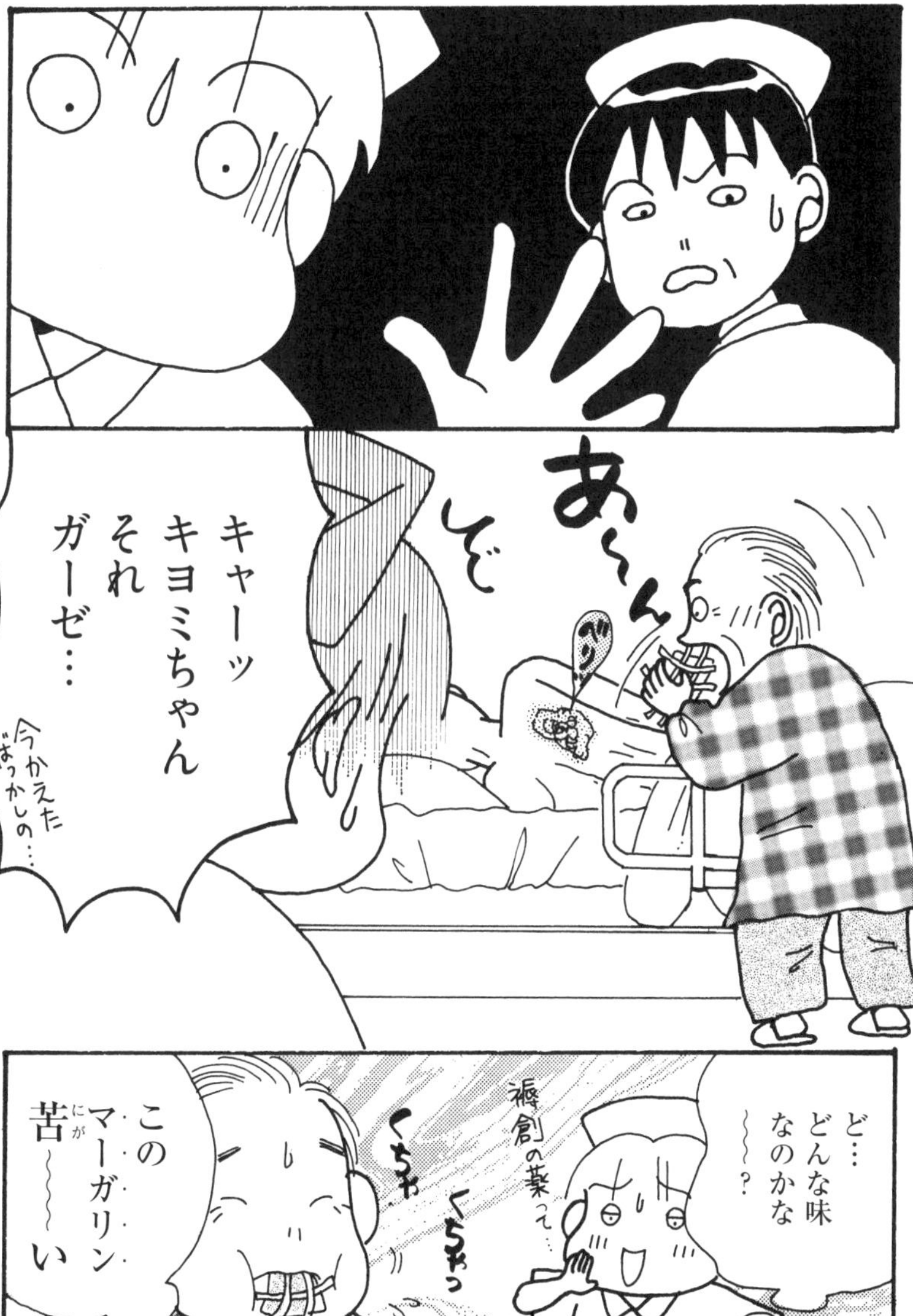

あ〜〜ん
ペリ
キャーッ キヨミちゃん それ ガーゼ…
今かえたばっかしの…
ど… どんな味なのかな〜〜〜？
褥創の薬って…
くちゃ
くちゃっ
このマーガリン苦《にが》〜〜〜い

ザ・面会

日曜日、老人病棟は忙しい。

「野々村さん、面会来まーす」

「山本さんもです」

「鈴木さんの家族もでーす」

患者の家族の面会が、休日に集中するからである。面会者はまず、病院内の事務室で、面会の届け出をする。この時、病棟の方へ前もって連絡が入るのだ。老人病棟は患者さんの安全確保のため、常に出入口に錠をかけている。外部からの人を迎えるには、それなりに準備をしなければならない。

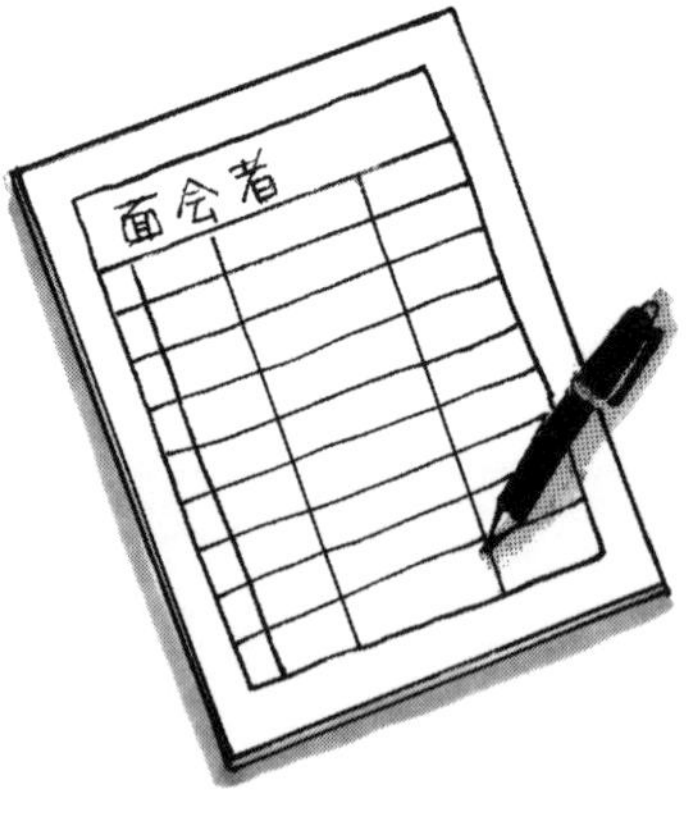

　というのは、建て前で、家族が事務室から病棟へ来るまでの約5分間、この間に面会のある患者さんの身だしなみを整えるのだ。部屋に友人を招くとき、「少しでもキレイに見

せよう」とあせって掃除をする、アレと同じですね。

「野々村さんの顔、大丈夫？　目ヤニやごはんの食べ残しは？　ついてない？　髪の毛をとかさなきゃ。ボサボサじゃないの」

「ズボンが汚れてるじゃない。新しいのを用意して。ついでにシャツもかえましょう」

「山本さんのヒゲ、いつから剃《そ》ってないの？　修行僧みたいじゃない」

「鈴木さんの入れ歯、入ってないよー。探して、探して。入れてあげないと、家族とうまくしゃべれないんだって」

3人同時の面会をひかえて、病棟は大忙しだ。日頃からきちんとやってないから、こんなことに……。イエ、一応はやってるんです。洗面も、着がえも、ヒゲ剃りも、だけど広く浅くなんですねぇ。……すみません。

「うあぁ。山本さんの鼻……鼻毛抜こうとしたら、こんな大きな鼻クソが……」

鼻の穴の中から出てきたのは、パチンコ玉大もあるカサカサの物体。いざ身だしなみをチェックすると、あれもこれもと気にかかる。

「ああ、耳アカもたまってる。と、取りたい……」

しかし、そんなヒマはない。

「今は、目に見えるところだけでいいのよ。耳そうじなんて後、後。エッ？　耳アカが穴からはみ出てて、見えるって？　帽子で隠しなさい」

婦長さんの指導は的確だ。

「ブ――ッ」

面会者の来訪を告げるベルが鳴る。

「よくいらっしゃいました。皆さん、お待ちかねですよ」

ドアを開けると、家族は久しぶりに会う肉親に駆けよった。

「元気だった？」

「少し太ったんじゃない？」

「まぁ、顔色いいし、安心したわ」

「きれいにしてもらってるのねェ……」

家族の言葉に、ホッと胸をなでおろす。よかった。間に合った……。

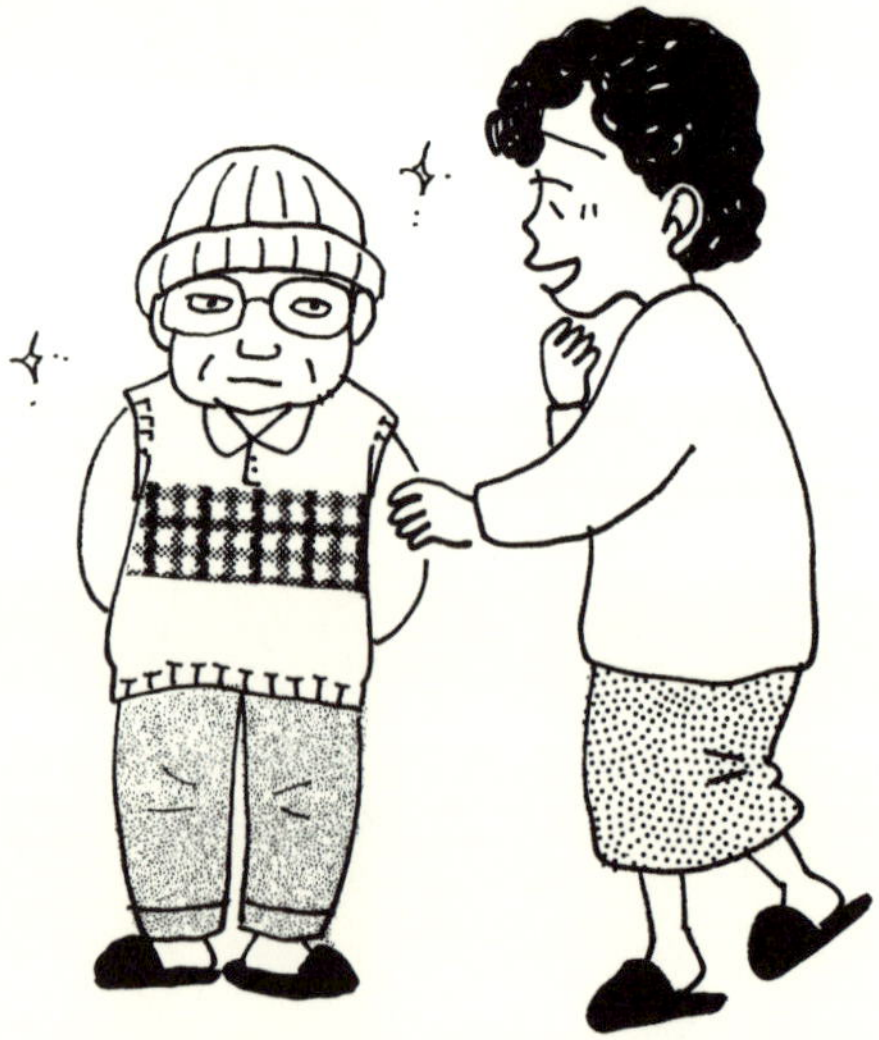

さて、面会に来た家族は、久々に会う肉親にうれしそうだが、患者さんはどうだろう?

「お母さん、こんにちは」

野々村さん(通称ノノちゃん)の長男は、面会に来る回数も多く、優しそうな丸顔が、よく似ていた。

「おぉぉ。三郎〜〜〜」

目と目が合ったとたん、ノノちゃんは大声で泣き出す。胸にすがりつき、再会を喜ぶ姿はちょっと感動的だ。息子さんは困ったような顔で、ノノちゃんの背中をなでている。そして、ポケットからお菓子の小さな袋を出すと、

「看護婦さん、これを食べさせてやってもいいですか?」

と、聞く。

「病院では決まった食事とか、いろいろあるでしょうから、ほんのちょっとですけど」

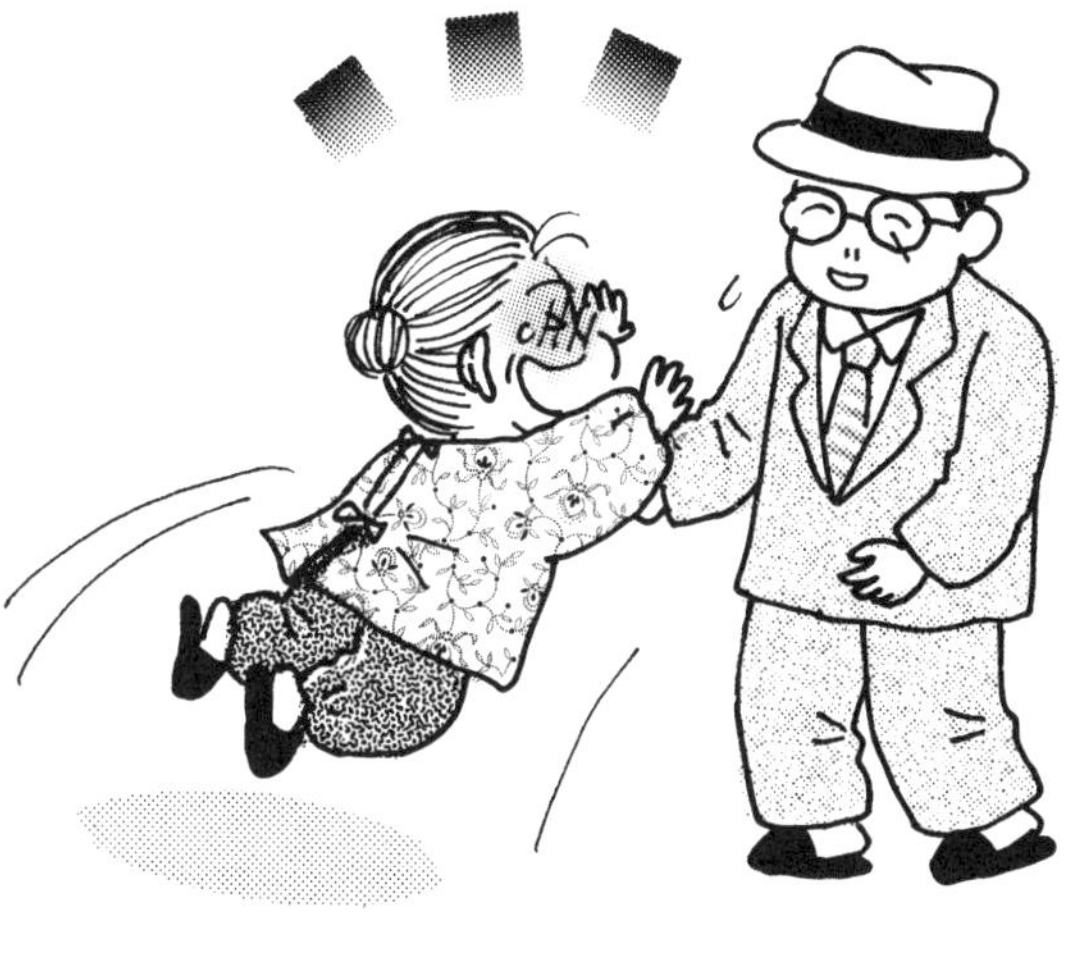

さすが、面会回数も多いだけにわかっている。お菓子も、ベビー用に近い食べやすそうなやわらかいものだ。

「どうぞ、どうぞ」

私が言うが早いか、ノノちゃんは、お菓子をとって食べはじめる。息子がそばにいることも忘れ、夢中で食べている。

（オイ、オイ。さっきまで泣いて再会を喜んでいたのに、お菓子に負ける、親子の絆《きずな》ってヤツか……？）

しかし、三郎さんはそんなノノちゃんを、おだやかに見つめて、横にいる。申しわけなさそうに、肩をすくめ、そしてノノちゃんが食べ終わったのを機に、腰を上げる。

「もうお帰りですか？」

三郎さんは、曖昧に笑いながら、

「お母さん、また来るね？」

と、バイバイする。目が申しわけなさそうに伏せられる。

ノノちゃんは、

「三郎ぉぉぉ――――」

と、再び泣きながら出口まで追いかけていく。その目前で無情にも閉まるドア。ほんの30分くらいの出来事だったが、出会いと別れのドラマのようだった。

「仲のいい親子なんですね。でも三郎さんもあんなに急いで帰らなくてもいいのに、せっかく来たんだから、もう少し……」

私は不思議に思った。

「いたたまれないのよ。親を、こんなところに入れてるって負い目があるから。うちは、一般病棟と違って、お見舞いじゃなくて、面会だからね。患者さんが望んで入院したワケじゃないし、無理やりって人も、いるしね」

婦長さんは言う。老人病棟の面会には、再会を単純に喜べない、複雑な家庭の事情が見え隠れする。

(負い目かぁ……。だから面会に来ない家族もいるんだなぁ)

負い目を感じつつ、定期的に面会に来てくれる三郎さんは、やっぱり親孝行なんだと思う。

「さぁ、お父さん食べて。いなり寿し、好きだったでしょう?」

半年ぶりに面会に来たという鈴木さんは、気合いの入ったさし入れの重箱を開きながら、話しかけている。

「ハァ？　どちらさんか知りませんが、これはご親切に……」

鈴木のおじいちゃんは、ニコニコといなり寿しをほおばる。

「もう私のことも、忘れちゃったの？　張り合いないわねぇ……」

娘さんは目に涙をにじませ、鈴木さんを見つめるが、おじいちゃんの目には、何の感情も浮かんでいない。

ただ黙々と、他人行儀なお礼を言いつつ、重箱をつついている。

（せつないなあ）

面会に来ない半年の間に、すっかり家族を忘れてしまう人もいる。

「ああなると、もう来ないわね……」

婦長さんは、言う。

「自分が入院させたことは忘れたいけど、自分のことは忘れられたくないなんて、家族ってのも勝手よねェ」

だけど……。

山本さんの家族がナース・ステーションにあらわれた。お孫さんたちも一緒の、5人家族総出の面会だった。

認知症には人を忘れる順番があるみたい

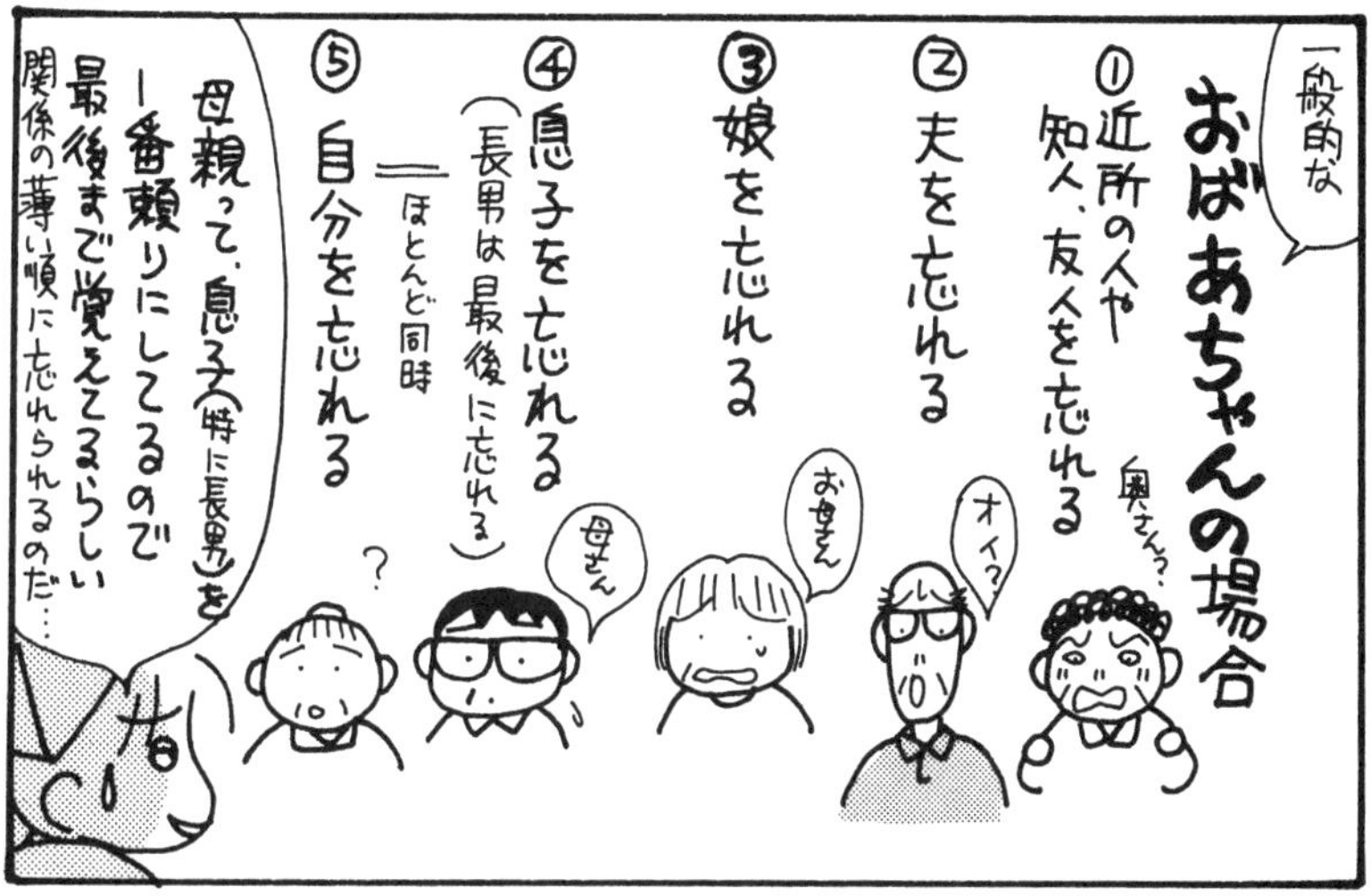
一般的な
おばあちゃんの場合
①近所の人や知人、友人を忘れる
奥さんっ？
②夫を忘れる
オイっ？
③娘を忘れる
お母さん
④息子を忘れる
(長男は最後に忘れる)
母さん
ほとんど同時
⑤自分を忘れる
？
母親って、息子(特に長男)を一番頼りにしてるので最後まで覚えてるらしい
関係の薄い順に忘れられるのだ…

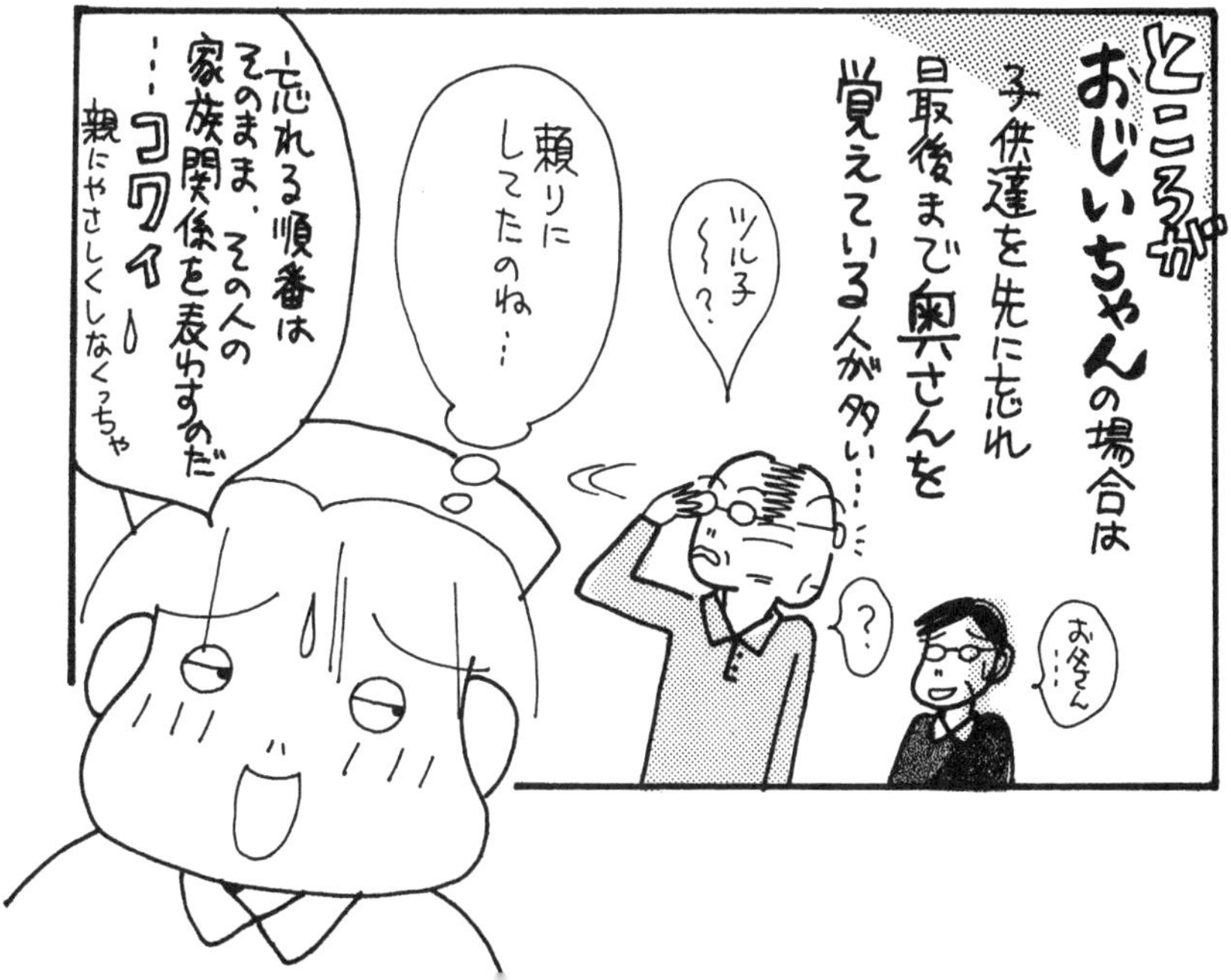
ところがおじいちゃんの場合は
子供達を先に忘れ最後まで奥さんを覚えている人が多い…
お父さん…
？
ツル子～？
頼りにしてたのね…
忘れる順番はそのまま、その人の家族関係を表わすのだ
…コワイ
親にやさしくしなくっちゃ

「いつも母がお世話になりまして……」

さっそく婦長さんに手みやげが渡される。

とたんに、婦長さんの顔色がよくなる。

「まあぁ。こんなことなさらないでください。困りますっ」

と言いつつ、手はしっかりと手みやげを受けとっている。本当、人間くさくて、好きだなぁ、婦長さん。

一方、山本さんの家族は、

「なんかおばあちゃん、違う人みたい」

「家にいたときは、怒鳴ったり、たたいたり、恐かったのに、ねぇ?」

山本さんは入院して1年、投薬治療のかいもあって、ずいぶん大人しくなったのだ。

(そうか。家では恐かったのか……)

大変だったんだろうな。入院させざるをえない理由もあるのだ。

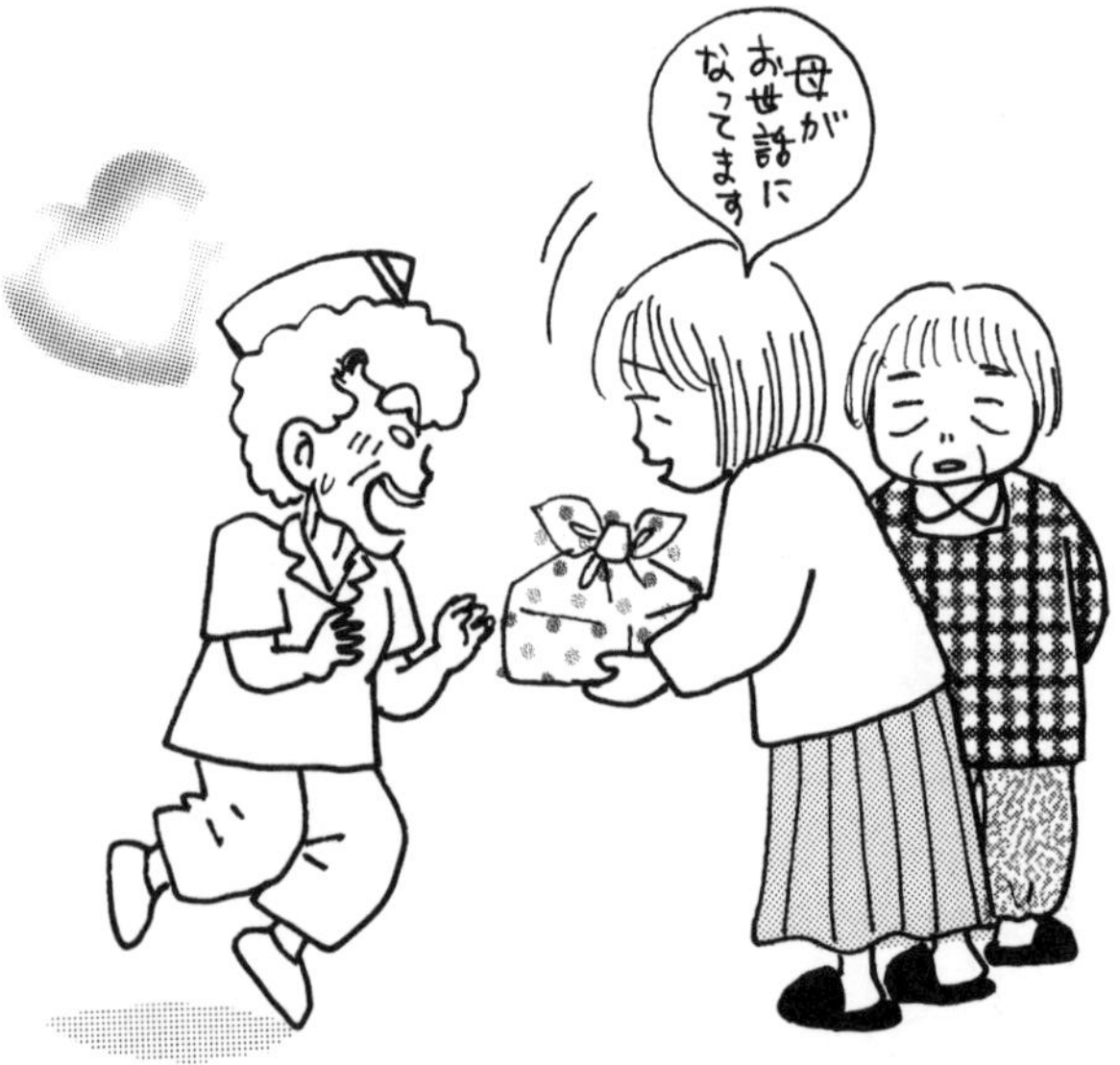

自分の親が、ある日認知症になる。突然、人が変わる。わけがわからないことを言い出す、やり出す。

それをそばで見ている家族は、家族だからこそ、せつない……。誰かに替わってほしい。

それが病院であり、ナースなのだ。


面会が、一段落した午後4時。

婦長さんは、いそいそともらった手みやげを整理する。

「キャア。山本さんからは、ツブあんのまんじゅうだわァ。さすが、わかってるわねェ」

何がわかってるかって、婦長さんの好みである。婦長さんは、この世で一番、ツブあんを愛していた。

「あらぁ。鈴木さんのトコは、クッキー？　やあねぇ。こんなの食べないわよ」

食べないのは、婦長さんだけで、他のナースは食べますけど？

「食べないものは、しまっておこう」

こうして、婦長さんの好みでない手みやげは、倉庫の奥深くにしまい込まれる。そのままカビが生え、腐るまで、外には出られないのだった。

「さぁて。病棟の見まわりに行ってこよーかなぁ」

婦長さんは、髪をとかすブラシ片手に、ホールへ飛び出していく。一番近くにいる、鈴木さんを素通りして、山本さんのもとへ一直線だ。

「さぁ、山本さん。髪の毛キレイにしましょーねェ?」

なんて、わかりやすい人なんだ。


老人病棟に、家族が入院しているなら、なるべく面会に行きましょう。そのたび、患者さんは身ぎれいになるし、手みやげが婦長さん好みなら、更にしあわせになれるかも?です。

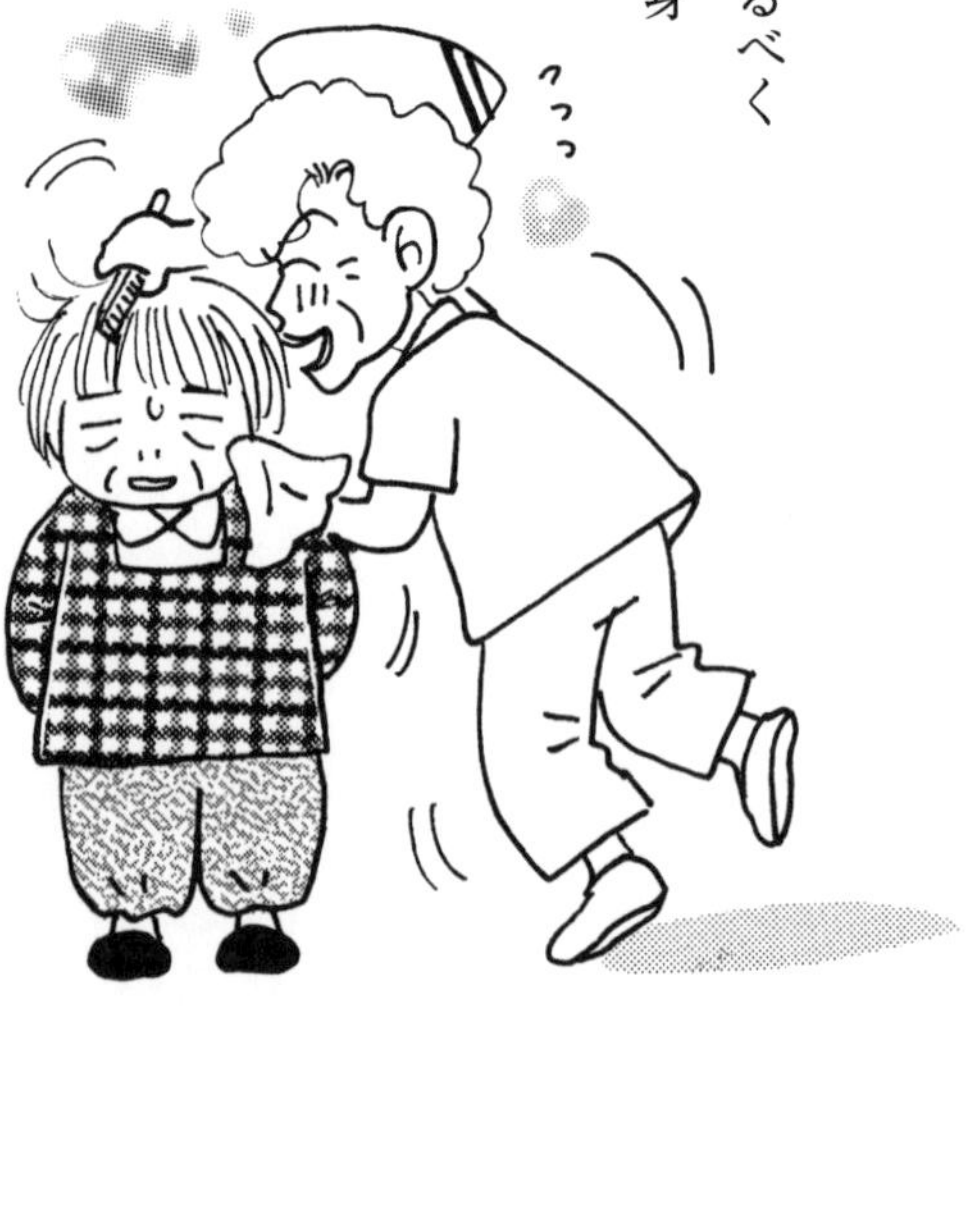

お気持ち＋α《プラスアルファー》

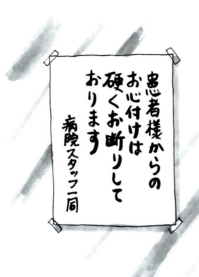

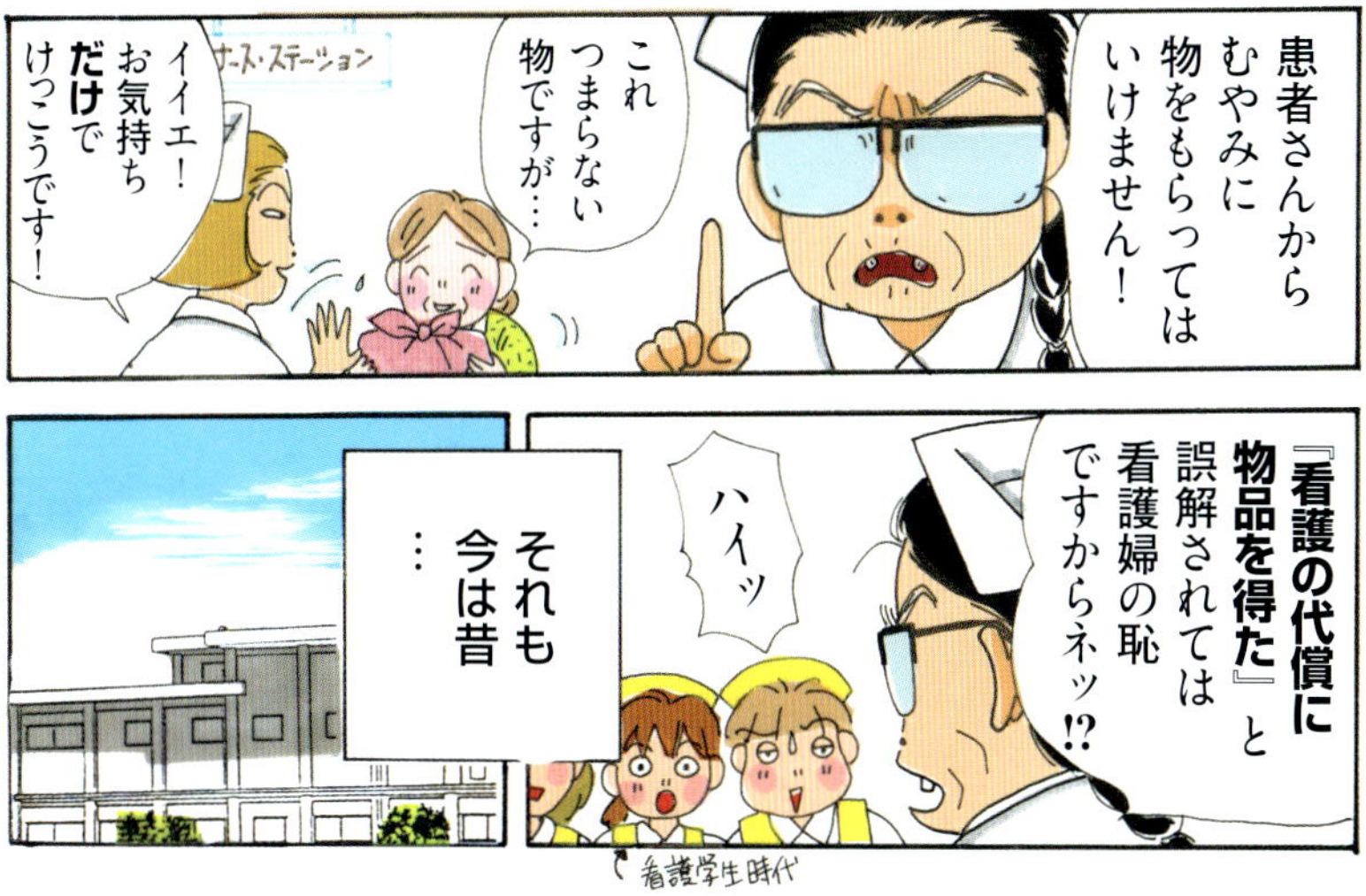

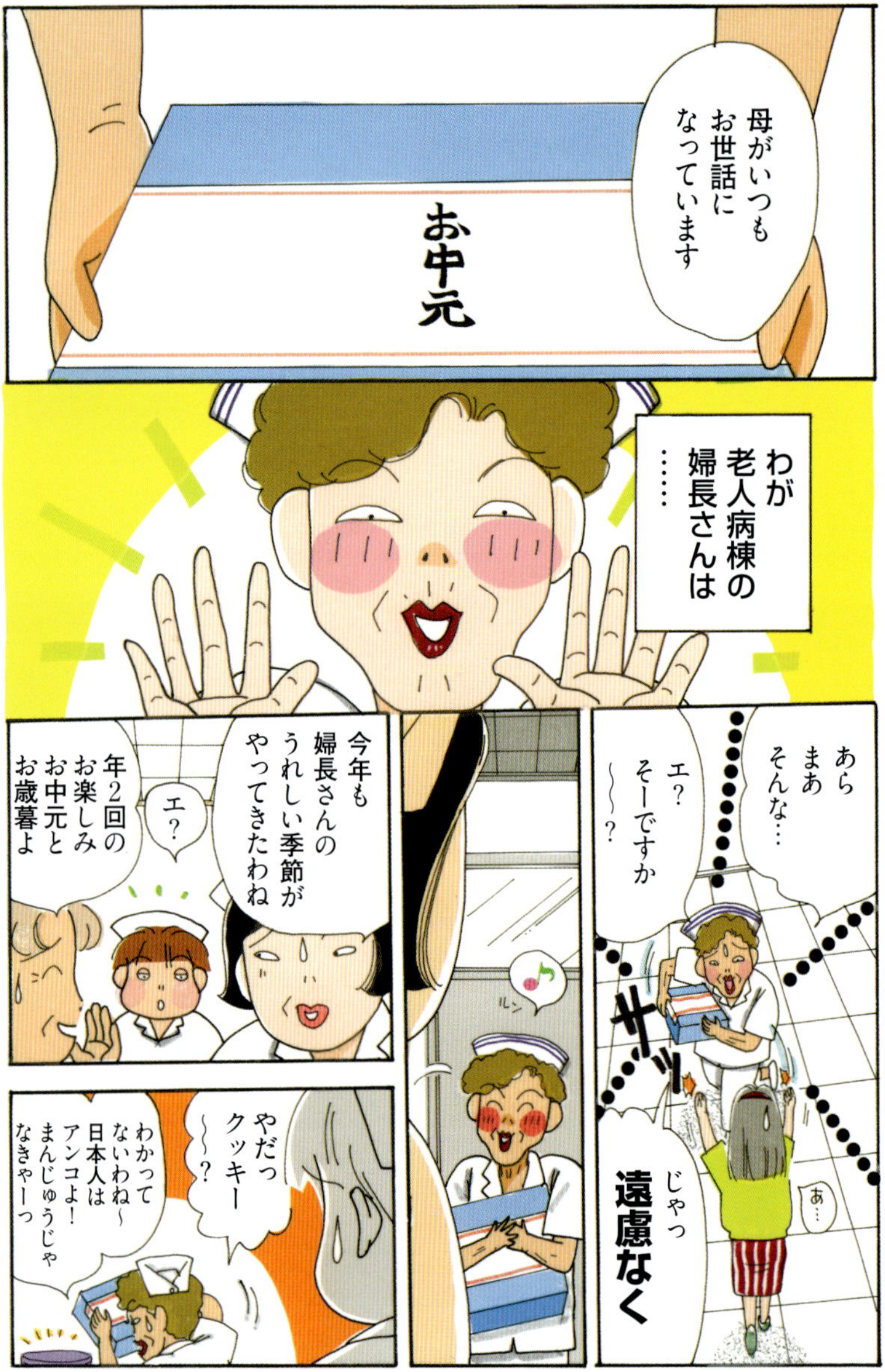
お中元
母がいつもお世話になっています
わが老人病棟の婦長さんは……
あら まあ そんな…
エ? そーですか〜〜?
サッ
じゃっ
遠慮なく
あ…
ルン
今年も婦長さんのうれしい季節がやってきたわね
エ?
年2回のお楽しみ お中元とお歳暮よ
やだっ クッキー〜〜?
わかってないわね〜 日本人はアンコよ! まんじゅうじゃなきゃーっ

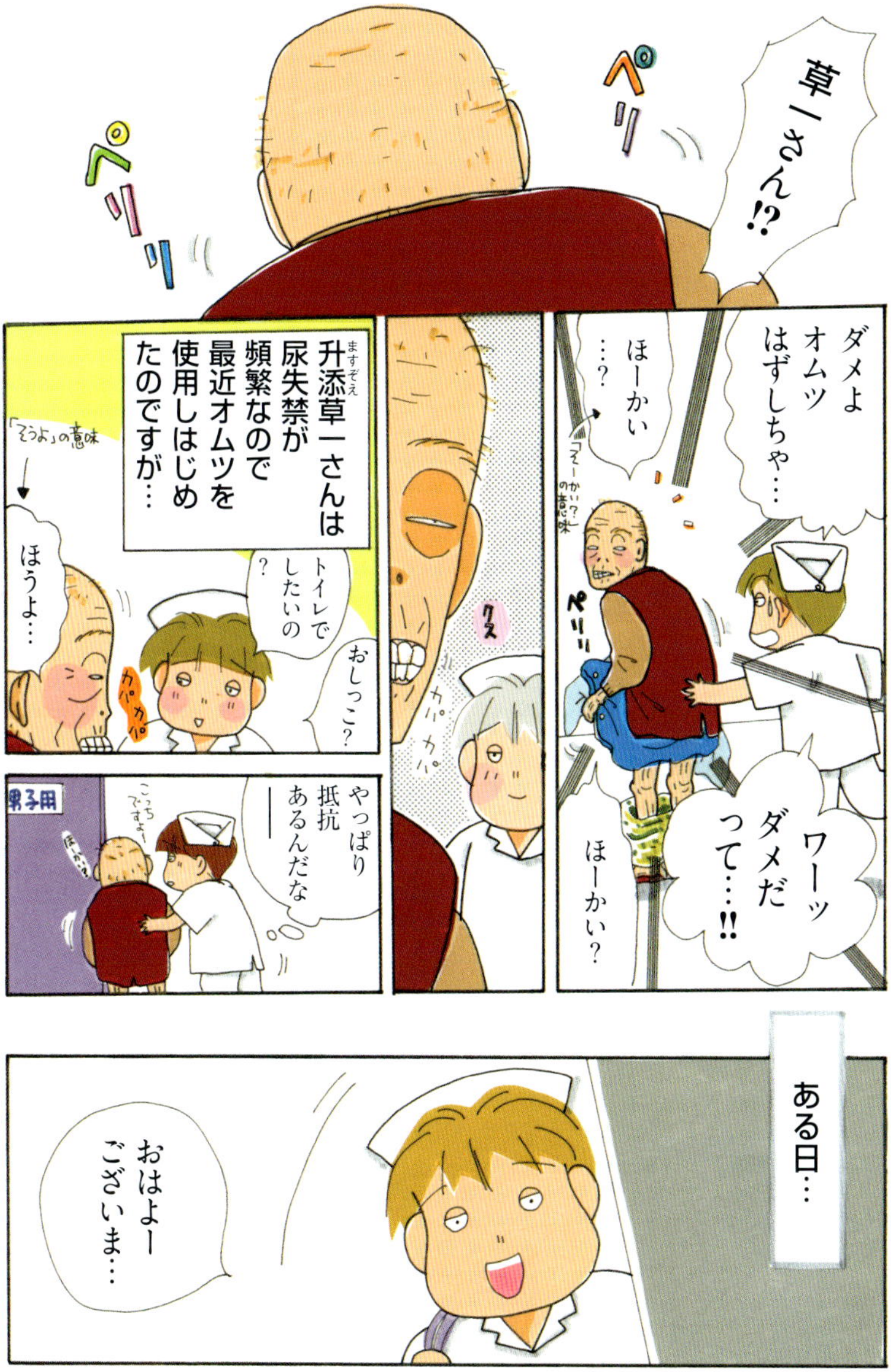
草一さん!?
ペリ
ペリリリ
ダメよオムツはずしちゃ…
ほーかい…?
「そーかい?」の意味
ペリリ
ワーッダメだって…!!
ほーかい?
クス
カパカパ
升添《ますぞえ》草一さんは尿失禁が頻繁なのでオムツを使用しはじめたのですが…
おしっこ?
トイレでしたいの?
ほうよ…
「そうよ」の意味
カパカパ
やっぱり抵抗あるんだな—
男子用
こっちですよ!
ほーかい?
ある日…
おはよーございま…

ナース・ステーションは産卵場になっていた
トーッ
トットー
コケーッ
??
ほくほく
今年も来たわね〜〜
升添さんの家からのお中元なのよ
あの人の家鶏卵場だから今朝産みたてのホカホカよ！
1人20コずつよ
まちがえないでッ
ハイ
ハイ
これ岸さんの分
割らないよーに気をつけてネ
ハア…

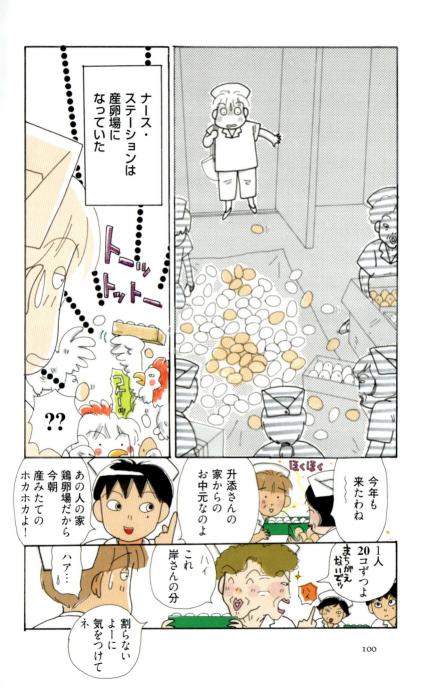

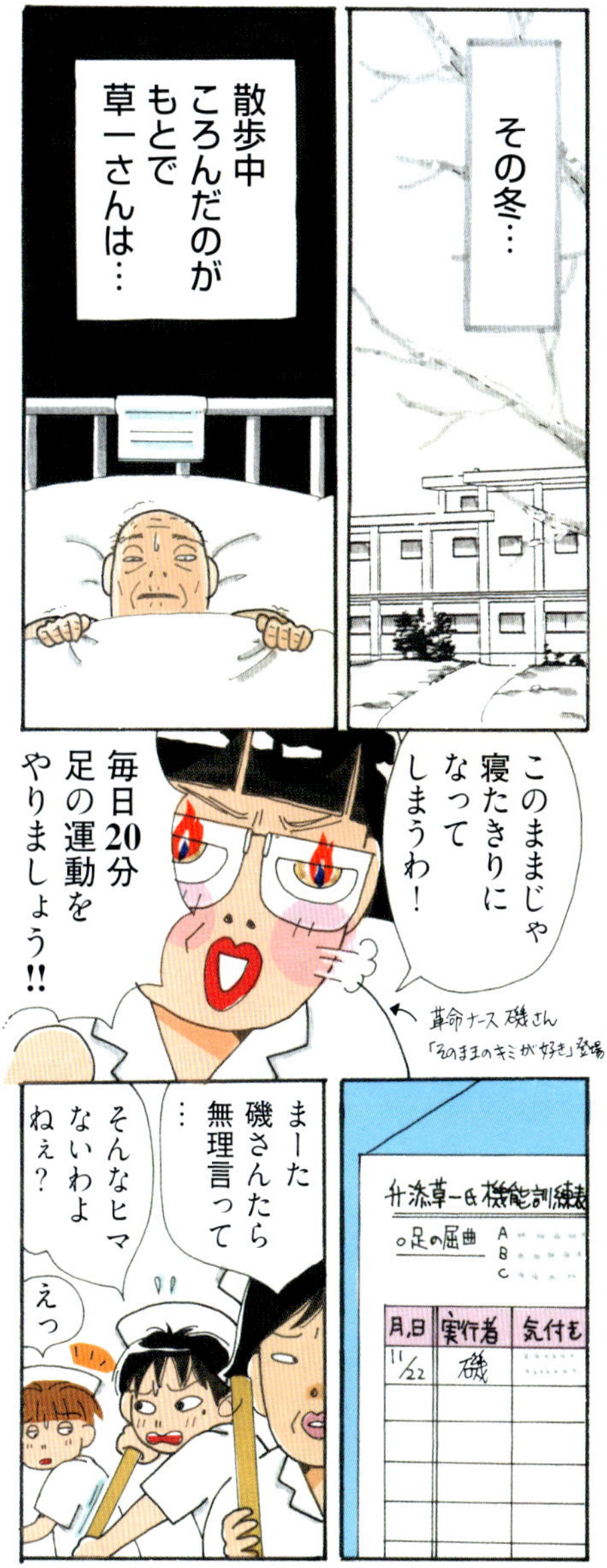
その冬…
散歩中ころんだのがもとで草一さんは…
このままじゃ寝たきりになってしまうわ!
毎日20分足の運動をやりましょう!!
革命ナース 磯さん
「そのままのキミが好き」登場
升添草一氏機能訓練表
○足の屈曲 A B C
月日 実行者 気付き
11/22 磯
また磯さんたら無理言って…
そんなヒマないわよねぇ?
えっ

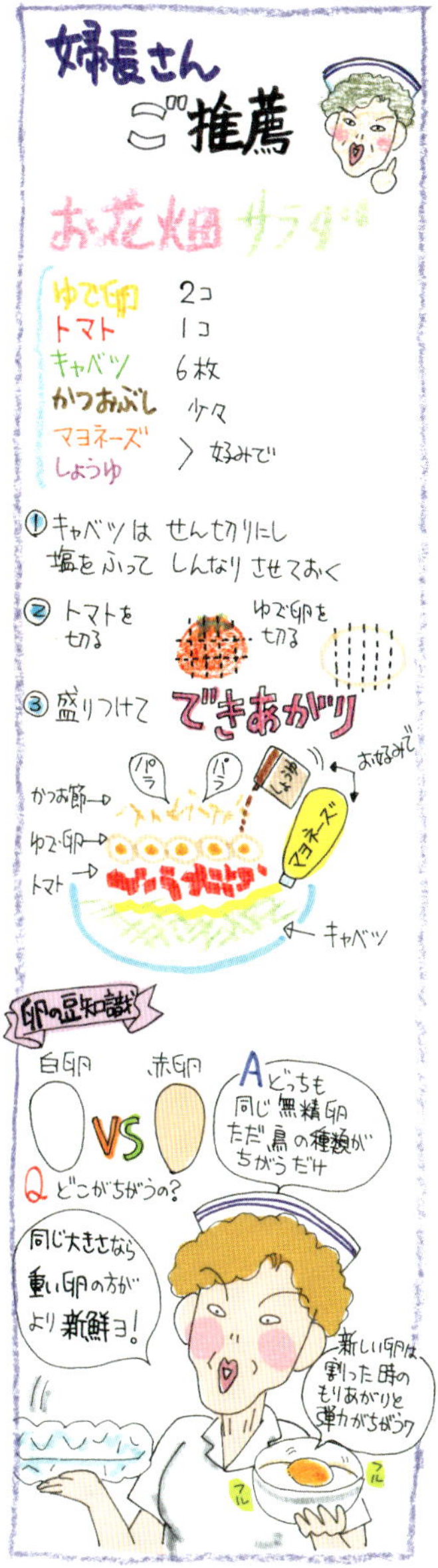
婦長さんご推薦
お花畑サラダ
ゆで卵 2コ
トマト 1コ
キャベツ 6枚
かつおぶし 少々
マヨネーズ
しょうゆ 好みで
① キャベツはせん切りにし塩をふってしんなりさせておく
② トマトを切る
ゆで卵を切る
③ 盛りつけて できあがり
パラ
パラ
かつお節
ゆで卵
トマト
しょうゆ
マヨネーズ
お好みで
キャベツ
卵の豆知識
白卵
赤卵
VS
Q どこがちがうの?
A どっちも同じ無精卵 ただ鳥の種類がちがうだけ
同じ大きさなら重い卵の方がより新鮮ヨ!
新しい卵は割った時のもりあがりと弾力がちがうワ
フル
フル

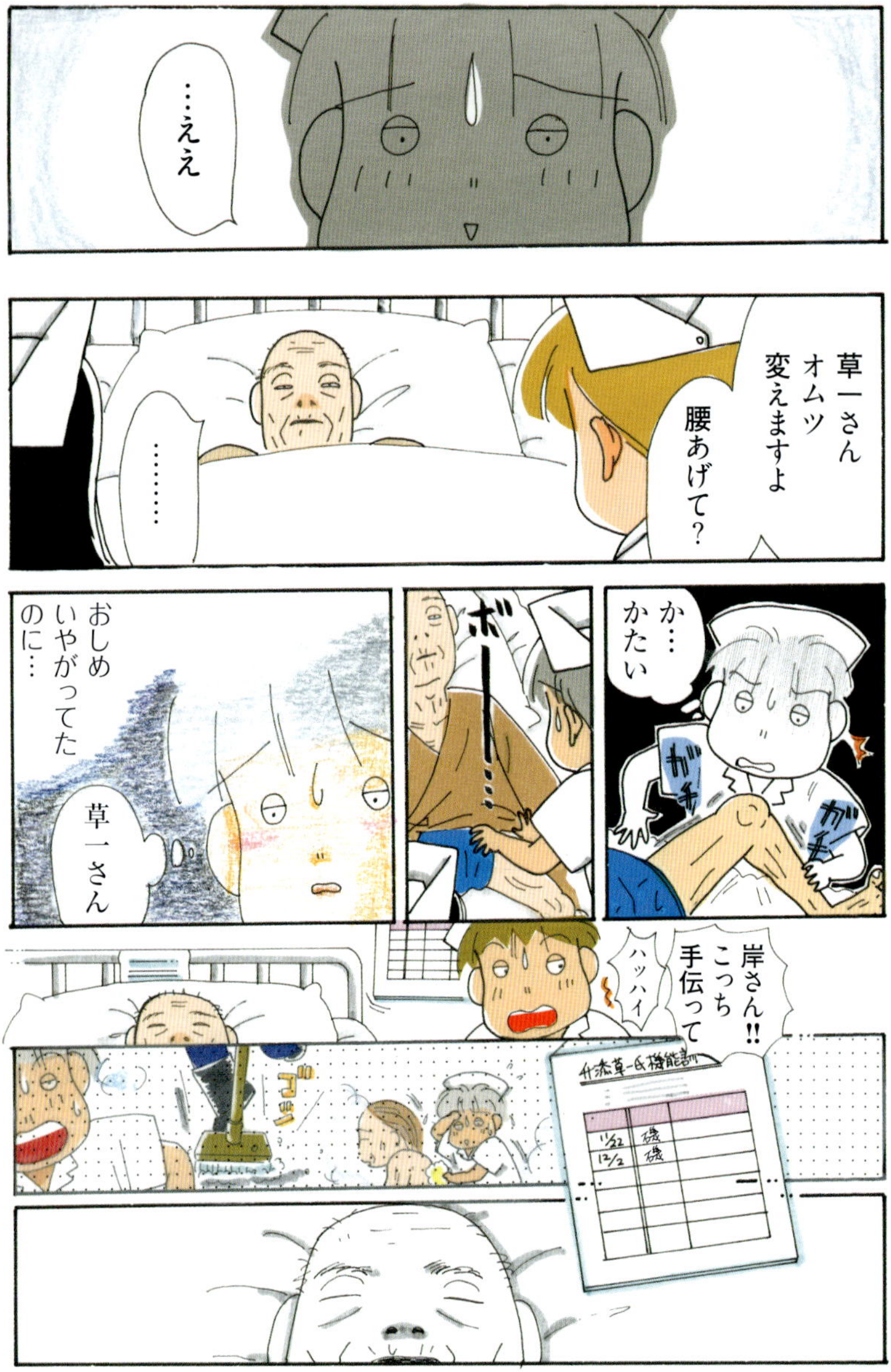
……ええ
草一さん
オムツ
変えますよ
腰あげて？
………
か…
かたい
ガチ
ガチ
ボー…
草一さん
おしめ
いやがってた
のに…
岸さん!!
こっち
手伝って
ハッハイ
ゴロン

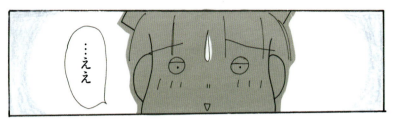

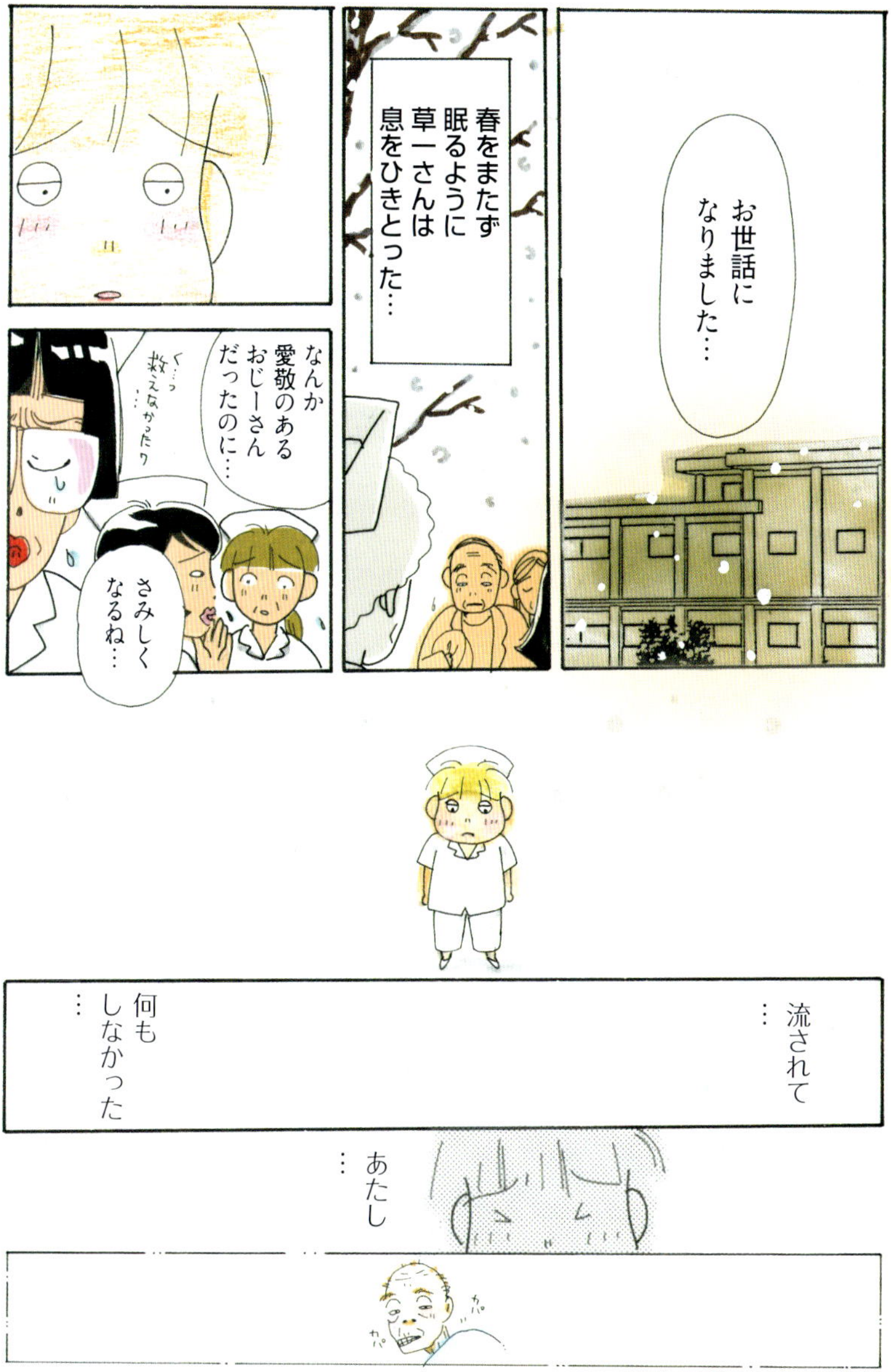
お世話になりました…
春をまたず眠るように草一さんは息をひきとった…
なんか愛敬のあるおじーさんだったのに…
く…っ救えなかったワ…
さみしくなるね…
流されて…
何もしなかった…
あたし…
カパ
カパ

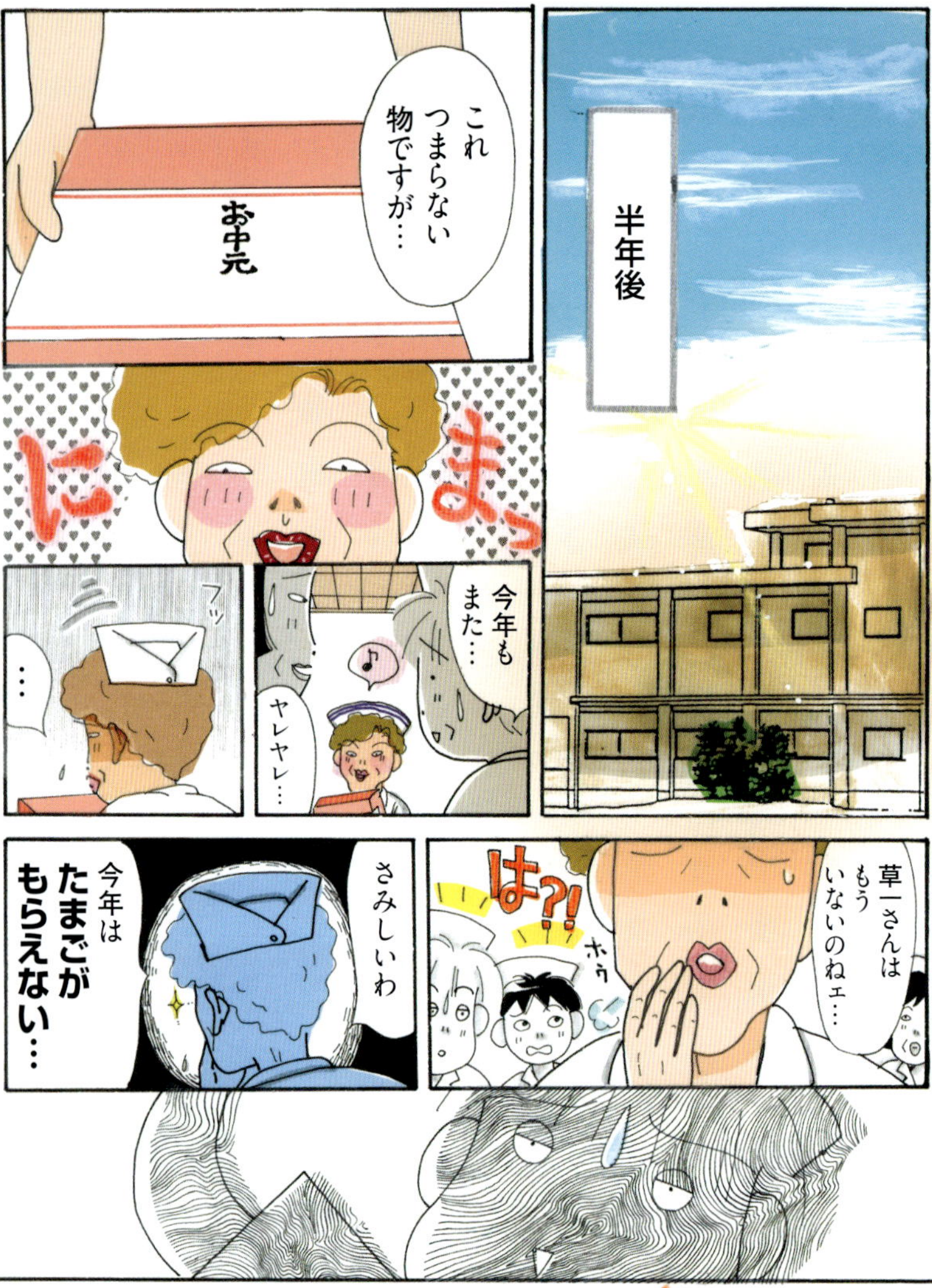
半年後
これ
つまらない
物ですが…
お中元
にまっ
今年も
また…
♪
ヤレヤレ…
フッ
…
は?!
草一さんは
もう
いないのねェ…
ホゥ
さみしいわ
今年は
たまごが
もらえない…

患者さんの
死を
お中元で
しみじみ
感じる
婦長さん
って…

空襲警報発令

人間にとって、一番酷《ひど》い拷問は

何か、知ってますか？

水を飲ませないこと？

痛みを与え続けること？

ちがいます。正解は、眠らせないこと。これが一番ツライらしい。１００％、気が狂ってしまうそうだ。そして、認知症の患者さんには、この拷問を家族にやってしまう人が多い。

「うちのおじいちゃん、夜、全然眠らないんです。ワケのわかんないこと叫んで、走り回るから、目が離せなくって……」

ホトホト疲れきった顔で、家族が問題のおじいちゃんを、病院に連れてくる。

「もう、限界です。なんとかなりませんか？」

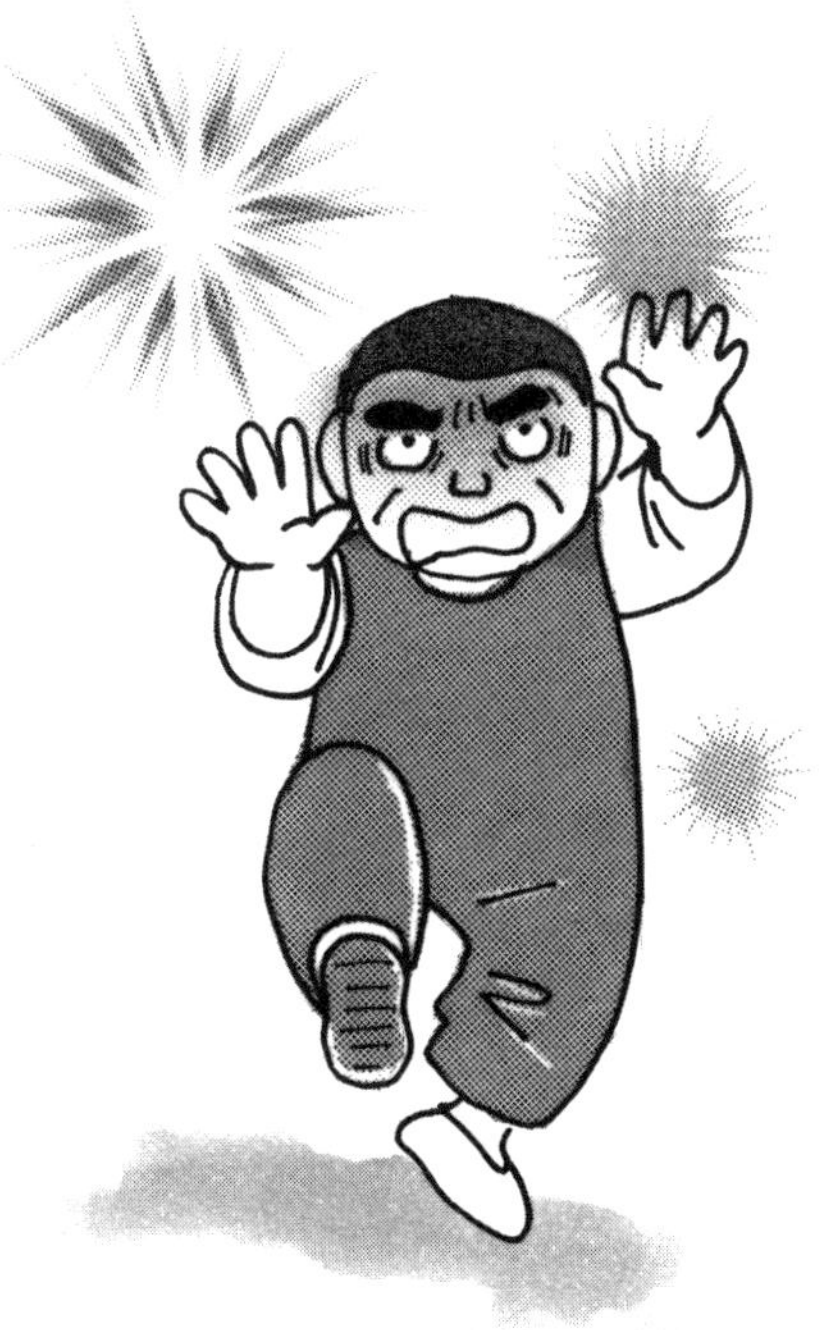

わかりました。なんとかしましょう。というわけで、藤堂蔵《くら》一《いち》さんは、入院することになった。

「蔵一さん、まだ寝てませんので、注意してください」

今日の私は深夜勤務（夜12時から朝9時まで）だ。準夜勤務（夕方4時から夜12時30分まで）のナースから、申し送りを受ける。

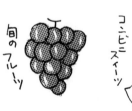

「ゲッ。あの人、まだ起きてんの？」

「今んとこは、大人しいけどね……」

私と、ペアの深夜勤ナースはお互いに顔を見あわせ、ため息をつく。

（ヤレヤレ、今日もにぎやかな夜になりそう）

入院以来続いている、蔵一さんの夜ふかしは、とてもハデなのだった。

「空襲警報、発令〜〜〜」

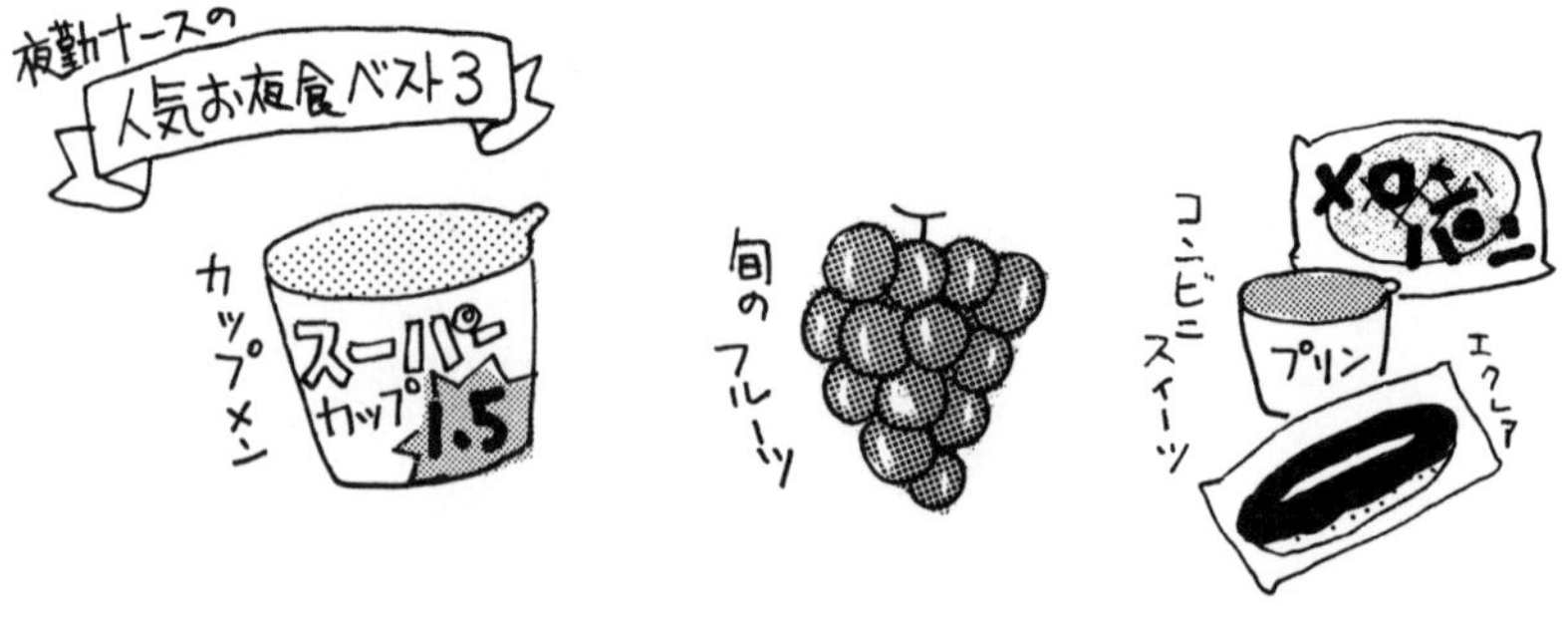

病棟中に響き渡る、突然の大号令。今夜も、蔵一さんは健在だった。準夜勤のナースが帰った直後、深夜1時の病棟見回りの最中に、いきなりガバッと起き上がり、こう叫んだ。続いて、

「家が燃える。皆、起きろ。逃げるんじゃ。大変じゃ〜〜〜」

叫びながら、老人とは思えぬ機敏さでふとんをはねのける。そして、寝ている他の患者さんたちを起こそうとゆさぶり、大声で呼びかける。

「空襲警報〜〜〜」

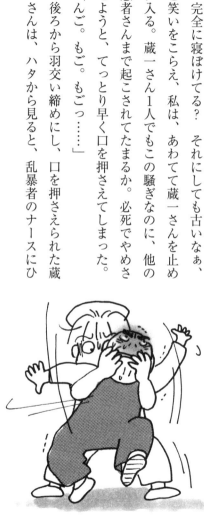

完全に寝ぼけてる？　それにしても古いなぁ、と笑いをこらえ、私は、あわてて蔵一さんを止めに入る。蔵一さん1人でもこの騒ぎなのに、他の患者さんまで起こされてたまるか。必死でやめさせようと、てっとり早く口を押さえてしまった。

「んご。もご。もごっ……」

後ろから羽交い締めにし、口を押さえられた蔵一さんは、ハタから見ると、乱暴者のナースにひ

どい目に遭わされている、哀れな老人のようだ。申しわけない気がする。しかし、手を離したら……、

「人殺し〜〜〜ッ」

やっぱりね。ますます状況を悪化させてしまいました。こうなったら容赦しないぞ。

「ひとっ。殺。んぐっ。ごほっ。もご……」

渾身《こんしん》の力を込めて口を押さえる。

「たのむよ、おじいちゃん。他の患者さんが起きちゃうでしょ？　静かにして？　ねっ。ねっ？」

力ずくで押さえつけつつ、めいっぱいやさしい声で説得してみる。それは、なぐりながら、愛をささやくようなものだ。当然、受け入れられるハズはない。

「たっ助けて……くれえぇぇ」

蔵一さんの悲痛な叫びが、まっ暗な病棟にこだまする。自分が、とんでもない凶悪犯になって老人をいたぶってる気がして、なさけなくなってきた。ただひとつの救いは、こんな騒ぎの中でも、他の患者さんが目を覚まさないでいることだ。

（皆、耳が遠くてよかった……）

翌日の午後、蔵一さんは寝ていた。

（おーい。今、寝るなッ。だから夜、寝られないんだよ）

という気持ちで一杯になった。

「蔵一さん、起きて」

とりあえず、昼寝を阻止しようと、声をかける。蔵一さんは、死んだように寝ている。この熟睡が、今夜の夜ふかしにつながると思うと、放ってはおけない。

「起きて、起きて」

無理やり起こされて蔵一さんは、私をにらむ。ギクッ。まさか、昨夜の私の仕打ちを思い出した？

「ファァ……」

その時、蔵一さんは大あくびをした。どうやら寝足りないだけらしい。だから、認知症の患者さんは好きだ。良いことも悪いことも、すぐ忘れてしまう。それが、さみしくもあり、助かったりもするのだが。とりあえず、このまま起きてもらうため、話しかけてみた。

「蔵一さんの、好きな食べ物は？」

「にぎり寿し」

「そうか、おいしいよね。私はウニが好きだけど……」

言いかけて、ハッとした。入院している蔵一さんには、にぎり寿しを食べるチャンスは、ほとんどない。このまま話が進んで、「食べたい」と言われても、どうすることもできないのだ。

話を変えよう。

「蔵一さんの、好きなスポーツは？」

「……？」

スポーツという言葉が、わからないのかな？

「ええと、運動よ、得意な運動は、ある？」

「……剣道」

そうか、剣道か、よく知らないんだけど。

「蔵一さんの世代なら赤胴鈴之助とか？　森田健作は知ってる？　昔、青春ドラマで『吉川く

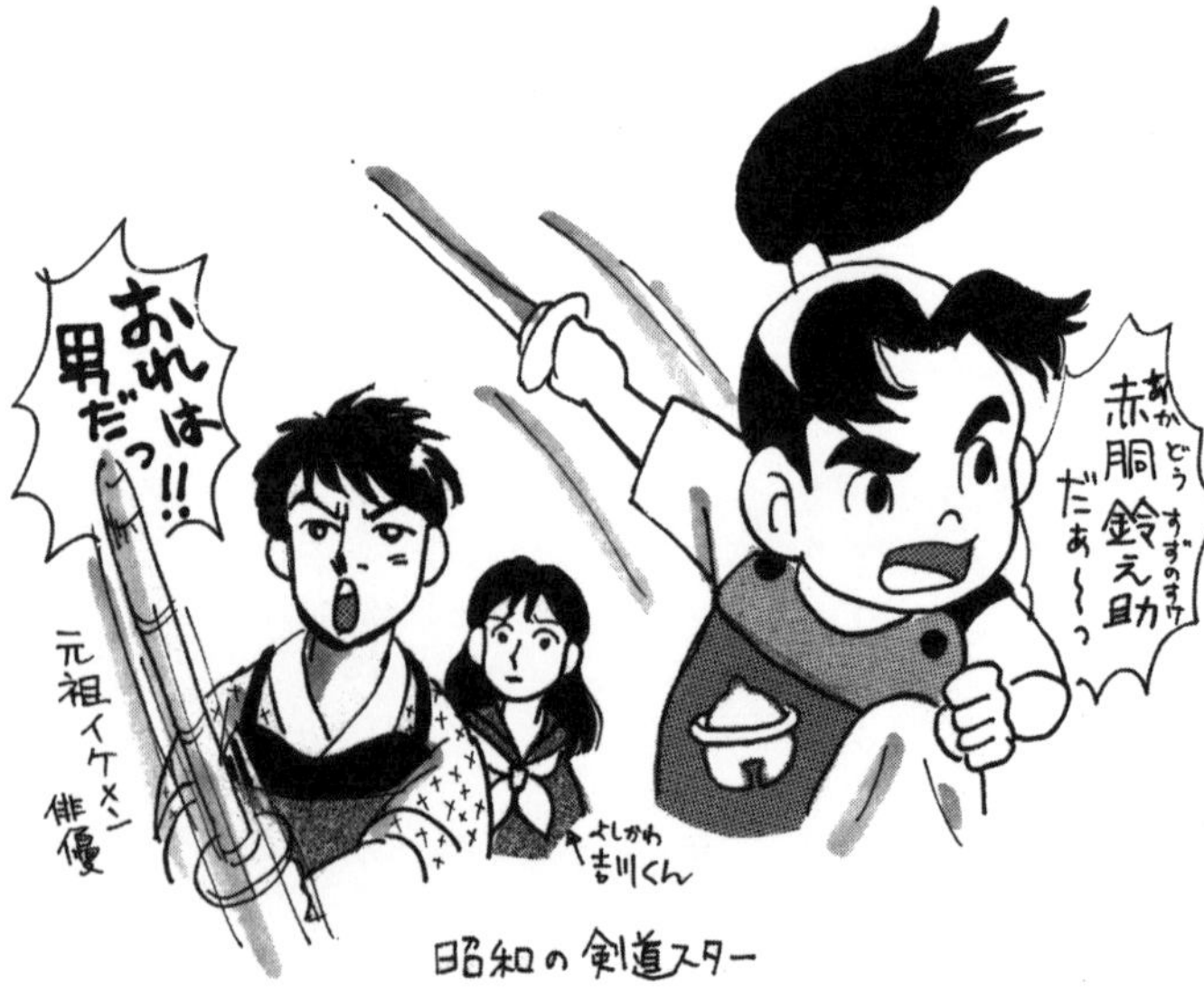

赤胴《あかどう》鈴之助《すずのすけ》だぁ〜っ
おれは男だっ!!
元祖イケメン俳優
吉川《よしかわ》くん

昭和の剣道スター

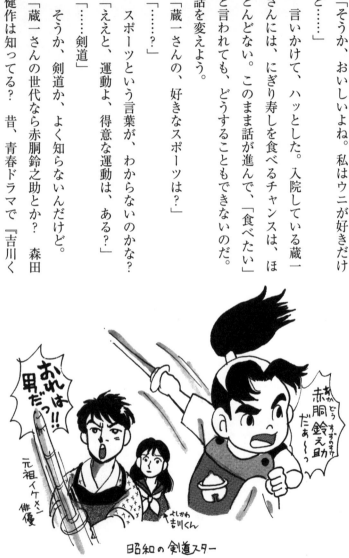

ぅん』とか言って……」

「…………」

私のなけなしの知識は、蔵一さんをシラけさせただけだったようだ。会話は一向にはずまない。そして、

「……Z……」

蔵一さんは、寝てしまった。見渡してみると、食事以外の時間をこんな風に、寝て過ごす患者さんが多い。

（やることないもんなぁ）

これじゃあ、寝るなと言われても無理かもしれない。私は、会話がはずまないときの、お助けアイテムを使うことにした。

カラオケである。

「さぁ、蔵一さん。一曲歌ってよ？」

カラオケセットを用意すると、病棟中から歌自慢な患者さんたちがわらわらと集まってくる。カラオケは、老人病棟の人気№1レクリエーションなのだ。マイクを持った蔵一さんの周囲には、じいちゃんばあちゃんが円陣を組む。藤堂蔵一、オンステージの始まりだ。

「黒田節」

曲を選ぶと、蔵一さんは前奏をちゃんと聞き、間違えることなく歌い出した。

（うそ。うまい……）

声もいい。

そして何より、歌詞カードも見ずに、暗譜して歌っているのだ。

十八番《おはこ》だったのだろーか。

（オムツをしてて、夜には空襲警報と大騒ぎ……。自分でトイレに行くことや、夜眠ることはできなくても、黒田節は歌えるんだなぁ）

認知症の患者さんって、不思議なのだ。


しかし、その夜も蔵一さんは、寝なかった。深夜、突然起き上がると、

「空襲警報発令――――ッ」

いつものが、発令されてしまった。なんか笑える。今どき、空襲っていうのが、世代を

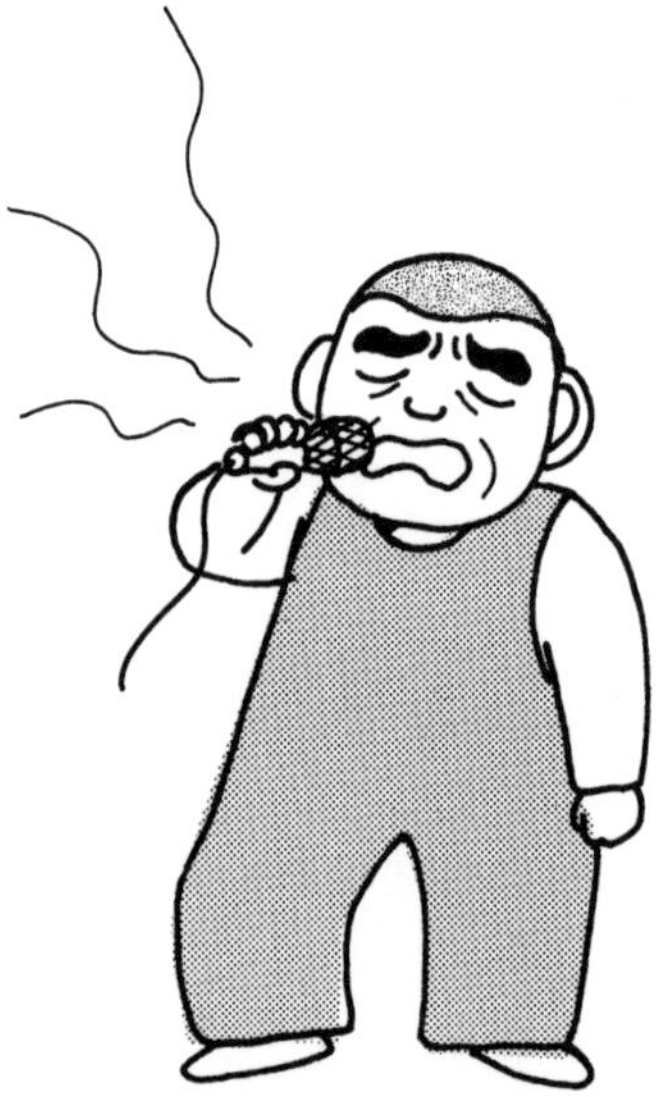

感じさせるなぁ。

「ああいうの、夜間せん妄っていうのよね。意識が混濁しちゃって、支離滅裂っていうか、軽い幻覚や錯覚を起こして、一種の錯乱状態なのよ」

先輩のナースが教えてくれた。錯乱、かぁ。

「山が、燃えとるっ。ひっ、人が死んどる。助けてくれぇ――」

蔵一さんは、必死の形相で、よたよたと走り回る。何かから逃れるように。戦争中の幻を見ているのだろうか？　それとも、そういう夢を見て、現実との区別がつかなくなってるのだろうか？　今、蔵一さんの目の前には、本人にしか見えない戦争中の風景が広がっているのだとしたら……。

（……恐いだろうな）

一瞬、私にも蔵一さんの見てる世界が、見えた気がした。

空襲警報という言葉の、とんでもなさについ笑ってしまったけど、これはシャレになんない。今、蔵一さんは戦火の中にいるのだ。たった1人で、どんなに恐く心細いだろう。私は、暴れる蔵一さんの手を握った。いつかの、無理やり口を押さえたことを後悔していた。

「大丈夫だから。火事は消えたし、誰も死んでないよ」

静かに、できるかぎりやさしく言ってみた。

「火じゃあ。燃えとる。死んどる。ワシも死ぬんじゃ〜〜」

全然、人の話を聞いていない。

安心させようと、手を握っても、肩を抱いても、蔵一さんの興奮は、おさまらないのだ。

「ムダよ。この人の内で起きてることなんだから、私たちがどう接しても、変わらないんじゃない？」

先輩ナースの言葉に従って、その夜も蔵一さんは個室で寝ることになった。

「ここなら、少しぐらい大声出しても、他の患者さんたちに聞こえないし、そのうち落ち着くでしょう」

結局、放っておくしかないのだろうか？


「夜寝ないんで、困ってるんですよ。先生、もう少し強めの眠剤《みんざい》をお願いします」

婦長さんの鶴の一声で、蔵一さんの薬物療法が始まった。昼間、寝かさないようにカラオケや散歩をしても変化がなく、夜やさしく接してもおさまらなかった「空襲警報発令」が、薬の量を増やしたとたん、うそのように、発せられなくなった。

蔵一さんは、一日中寝てる人になったのだ。決して寝たきりではないが、食事以外の一日のほとんどを、ソファーやイスに座って眠りながら、過ごす人に。

「ずいぶん、よくなったわねぇ。毎晩、毎晩大騒ぎして、あれじゃ蔵一さん自身も疲れてたと思うわよ」

蔵一さんのためにも、この方がよかったと、先輩ナースは言う。そうかもしれない。蔵一さんが毎晩見ていた（かもしれない）戦争の幻は、恐くて、つらかっただろう。薬によって、その悪夢から解放されたのなら、それはよかったのだ。

だけど、

「蔵一さん、十八番の黒田節だよ?」

1カ月ぶりのカラオケ大会だったが、蔵一さんは、歌わない。イントロが流れても、ボンヤリと聞いているだけだった。

深夜の病室を見回る。

蔵一さんは、安らかな、寝息を立てている。平和な、おだやかな寝顔だ。

蔵一さんが騒がなくなってから、夜の病棟は静かだった。仕事も、とてもはかどる。

（結局、一番よかったのは、夜勤のナースかもしれない）
そう思うと、せつなかった。
せめて、蔵一さんの見てるのが、楽しい夢でありますように。

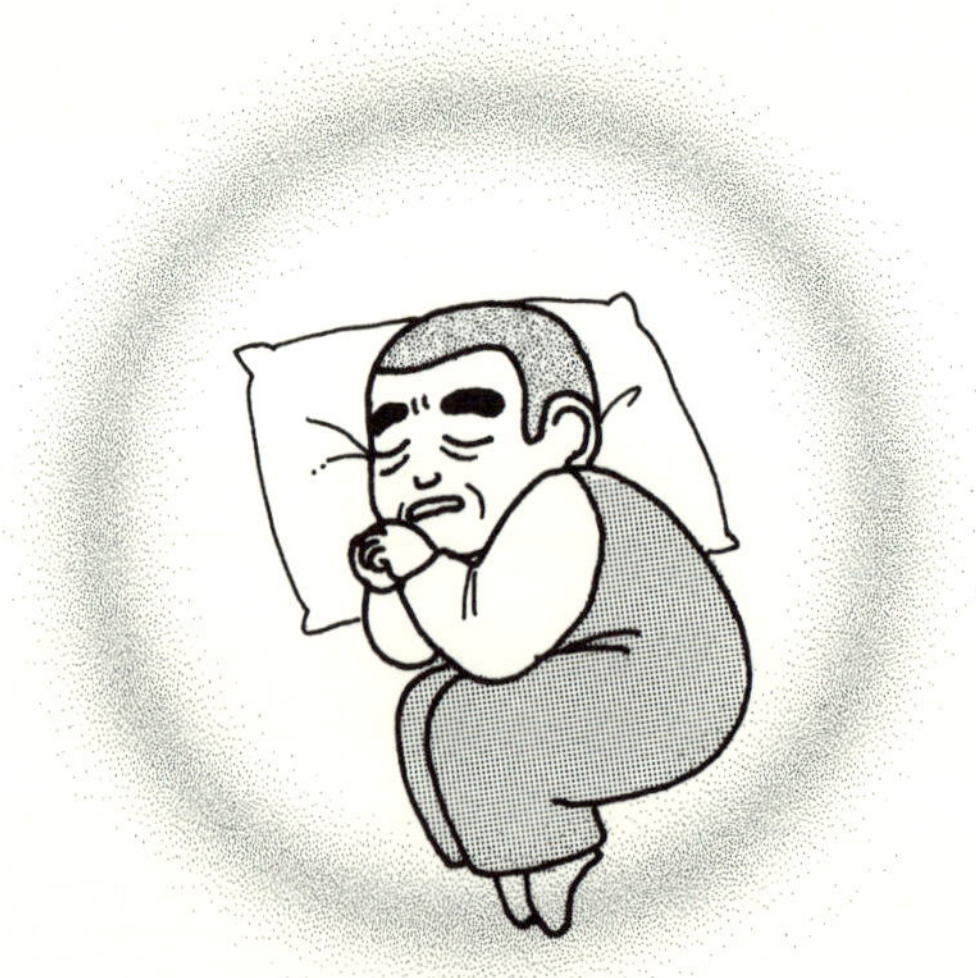

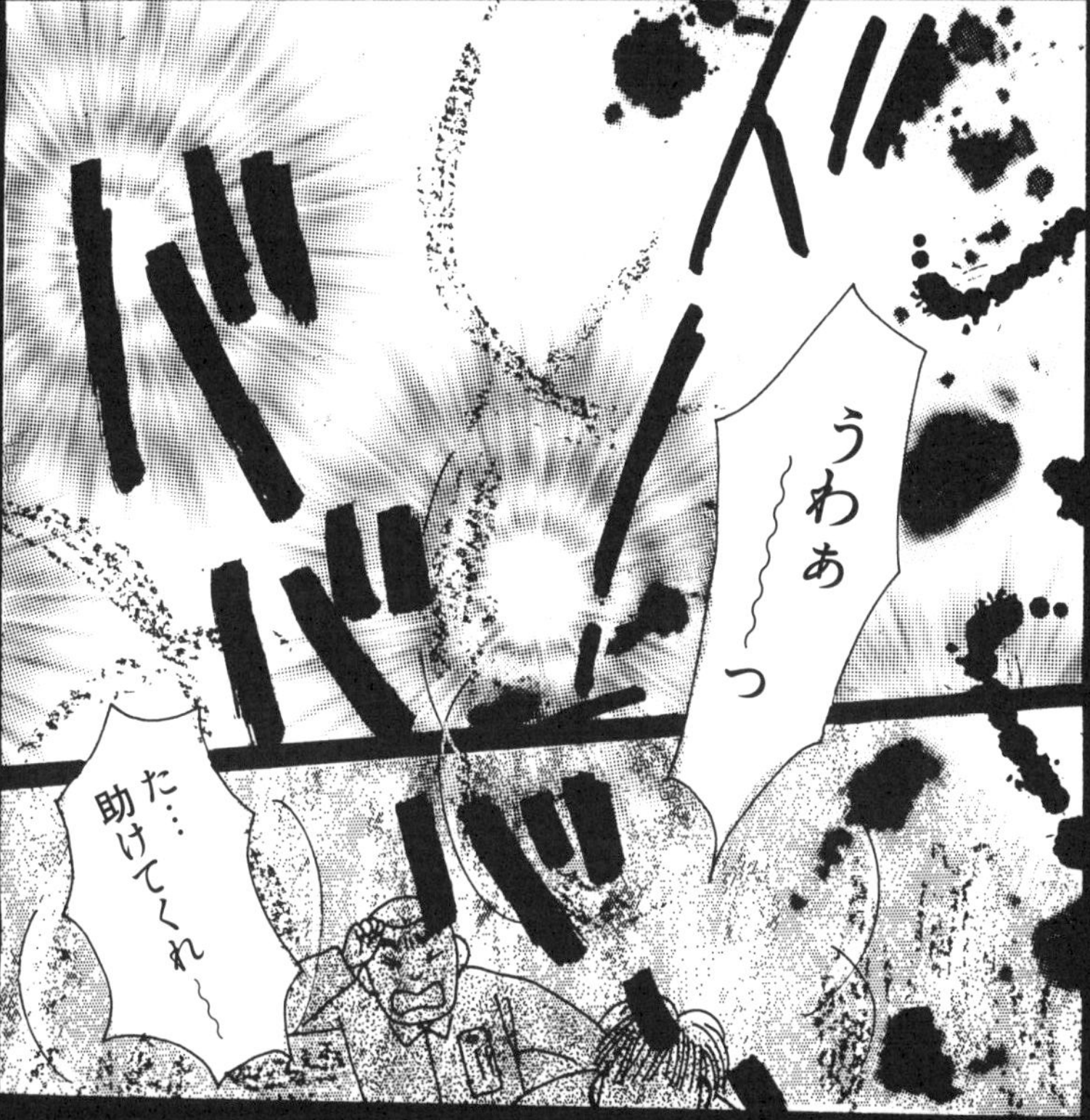

真夜中のパーティ

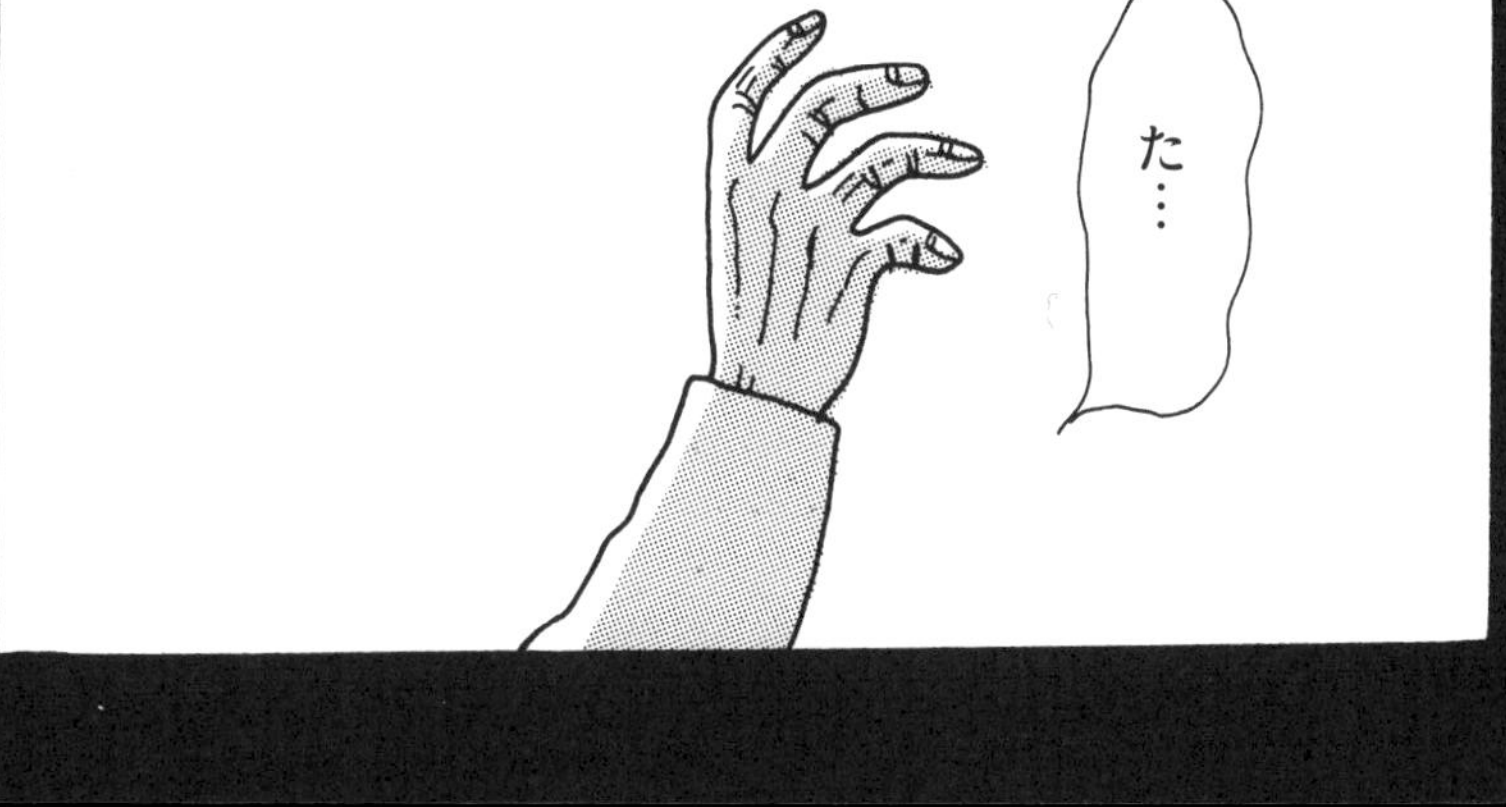

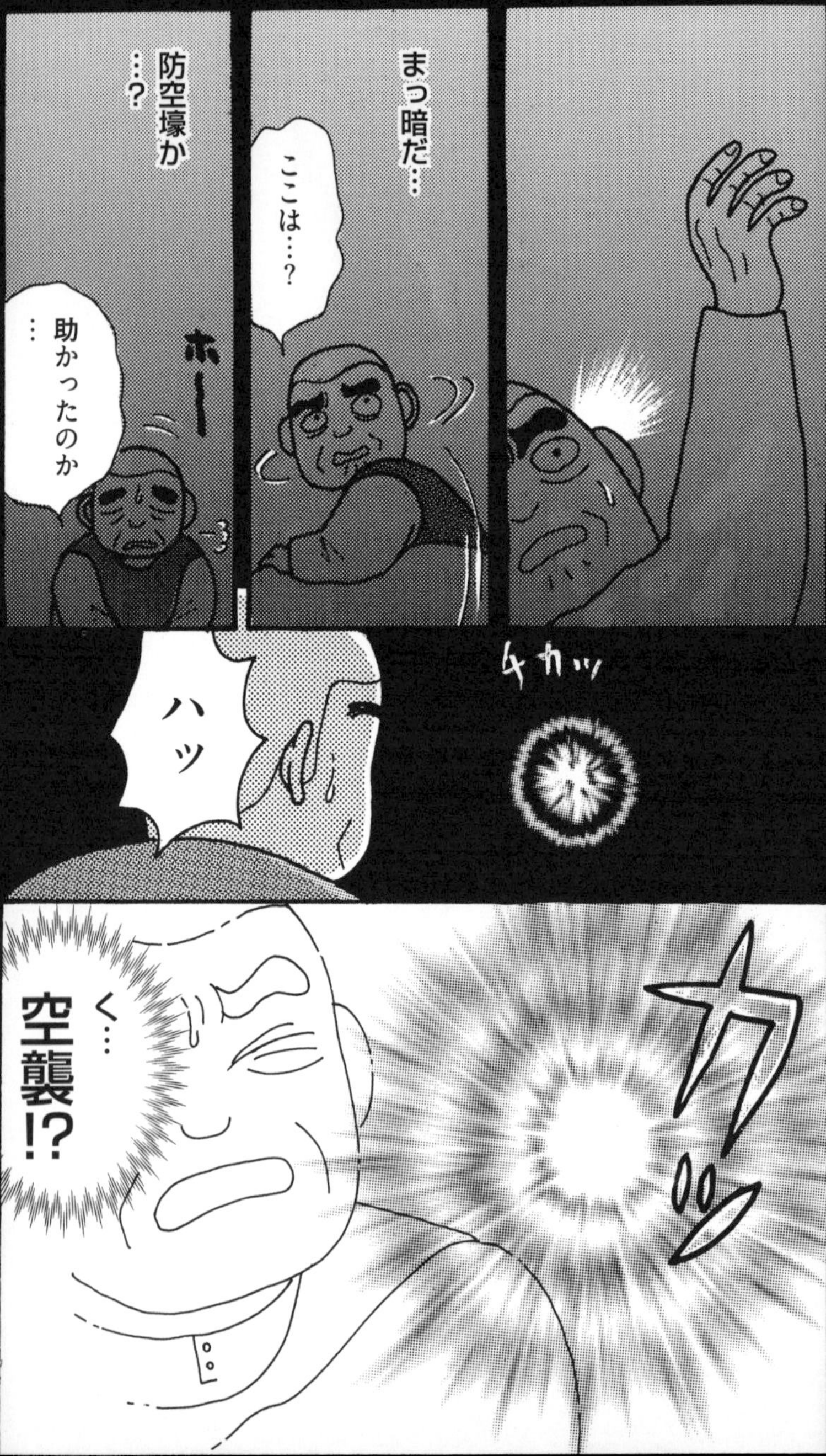
まっ暗だ…
ここは…?
防空壕か…?
ホーー
助かったのか…
チカッ
ハッ
カッ
く…空襲!?

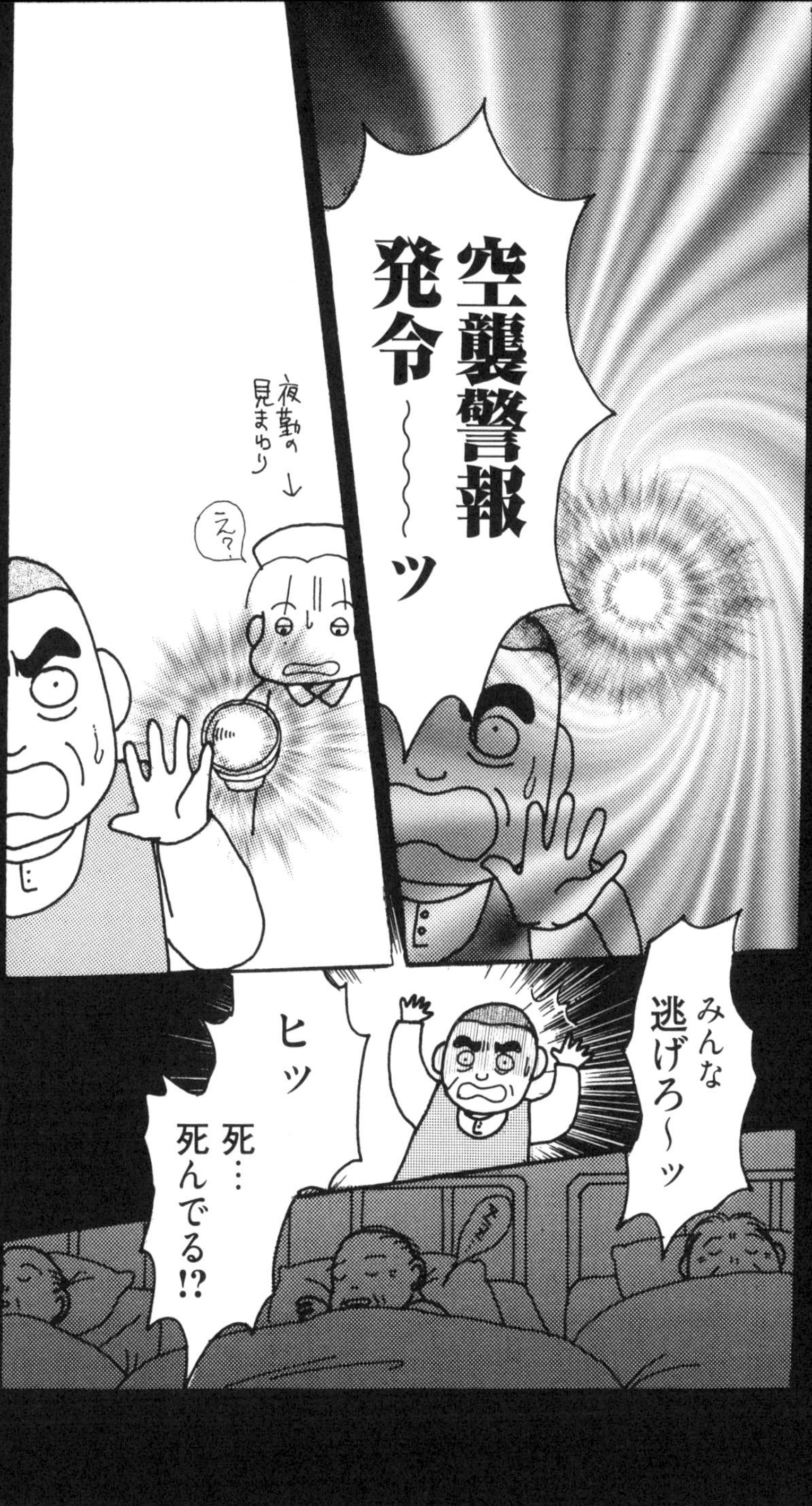
空襲警報発令〜〜〜ッ
夜勤の見まわり↓
え？
みんな逃げろ〜ッ
ヒッ
死…死んでる!?

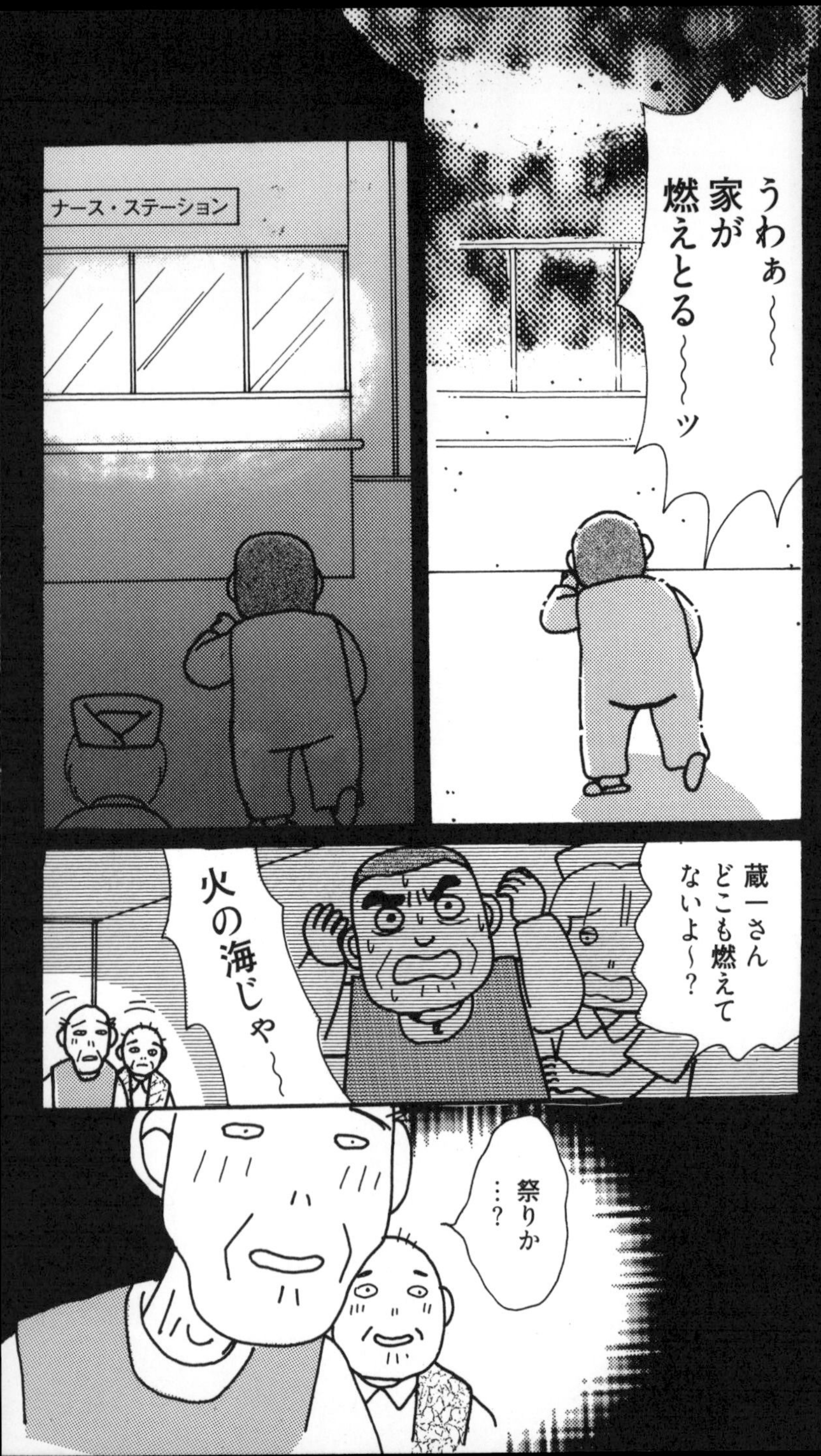
うわぁ～～
家が
燃えとる～～～ッ
ナース・ステーション
蔵一さん
どこも燃えて
ないよ～？
火の海じゃ～～
祭りか
…？

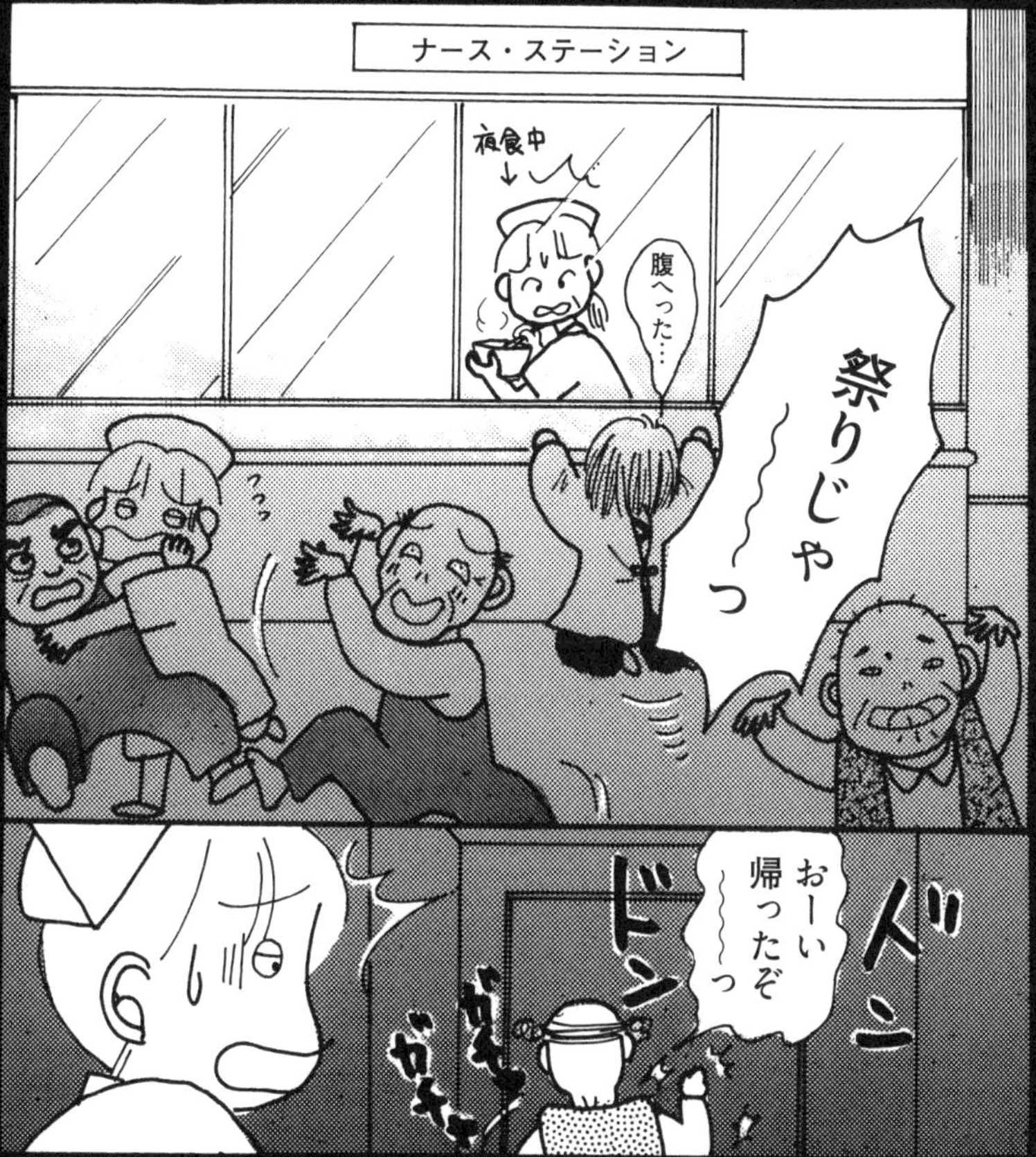
ナース・ステーション
祭りじゃ〜〜っ
腹へった…
夜食中
ドン
ドン
おーい帰ったぞ〜〜っ

老人病棟は今夜も眠らない……

おどる婦長さん

世の中には、お祭りが好きな人がいる。

わが病棟の婦長さんが、そうだった。

「今度の敬老の日に、何かやらない？」

例によって、今回も仕切るのは、この人らしい。

「お花見の時は、盆おどりをやったわね」

そう、あれには驚いた。ナースになった私の初仕事が盆おどりだったのだ。

「患者さんのために舞う。これも看護よ」

と言いながら、患者さんそっちのけで婦長さんが一番楽しそうでしたね。

「今回は敬老の日だし、お年寄りを楽しませることを、考えましょう」

そういう婦長さんこそ、63歳だった。

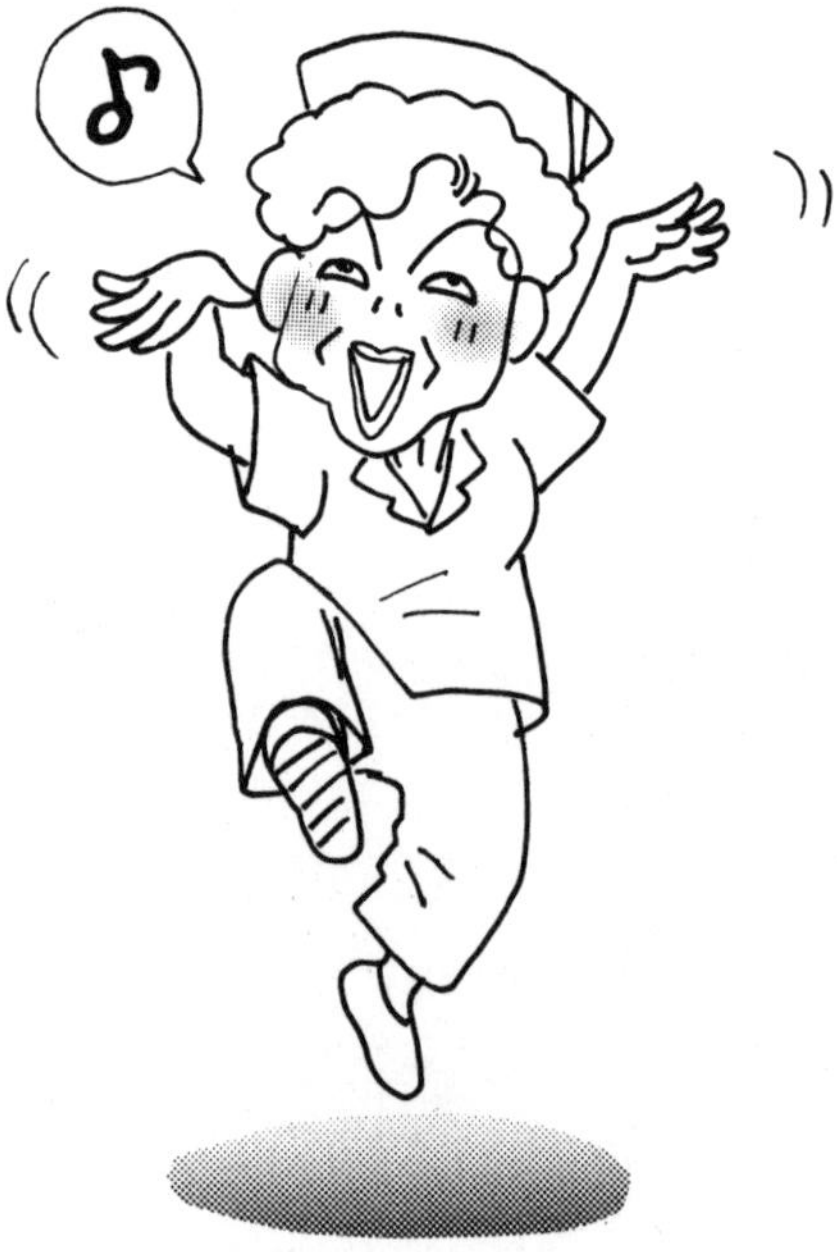

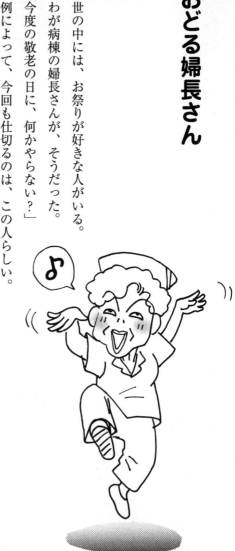

「でね。患者さんには今回、お客さんになってもらって、私たちナースで芸をやって、見せるのはどうかしら？　敬老の日のプレゼントに」

婦長さんは、やる気だった。見せる気はあっても、見る気はないらしい。

「かんじんなのは、お年寄りの気持ちよね。どんな出し物が見たいのか、私には見当もつかないわ」

って、婦長さん。年齢的にも婦長さんの気持ちが一番、患者さんに近いんじゃないでしょうか？

（自分の見たいもので、いいんじゃないかな……）

なんて思っていたら、とんでもないことになってしまった。


「ハメハメハ大王を、踊るわよ」

婦長さんが発案した。

「何ですか？　それ……」

婦長さんは、さっそく歌い出す。

この人、踊りだけじゃなく、歌も……。

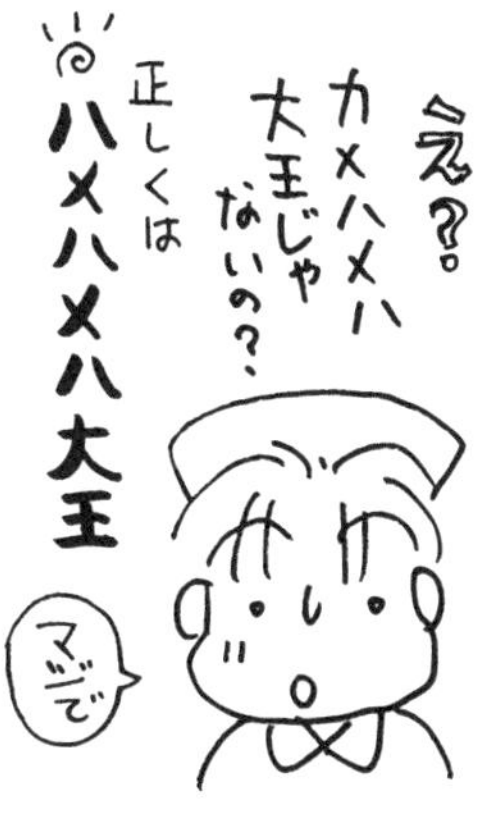
え？
カメハメハ大王じゃないの？
正しくは
ハメハメハ大王
マジで

〝南の島の大王は〜その名も偉大な、ハメハメハ〜〟

昔、〝みんなの歌〟で聴いたことのある、あのなつかしいメロディだった。

「でも、何だってそんなものを……?」

「孫が、幼稚園のお遊戯《ゆうぎ》でこれやってんのよ。もう、かわいくってねェ」

孫娘の姿を思い浮かべているのか、婦長さんは、ニンマリする。どうやら、今一番婦長さんが見たいものは、コレらしい。

「本当、かわいいのよ。今度の敬老の日は、コレにしましょう」

やっぱり、言うと思った。だけど、婦長さん。幼稚園児ならかわいい踊りも、私たちがやれば、かわいいより、恐いんじゃあ……。しかし、

「何でもいいですよ。どーせ、よくわかってない患者さんが多いんだし」

「やろうよ。気持ちが大事なのよ。内容はどうでも、ナースが喜ばせようとやってるっていうのが、患者さんに伝われば……」

「ハメハメハ大王の振りつけは、婦長さんがお孫さんに教わったんでしょ? なら話が早くていいわ。決まり」

先輩ナースたちは、波風を立てないように、婦長さんを立てて賛成する。みんな大人だ。

こうして、ナース全員参加で、練習は始まった。平均年齢47・5歳の、ハメハメハ大王、どうなることやら。

「まず第一は衣装ね。ハメハメハ大王の国、ハワイらしく、フラダンスの時の腰ミノみたいなのと、レイ、乳バンドが必要ね」

「ち、乳バンド?」

さすが63歳はブラジャーじゃなく乳バンドなのか? どうやら婦長さんの思っている乳バンドのイメージは、人魚姫が着けてる、あの胸のカップみたいなものらしい。

「みんなで作りましょう。これから、夜勤の人はティッシュでバラの花を作ること。それを髪かざりと、レイにするのよ。あとは、ヒモを買ってきて、腰ミノ作りね。コレは、昼休みにでも……」

衣装まで手作りとは、お祭り好きな人は、凝《こ》りだしたら、止まらない。休み時間や、夜勤の仕事の間をぬって、作業は続く。婦長さんいわく、の乳バンドも作った。まずそれぞれの胸の形に合わせて

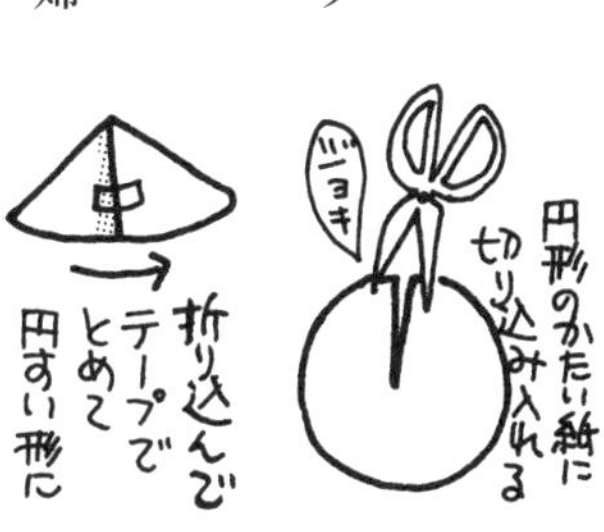

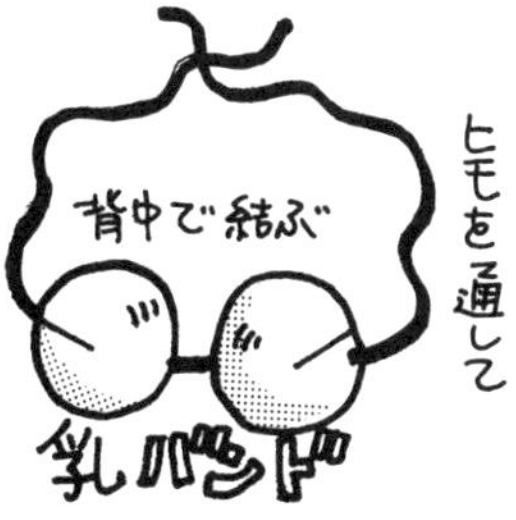

円を書き、切り込みを入れ、円すいを2つ作る。それにヒモを通して、ブラジャー状にし、後ろで結ぶと出来上がりだ。

「南原さんの大きい。Dカップ?」

「あんたミエはってるでしょう?」

ワイワイ、ガヤガヤ。みんなで協力して、何かをやるなんて、学園祭みたいだ。けっこう楽しくなってきた。

(いかん。うっかり婦長さんに乗せられてる⁉)

「さぁ。次は振りつけを教えるわよォ」

婦長さんは、すでに、ハメハメハ大王のテープを、用意している。

「孫の幼稚園でダビングしてもらったの。やっぱり曲がないと感じ出ないでしょ? じゃあ、いくわよ。みんな並んで。私についてきてね。サン、ハイッ」

♬ハメハメハ〜

曲に合わせ、手を振る、腰を振る、婦長さんはノリノリだ。恐いくらいに、曲に合ってる。今日のために孫と2人、ハメハメハ踊りに興じる、婦長さんの姿が目に浮かぶ。

「ストップ。うーん。どうも調子が出ないわねェ……」

いいえ。充分出てましたけど？

「どうも手持ちぶさたなのよね。……そうだっ！　あれが足らないのよ。孫は持ってたわ！　よくアメリカ人が振って応援してるヤツ。アレ、毛玉の大きいみたいな……」

婦長さんは、名前のわからないアレを必死で、ジェスチャーして見せる。

「もしかして、ボンボンのことですか？　アメフトのチア・ガールが、応援するとき振っている、アレ？」

「そう、それよ！　さっそく、作ってちょうだい。赤と黄色がいいわね。2コずつ持って踊るのよ」

ボンボンは、荷作りに使うビニールのヒモを60センチくらいの長さに切って束にし、まん中を結んでから、ボール状になるように、ヒモを縦に細かく裂いて作るのだ。すごく手間がかかる。これを、今から……。

「あと、1週間しかないですけど？」

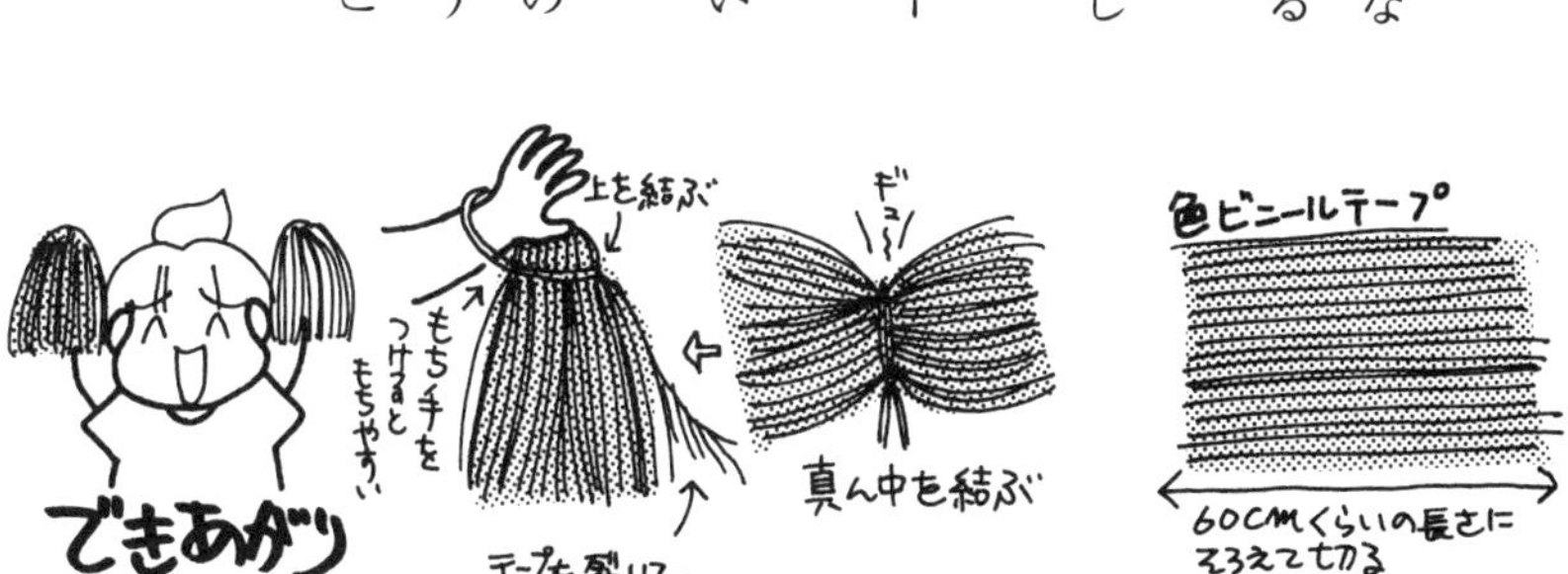

「これで衣装は完璧ね！」

全然人の話を聞かず、婦長さんは大喜びだ。とことん、やる気になっている。看護には妥協しても、お祭りには妥協しない。

「じゃあ、振りつけ再開よ」

婦長さんは、声をはりあげる。

「患者さんには当日まで、何をやるか絶対内緒なんだから、いいわね⁉」

練習は連日、休み時間のナース・ステーションでカーテンを閉めきり、患者さんからは目隠しして、行われた。

「♪ハメハメハ〜」

婦長さん。音、もれてるんですけど？

「ハイッ。もう1回、初めから……」

音がもれても、姿が見えなきゃいいみたい。

婦長さんのテンションは、どこまで上がるのか……。


敬老の日。

日本中で今日を一番楽しみにしてたのは、婦長さんじゃないかしら？　と思うほど、その顔は輝いていた。

「昼休みが終わったら、突然出ていって患者さんたちをビックリさせてやりましょう」

今、私たちはカーテンを閉めきったナース・ステーションの中から、ホールの様子をうかがいつつ、出番を待っている。

いつもは、患者さんたちが好きに使っている、ホールの中にある8畳ほどの畳の部屋が、今から私たちナースのステージになるのだ。ホールには、ステージを見やすいようにイスが並べられ、すでに患者さんたちが座らされていた。

ビックリさせるも何も、何かがあるのは、明白だったが……。

「フフフ。おばあちゃんたち、何にも知らないで座ってるわ……」

婦長さんが、ほくそ笑む。

そうだろうか？　患者さんの中には、早くも、

「ハメハメハ〜」

と、歌い出す人がいる。連日、ナース・ステーションからもれる曲を聴いて、覚えちゃったらしい。とっくに、バレてる気がするけど……。

「せ――のッ」

婦長さんの合図で、テープが入る。スピーカーから、あふれる音楽は、

♪その名も偉大な、ハメハメハ～

大音量にあっけにとられる患者さんの前に、先頭きって婦長さんのチア・ガール・イン・ハワイアンが、飛び出していった。

「ハメハメハ、イエ～イ」

アドリブで叫ぶ。

練習以上にノリノリだ。Tシャツの上に着けた乳バンドを揺らし、腰を揺すり、誰よりも、足を上げる。

（わ、若い……）

私より40歳も年上のクセに、このダンシング・クイ―ンぶりは、すごい。そして恐い。

「岸さん。もっと腰入れて！　こうよッ」

婦長さん、その腰、心臓に悪い……。

「私たちも、がんばろうよ⁉」

先輩ナースたちも、負けじとノリノリになる。

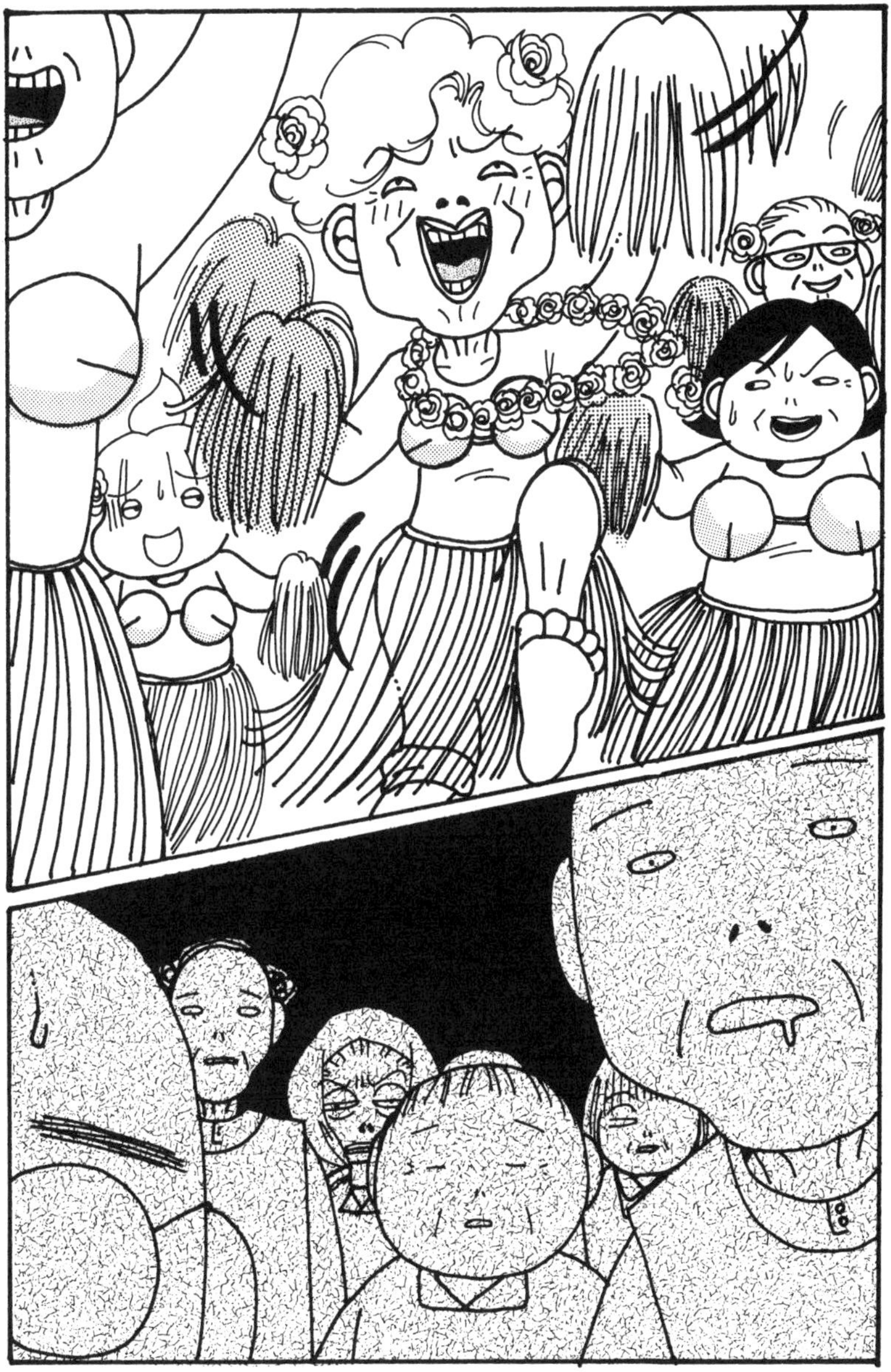

ナースたちのハメハメハ大王は、エンドレスに盛り上がった。

患者さんたちを、置き去りにして。

「みんな、ついて来いよ――?」

しかし、返事はない。目が点になっている。

だが、もう止まらない。誰も、婦長さんを止められないのだ。ごめんっ。


敬老の日、老人病棟で誰よりもしあわせだったのは婦長さんだ、と思う。

婦長さん、63歳。敬老の日のプレゼントをもらう資格は充分ある。

あげたつもりが、もらってしまった。

患者さん、見てくれてありがとう……。

「次はクリスマス会ね。何をやろうかしら?」

婦長さんの目は、また輝きはじめる。

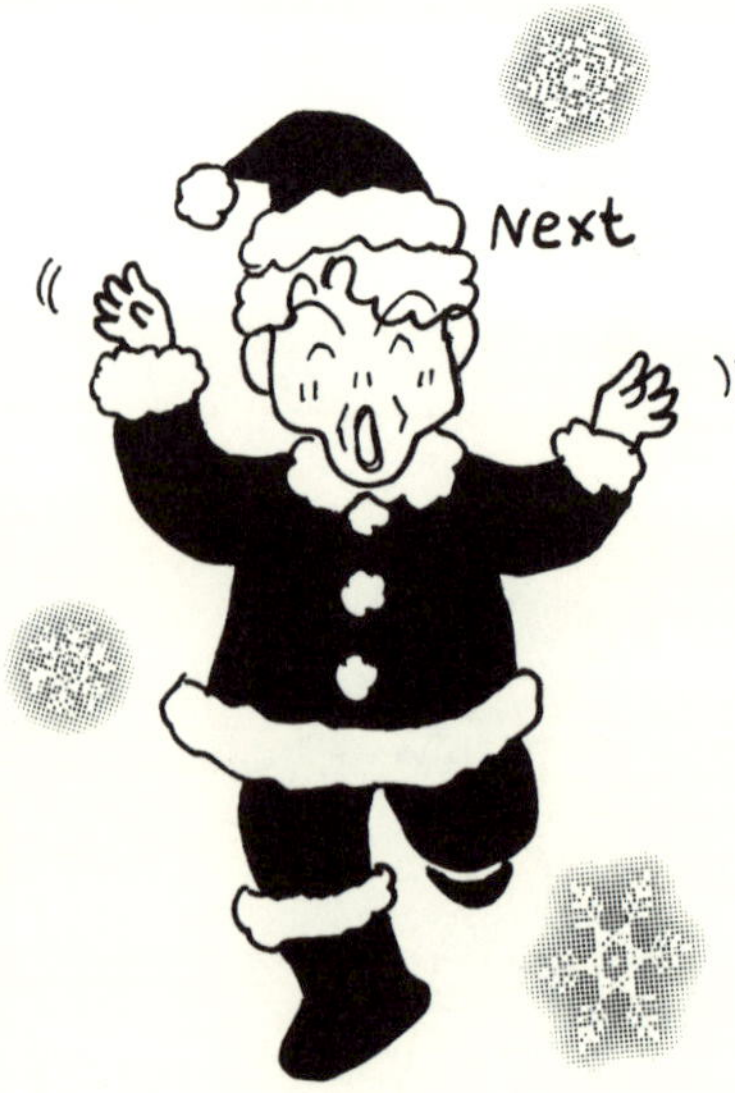

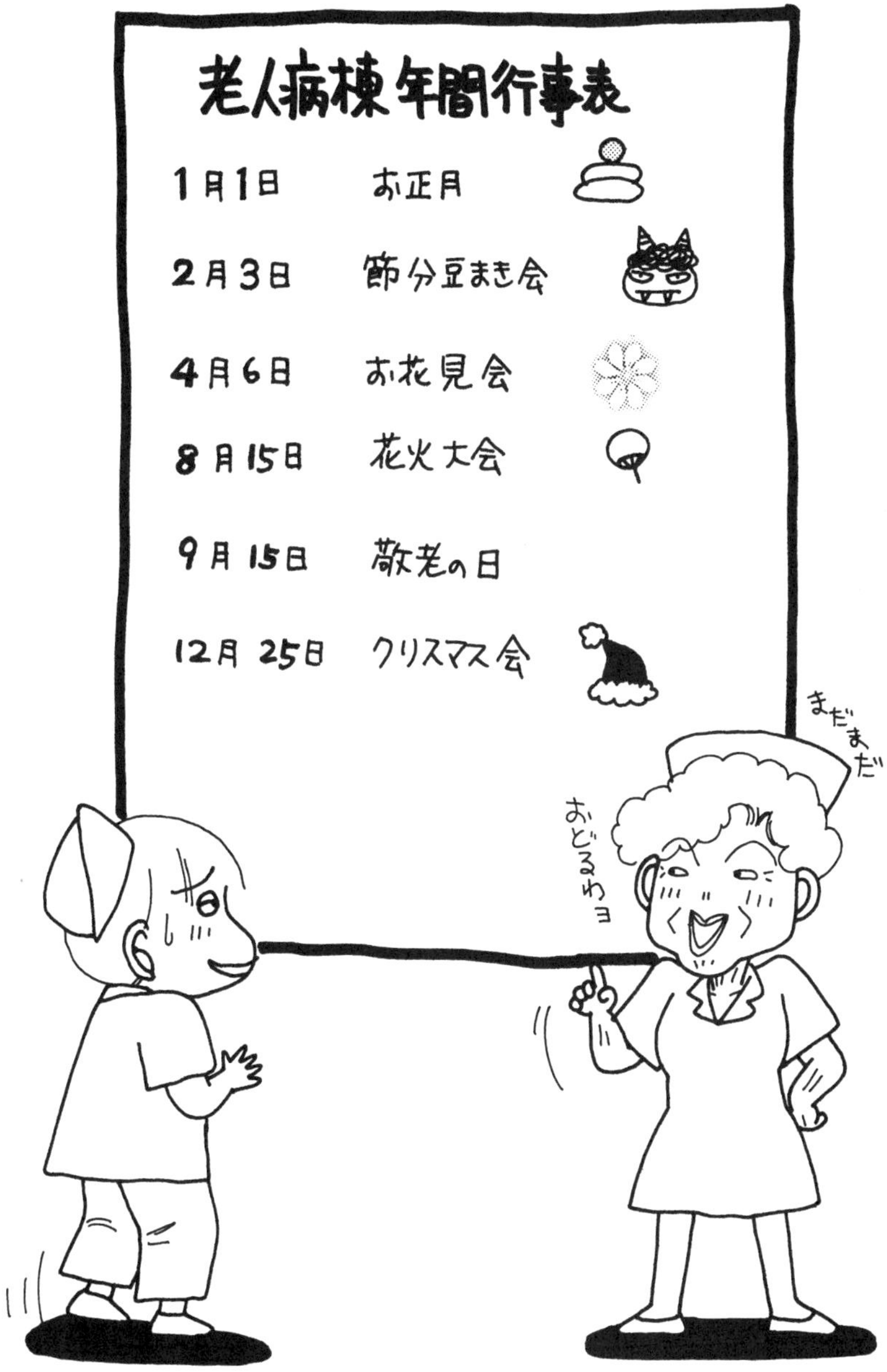

老人病棟年間行事表
1月1日 お正月
2月3日 節分豆まき会
4月6日 お花見会
8月15日 花火大会
9月15日 敬老の日
12月25日 クリスマス会
まだまだ
おどるわヨ

愛のムチ打ち

（何で、こんなこともわかんないんだろう？）

老人病棟に来て以来、何回こう思っただろうか。今日も、

「茂一《しげいち》さん、これはオムツなんだからね？　手ぬぐいじゃないんだからね？」

谷茂一さんが、またオムツを首に巻いている。しかも、誰かの尿で汚れた使用済みのものをだ。かわいているから、まだいいようなものの、臭くないのだろうか？

「ふぅーん」

当の茂一さんは、まるで他人事のように、感心している。あなたのことを、言ってるんですけど？　わかって、ませんよね。

（……疲れた）

これで何回目だろうか？　何度言っても、わかってもらえたためしがない。

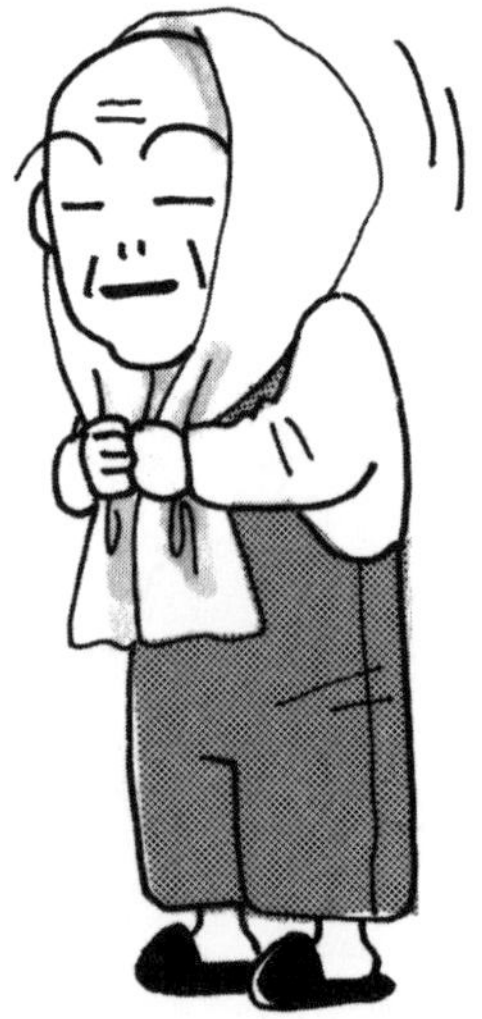

（……不毛だ）

と、ポーズしている場合じゃない。廊下のすみで、人知れず、着けているオムツをはずそうとする患者さんがいる。

「竹下さんッ」

この人は、最近入院した脳血管性認知症の患者さんだ。尿失禁が多く、ついにオムツ使用の人となった。それが、納得いかないらしく、始終オムツをはずそうとがんばっている。

（ヤバイッ）

私は必死で竹下さんのもとへ走った。急いで、手をとる。そのまま、トイレへ直行だ。

「おしっこが出そうなの？」

しかし、返事より早く、竹下さんは放出してしまった。たちまち廊下は大洪水だ。

「アラ、アラアラ、まぁ」

本人も驚いているらしい。なんとか止めようとしてか、内股になるが、もうどうにも止まらない……。

「あーあ。どうすんのよ。これ……」

つい、声がとんがってしまう。

どうするも、こうするも、私が掃除するしかないのである。トホホ……。

「すみません……」

竹下さんの症状は、いわゆるまだらボケというヤツで、性格はとっても温和でいいおばあちゃんなのだ。ただ物忘れがひどく、尿失禁が一番の問題だった。

「すみません、本当に……」

竹下さんは、申しわけなさそうに顔を下げ、そのまま体も下げた。

「⁉」

自分で、自分の不始末の後片づけをしようとしているらしい。放出した尿を、集めようと……。

「それ、素手——⁉」

素手で、尿をかき集めるなんて、勘弁して下さい。私はタッチの差で、竹下さんの両手をつかんで、バンザイさせる。

「大丈夫。あとは私が、やりますから」

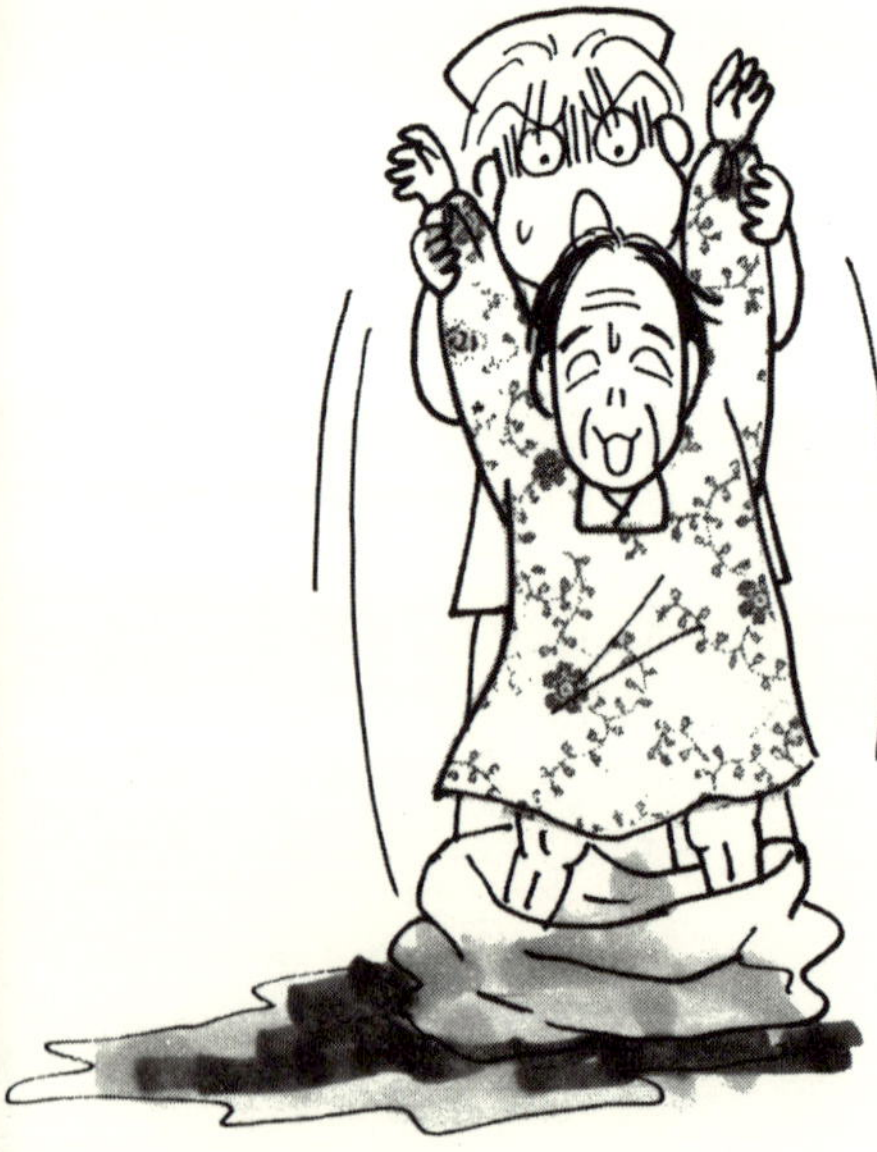

「でもぉ。人様にご迷惑をかけるなんて」

「いいんですッ。これが仕事ですから」

ヤレヤレ、わかったようなわかんないような患者さんの相手も、疲れるのだ。なんとか説得して(?)、失禁の後始末を、させてもらえるようになった。

「とりあえず、失禁したところにぞうきんを敷いちゃお。尿を吸わせてから、洗剤つけたモップでふけば……どわ――――?」

やってるそばから、患者さんたちが集まってくる。単なるやじ馬ならまだしも、その中の1人がぞうきんをはがしにかかった。

「茂一さん⁉」

そのままたっぷり尿を含んだぞうきんを、オムツ同様にいつもの要領で、首に、

「ベチャッ」

不吉な音がした。

「……おや、重いのう?」

おおい、じーちゃん。尿が汚ないことはわからないけど、重さはわかるのかい?

ブチッ。何かが、キレた。

「茂一さん、何すんのッ」

これまでガマンしてたことが、一挙に吹き出た感じだ。患者さんを、怒鳴ったことも初めてだが、同時に、

「バッチ――――ン」

手を出してしまった。

初めて、患者さんをたたいたのだ。

(……うそ)

それは、ナースとしてやってはいけないこと、というよりも、やるハズのないことだった。

だけど、ついに患者さんをたたいたのだ。他の先輩ナースたちと、同じように。

老人病棟に来て、驚いたことはたくさんある。

中でも、衝撃だったのは、ナースたちが日常茶飯事として、患者さんたちをたたくことだ。もちろん、理由はある。

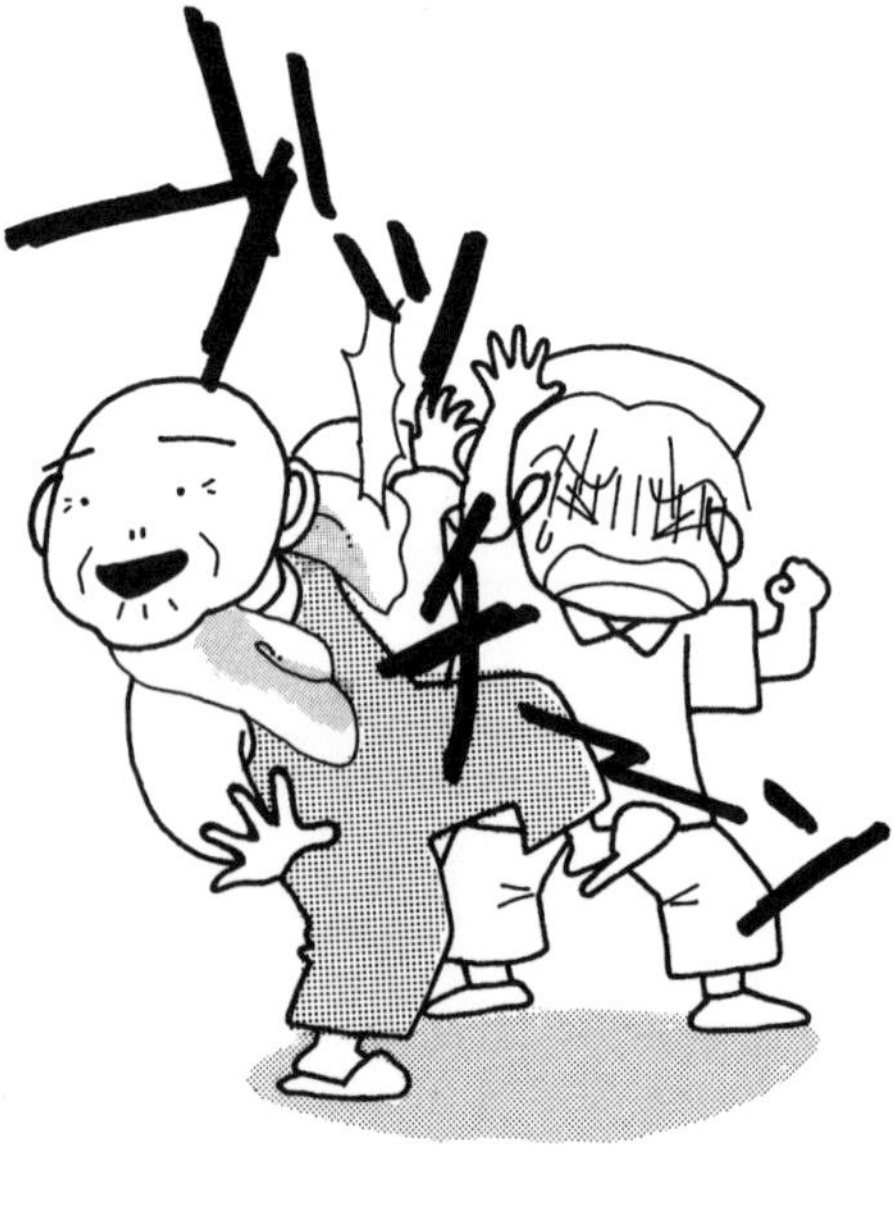

「服を着ますよ。ハイ、右手出して、ちがう、右手だってば」

ペチッ。

軽く右手をたたくと、反射のように右手を出す患者さん。

「もう。だめでしょう⁉」

パチンッ。

してはいけないことをしたときに、たたかれる患者さん。まるで、母親が子供をたたくようなニュアンスだったが、

（そこまでしなくても……）

見ているのがつらかった。自分だけはやるまいと思っていた。だけど、今日、ついにやってしまったのだ。

「患者さんには、言ってもわかんない人が多いから、たたかざるをえないのよね」

「認知症の人って、子供と同じなのよ。言ってもわかんない時は、たたいてでも、言うことを聞かせなきゃ。愛のムチと同じよ」

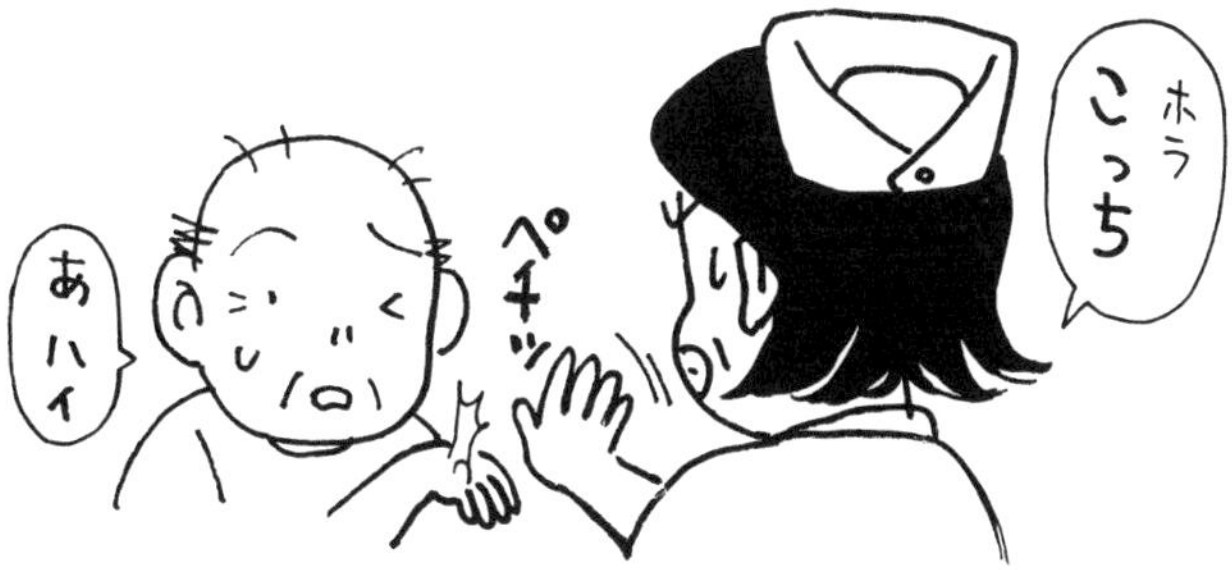

「そりゃあ、一般病棟の患者さんをたたいたら、大事件だけど、ここはねぇ。患者さんたちだって、たたかれてもスグ忘れてくれるし、気にしてたら仕事になんないわよ」

先輩ナースたちは、たたかざるをえない状況を話してくれた。その通りかもしれない。たたきたくないけど、仕方のない時だってあるのだ。私自身を納得させる。

「中井さん、どうしてそんなことするの?」

口といっしょに、もう手が出ている。一度たたいてからは、もうためらわなくなっていた。

「茂一さん、だめでしょう⁉」

いつものように汚れたオムツを、首に巻こうとする茂一さんに、いつものように手を振りあげた。その下には、いつもと同じくビクッと、身をすくめる茂一さんがいた。たたかれるのを覚悟で、身がまえている、無防備な姿だった。ふいに、

(なぜ、逃げないいんだろう?)

と思った。

たたいても、一度もたたき返さないのはなぜだろう、とも思った。そしたら、急にものすごく悪いことをしているような気がして、たまらなくなった。

（茂一さんは、たたき返さないのに）

無抵抗な、小さな子供みたいな人を、私は一方的にたたくのか？　何のために？　言ってもわからない人に、教えるために？　これは愛のムチなのか？

ちがうと思った。私は、止めさせるためにたたくことはあっても、教えるつもりなんかなかった。言ってもわからない人にイラついて、感情をぶつけていただけなのだ。これは、愛じゃなくて、ただの罰だ。

「…………」

いつまでたってもパンチが来ないので、茂一さんは体の緊張をゆるめ、探るように上目使いに私を見た。しかし、おびえたような目は一瞬だけで、すぐにいつもの、ひょうひょうとした表情で、ニンマリと笑ってくれた。

（かわいいなぁ……）

ほのぼのとした気持ちが、胸にあふれてきた。老人病棟で、一番うれしいのは、こんな笑顔の患者さんを見たときだ。こっちのミスや心の狭さから患者さんにしてしまった悪業を、すぐ忘れるという認知症特有の心の広さで、いつも水に流して、笑ってくれる。何度言っても、わかってくれないけど、何度（ミスを）やっても、許してくれる。

一般病棟ではありえない、一度こわれかけた（嫌われかけた）ナースと患者の関係も、何度でもやりなおせる。

そこが、いい。

「こらっ。茂一さんッ」

パチンッ。

やっぱりまた、たたいてしまいました。だってこの人、今度は大便のついたオムツを首に……。

たたくのは、よくないけど、そこに愛があれば……。

私、茂一さんのこと、好きだもん。

愛があれば、大丈夫、だよね？

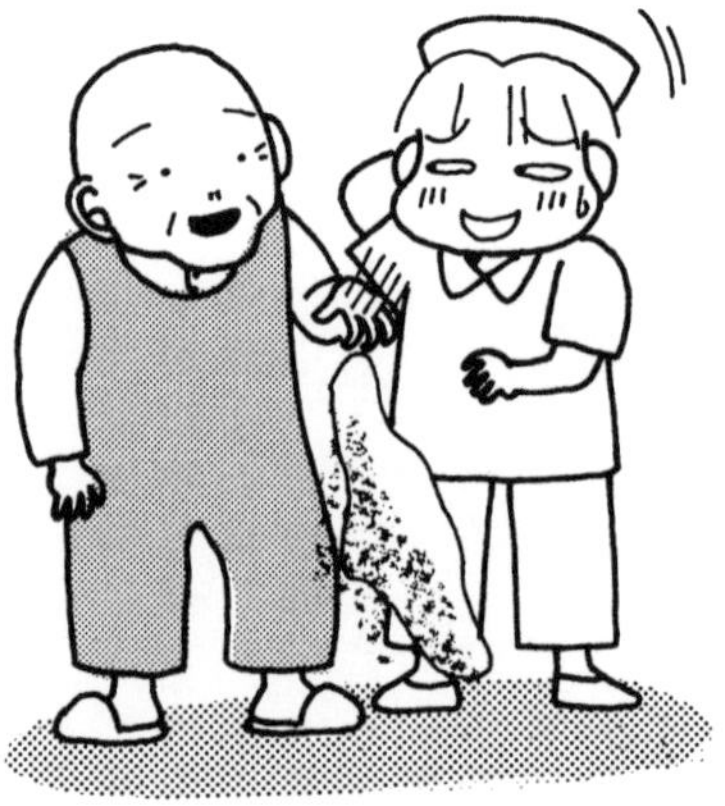

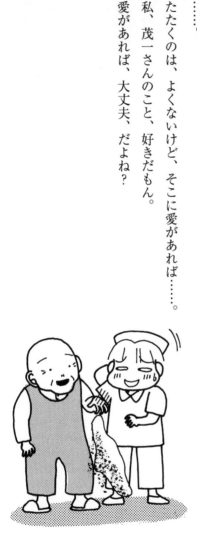

怪盗、ノノちゃん

とっても、かわいいおばあちゃんがいた。

おそらく、これまで見たおばあちゃんの中で、№1ではないだろうか。

これ以上ないくらい、まんまるな顔。白髪。レーズンほどの大きさの目。頬は、小さなまんじゅうを、くっつけたように盛りあがり、口は、巾着《きんちゃく》の口をギュッとしぼったようなシワの中心にちょこんとあった。

（私もこんな顔に老けたい）

更に、身長は年のせいで縮んだらしく、140センチという、コンパクトサイズ。背中の曲がり具合も、過不足なく、文句のつけようのないおばあちゃんぶりだ。

「おばあちゃん、名前は？」

「ハイ、野々村です……」

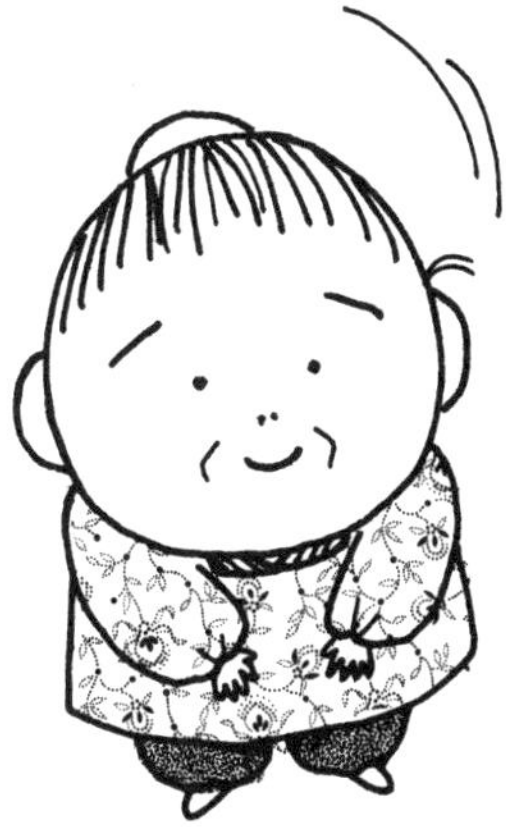

ちょこんと、おじぎをしてくれた。そのしぐさは、まるでハムスターだ。声も高音で、かわいい。

「私は、今日からここに来た看護婦です。よろしくお願いします」

私があいさつすると、野々村さんは目を細めて、

「あらぁ。こちらこそ」

と、笑った。

笑顔もかわいいっ。

(認知症の病棟だけど、しっかりした人もいるじゃない)

しかし、それは甘かった。


「あの人の顔に、だまされちゃダメよ」

先輩ナースが言った。私には意味がわからなかった。

「野々村さんね、私たちは通称ノノちゃんって呼んでるんだけど、あの人あれで……」

話の途中で、先輩ナースが目くばせした。

「ほら、あれ……」

目線の先には、ノノちゃんがいた。彼女は、食堂のホールで、ボンヤリとイスに座っている他のおばあちゃんの後ろにしのびより、ソーッとその首に巻いたタオルに手を伸ばした。そのまま、

パッと。

まるで手品のように、タオルを盗ったノノちゃんは、それを素速く自分の首に巻いた。そして、何くわぬ顔でまわれ右、今度は反対側のおじいちゃんの足元に、しゃがみ込む。

「おじいさん、スリッパを見てあげよう」

ノノちゃんの親切めいた言い方に、

「ありがとう」

と、理由もわからずおじいちゃんは、ニコニコとスリッパを脱ぐ。それを即、懐《ふところ》にしまうノノちゃんの手際のいいこと……。

（まさに熟練の技⁉）

でも、この技って……。

「野々村さんが入院して、もう10年だけど、入院のきっかけもあの盗癖のせいなのよ」

先輩ナースは、ため息をついた。認知症が進むにつれ、近所の家からあれこれ盗んでくるノノちゃんに、困った家族は入院させるしかなかったらしい。

「日常生活とかは、普通にやれるんだけど、アレのせいで退院できないのよねェ」

ひと口に認知症といっても、ボケ方は千差万別だ。

「認知症の治療薬はいろいろあるけど、アレにつける薬はないし……」

たしかに、盗癖を治す薬ってないもんなぁ。寝グセなら、ムースで直るけど、そういうもんじゃないし。

だから、10年、ノノちゃんは入院し続けているのだ。


さて、せっかくだから、私はノノちゃんを観察することにした。

以下、ノノちゃんの一日である。

ノノちゃんの朝は早い。ただでさえ、6時30分起床、病院の朝は早いのだが、ノノちゃんはそれより30分は早く起きる。起きてまず、
パン、パンッ。

太陽に向かって柏《かしわ》手《で》を打つ。そして、

「天皇陛下、バンザーイ」

大声で叫ぶ。叫びつつ、全病室を巡回する。

これが毎朝である。当然、寝ている患者さんは、たまらない。

「うるせえ、ババア。寝られねぇじゃないかッ。だまりやがれ」

と、怒鳴る。

しかし、ノノちゃんは平気だ。どうやら、こういう時だけは耳が遠くなるらしい。便利な耳だ。うらやましい。

7時〜8時、ナースたちが朝食準備などで忙しくしてるのをいいことに、ノノちゃんは病棟中を歩き回り、二倍にふくれて食堂ホールに現われる。

「ノノちゃん、ちょっといいかな?」

声をかけつつ後ろに回り、両脇に手を入れ、持ち上げた。そして前後に振ってみる。

バラバラバラッ。

着ぶくれした服の中から落ちたのは、スリッパ5足、タオル3枚、ハブラシ3本、メガ

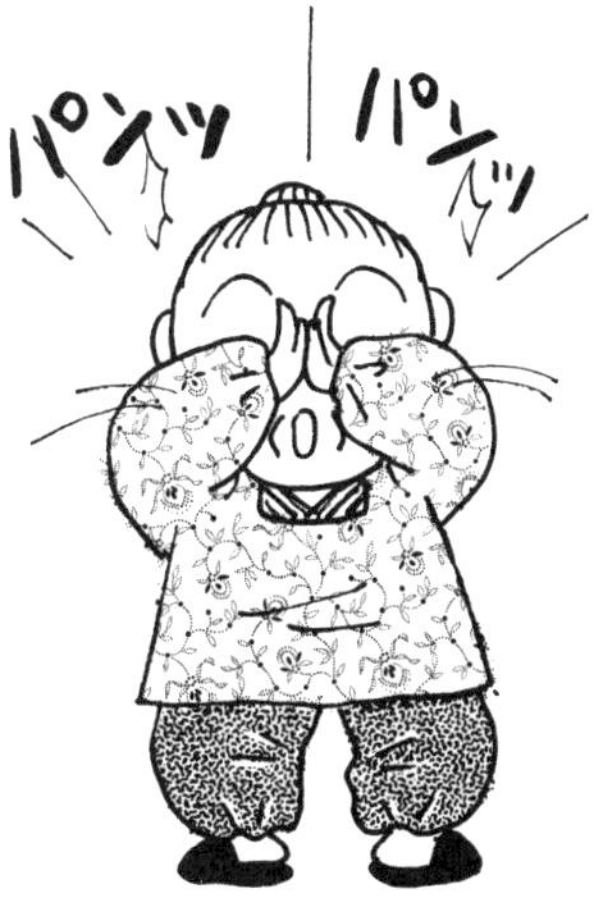

ネ1コ……。手当たり次第だ。よくもこんなに、つめ込んだなあ。

「これは何？　どこから持ってきたの？」

わかっているが、一応聞いてみる。するとノノちゃんは、丸い目を更にまんまるくする。

「まあぁぁ。いつの間に……？」

心底驚いたように、声を上げる。まるで、タオルやスリッパが、知らない間に自分の懐に入ってきたかのようだ……。超能力ばばあ、ノノちゃん⁉

「野々村さんが、盗ったんじゃないの？」

思い切って、問い詰める。だけどノノちゃんは、きょとんとして、

「イイエ、知りません」

続けて、

「人を泥棒あつかいしてエッ」

と、怒鳴り出し、

「うわぁぁ――――ん」

子供のように大声で泣きはじめた。だが、声は出てても、涙は出てない。松田聖子？

（負けた……）

私が引き下がると、ノノちゃんは何事もなかったように朝食を食べはじめる。ヤレヤレ。

食後、ノノちゃんも休息。

ソファーで昼寝ならぬ、朝寝をするノノちゃんの寝顔は、愛くるしい。

午後に入り、患者さんの1人に面会があった。娘さんの手作り弁当を、ほおばる患者さん。その後ろに、ススズッとノノちゃんが忍びよる。そして、いつもの早技でパッと、患者さんが食べようとしていた卵焼きを盗った。そして、食った。モゴモゴモゴ……。

あっけにとられる、患者さんと家族。

そのスキに、二つ目をゲットしようとするノノちゃん。

あわてて止めに入る私たち、ナース。

「すぐ観察室に入れてッ。隔離しなさい」

婦長さんの命令で、ノノちゃんは錠のかかるナース・ステーションの隣の個室へ入れられた。

「面会の人が帰るまで、入ってなさい」

婦長さんのお達しに、ノノちゃんは、

「出してぇ。何も悪いことしてないのに牢屋《ろうや》に入れたぁ。わぁ――――ん」

と、泣いた。ノノちゃんにとって盗ることは、悪ではないのだ。そもそも、盗んでいるという自覚もないかもしれない。

ひとしきり泣いて暴れたノノちゃんは、やがてあきらめたのか静かになった。

(反省してるのかな?)

もちろん、そんなハズはない。ノノちゃんは、キョロキョロと周りに誰もいないのを確かめると、おもむろに個室のベッドのシーツをはずしはじめた。それを、丸めてギューッと、無理やり懐に押し込む。

(あんな大きな布が、入るんだろうか?)

私の心配をよそに、ノノちゃんの小さな懐いっぱいに、シーツは無事収まった。

(すごい、収納名人)

ノノちゃんの隠れた技、またまた発見だ。

夕食前、ナースは再び忙しくなる。気がつくと、オムツ交換のため畳《たたみ》の部屋に上がったとき、脱いだはずのナース・シューズが、ない。

「!? なんで?」

キョロキョロ探す私の前を、ノノちゃんが横切った。

（ノノちゃんを見たら泥棒と思え）

先入観はよくないと思いつつ、背に腹はかえられない。

私はノノちゃんを家《や》探しする。懐からは、例によってスリッパ、タオルがゴロゴロと。

しかし、シューズがない⁉

「ったく、人を泥棒あつかいして……」

ノノちゃんは、ご立腹だ。スリッパやタオルは盗ってたくせに、と思いつつ、一応ごめんと、頭を下げた。

目に入ったのは、ノノちゃんの足。

しっかり、ナース・シューズをはいていた。

ガックリ、もう負けるわ。

そして、夕食。患者さんの1人が困っていた。

「入れ歯がなくなって、食べられません」

ついさっき、顔を洗っている間だけ、はずして置いていたら、なくなったという。

（まさか……）

と思いつつ言ってみる。

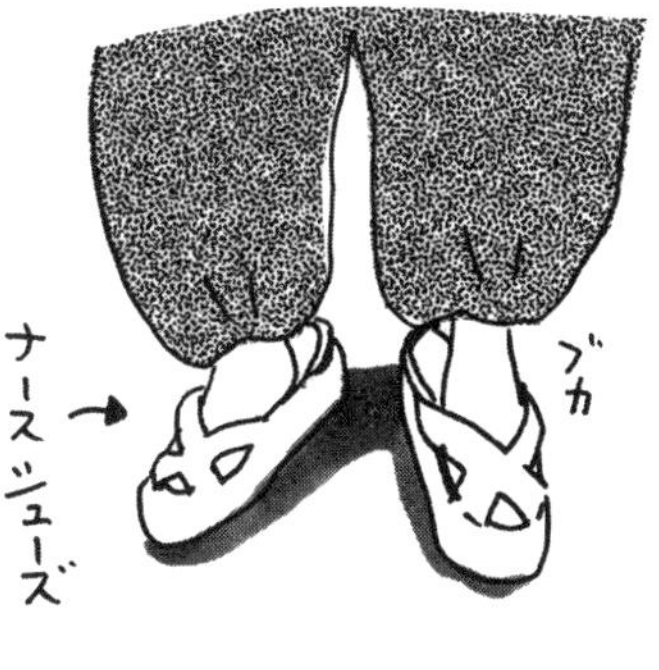

「野々村さん、ニーッて笑ってみて?」
ノノちゃんは笑ってくれた。
口の中には、上、中、下、と3段の歯が並んでいた。
真ん中のは、明らかにデカく、サイズが合ってない。
「野々村さんッ」
こんなもんまで盗らなくても……(そして口に入れなくても)。
夜、消灯時間になった。
ノノちゃんも、大人しくベッドに入っている。
そのふとんのふくらみが、他の患者さんより大きい。
(何で?)
不思議に思って、確かめに行く。謎はすぐ解けた。
となりの患者さんのふとんを盗って、自分が2枚かけてるのだ。
もう、力が抜ける。ひざが笑う。
この人にはかなわない。

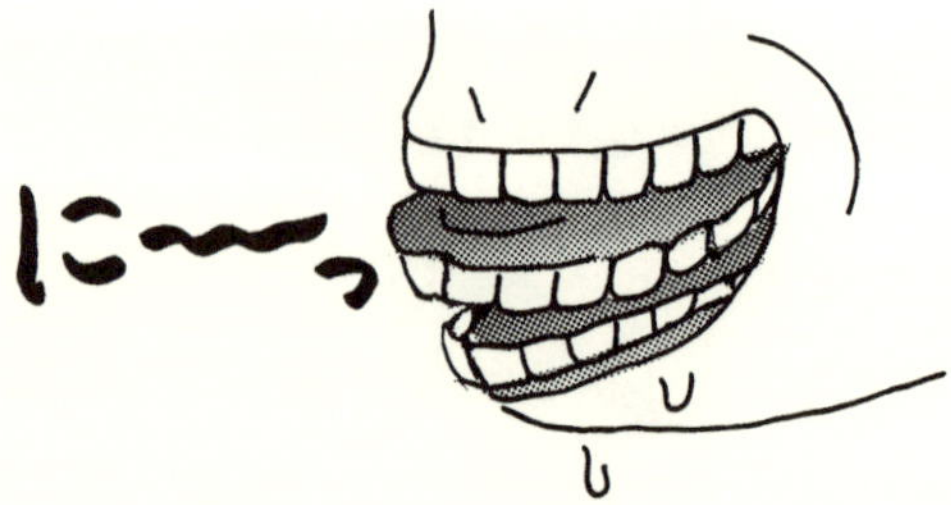

若い頃、ノノちゃんは学校の先生だった。しっかりした、厳しい人だったらしい。物を盗むなんて、とんでもないと思ってただろう。

「そういう人が、何でこんな風にボケちゃうのかねェ」

先輩ナースが、ため息まじりに言う。だけど、認知症の箇所は選べないのだから、仕方がない。ならば、このボケ方も一つの個性だ。そして、私はこのノノちゃんの個性、けっこう好きだ。老人病棟には、私物はほとんど存在しない。スリッパも、タオルも、病棟の《みんな》ものなんだし、この中なら、罪にもならない。

今日もノノちゃんは、着ぶくれている。懐に入れたタオルやスリッパにもあきたらず、新たな獲物を求め続ける。その時の、老人とは思えない素速い動きは、特技とも言える。

この個性、育てていいのか……？

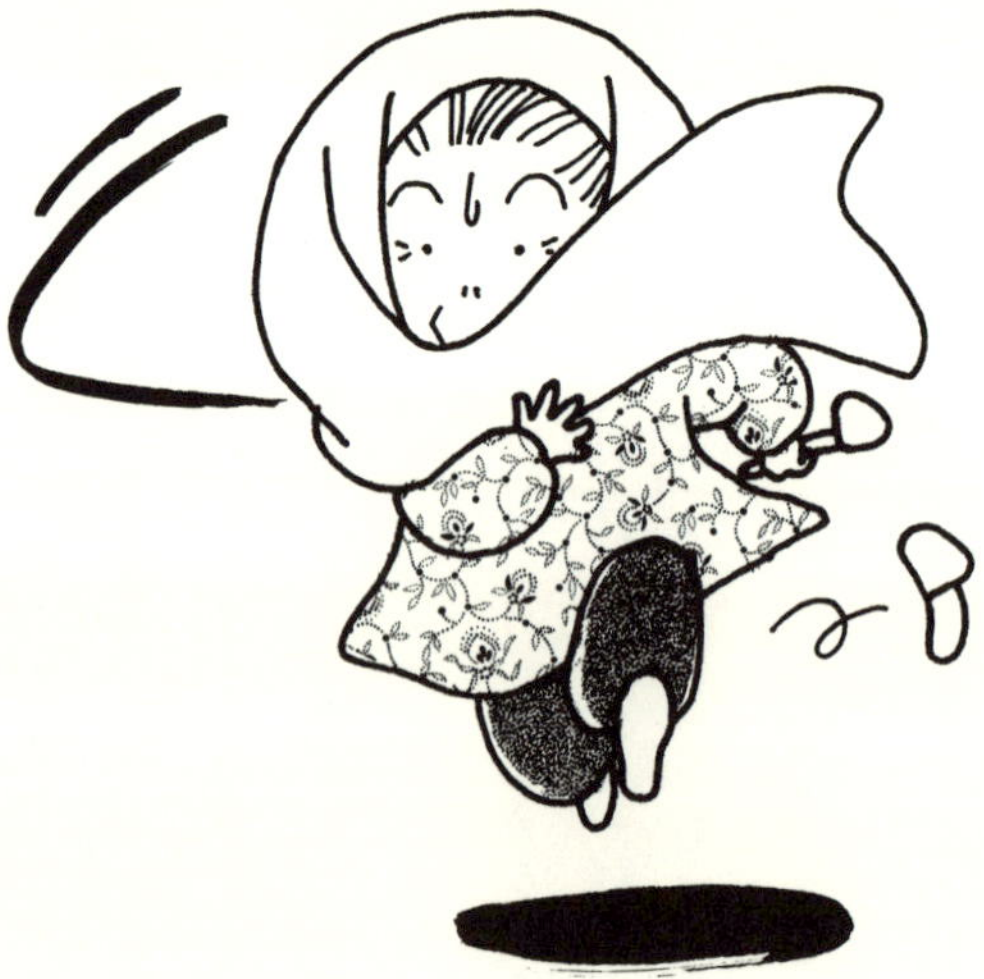

ノノちゃんの輪《ループ》

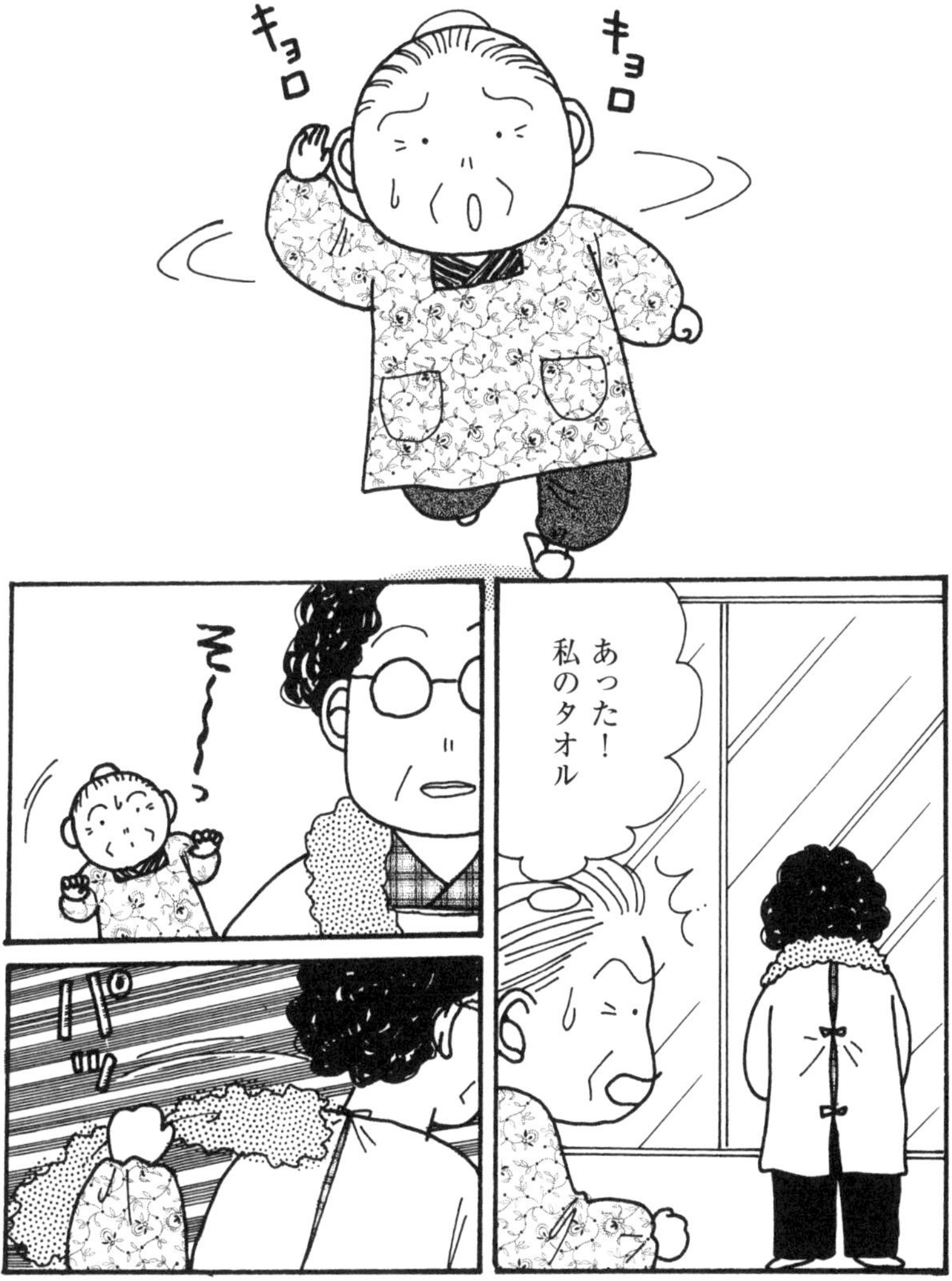

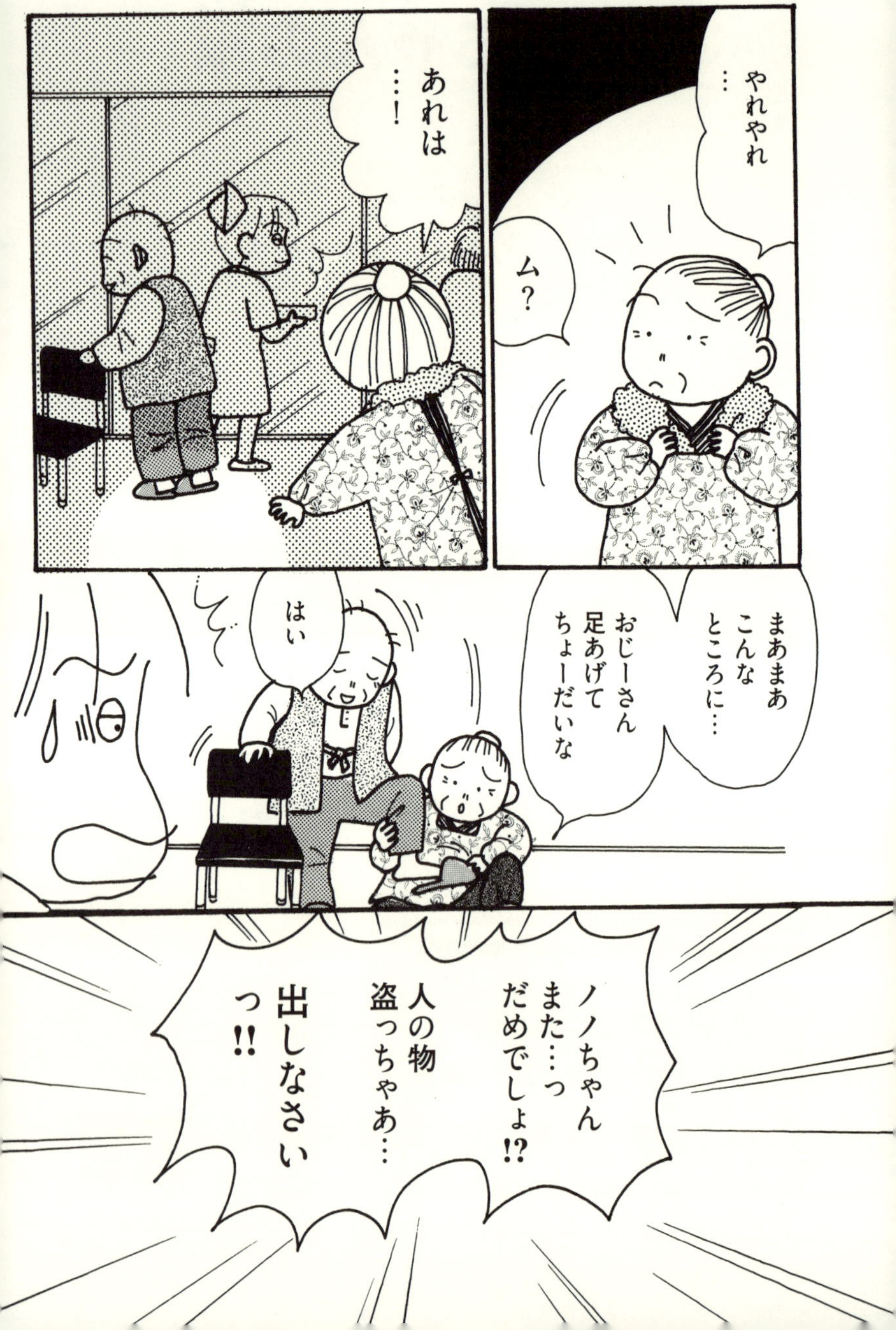
やれやれ…
ム?
あれは…!
まあまあこんなところに…
おじーさん足あげてちょーだいな
はい
ノノちゃんまた…っだめでしょ!?
人の物盗っちゃあ…
出しなさいっ!!

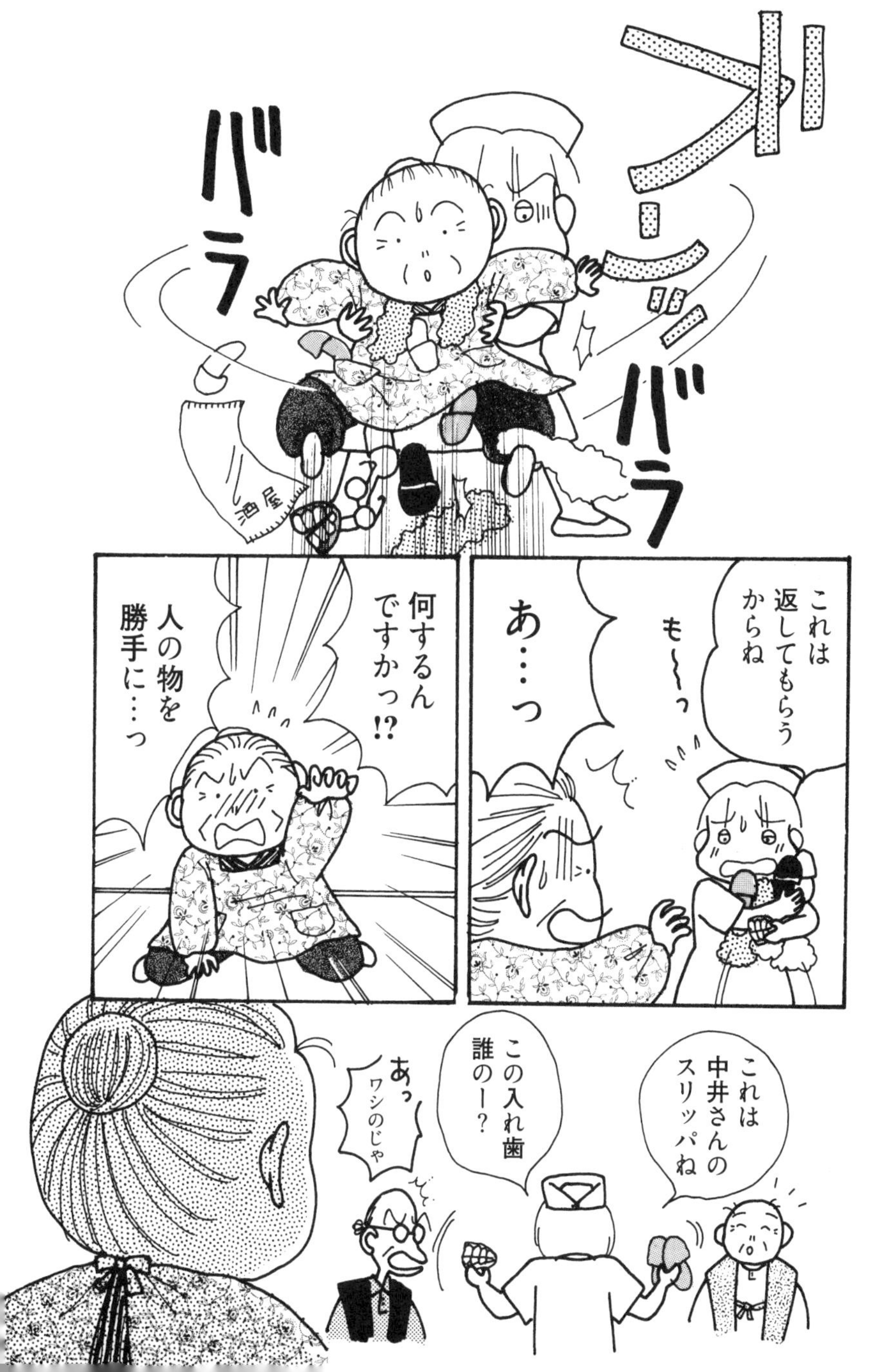
バラ
バラ
これは返してもらうからね
も〜っ
あ…っ
何するんですかっ!?
人の物を勝手に…っ
これは中井さんのスリッパね
この入れ歯誰のー?
あっ ワシのじゃ

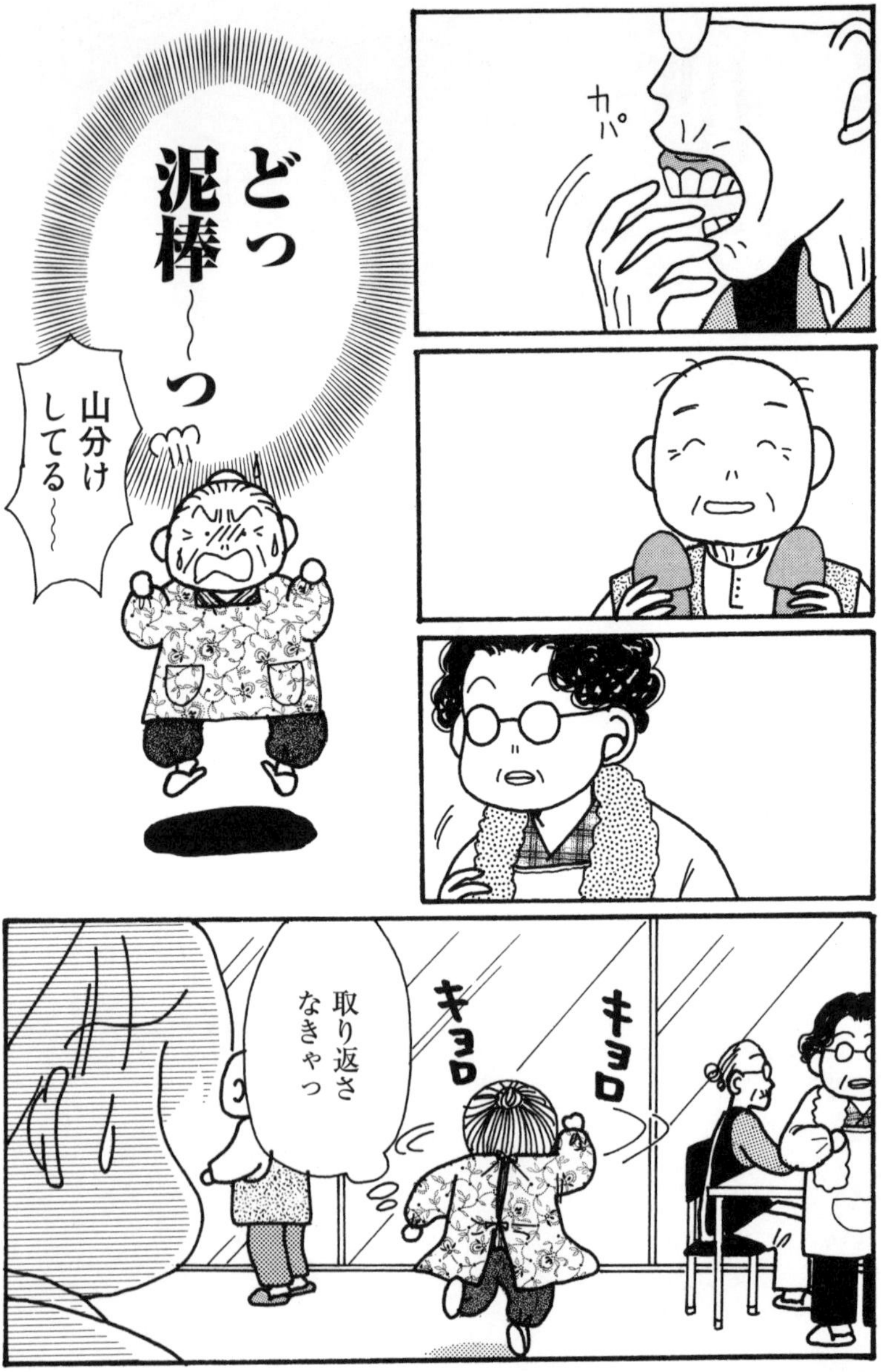

カパ
どっ泥棒〜〜っ
山分けしてる〜〜
キョロ
キョロ
取り返さなきゃっ

155ページに戻る➡

そのままのキミが好き

ここに来て2カ月……。

私は、とまどっていた。

「南原さんの家の子供っていくつになった？」

「となりの高木さんがねぇ」

「ダンナったら昨夜……」

先輩ナースたちは、一番若い人でも35歳だ。

今日も子供と、夫と、近所の噂話に花が咲く。この病棟ではナース同士、患者さんのことをほとんど話さない。

ナースらしい話題。患者さんの症状や治療方針、看護の問題点なんかがいっさい話題にならないのだ。

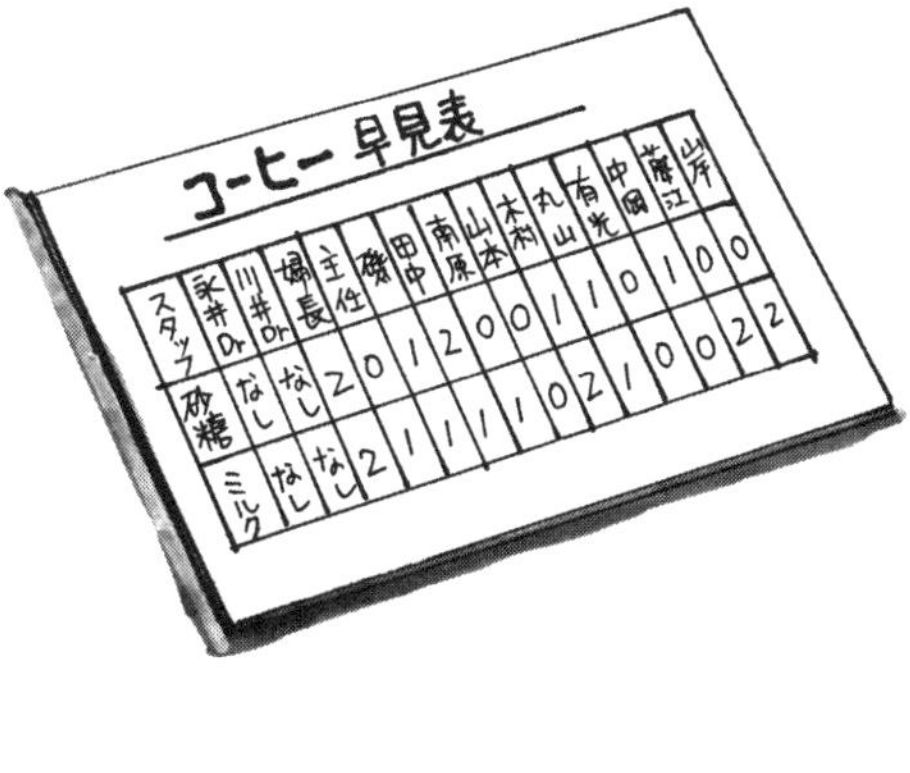

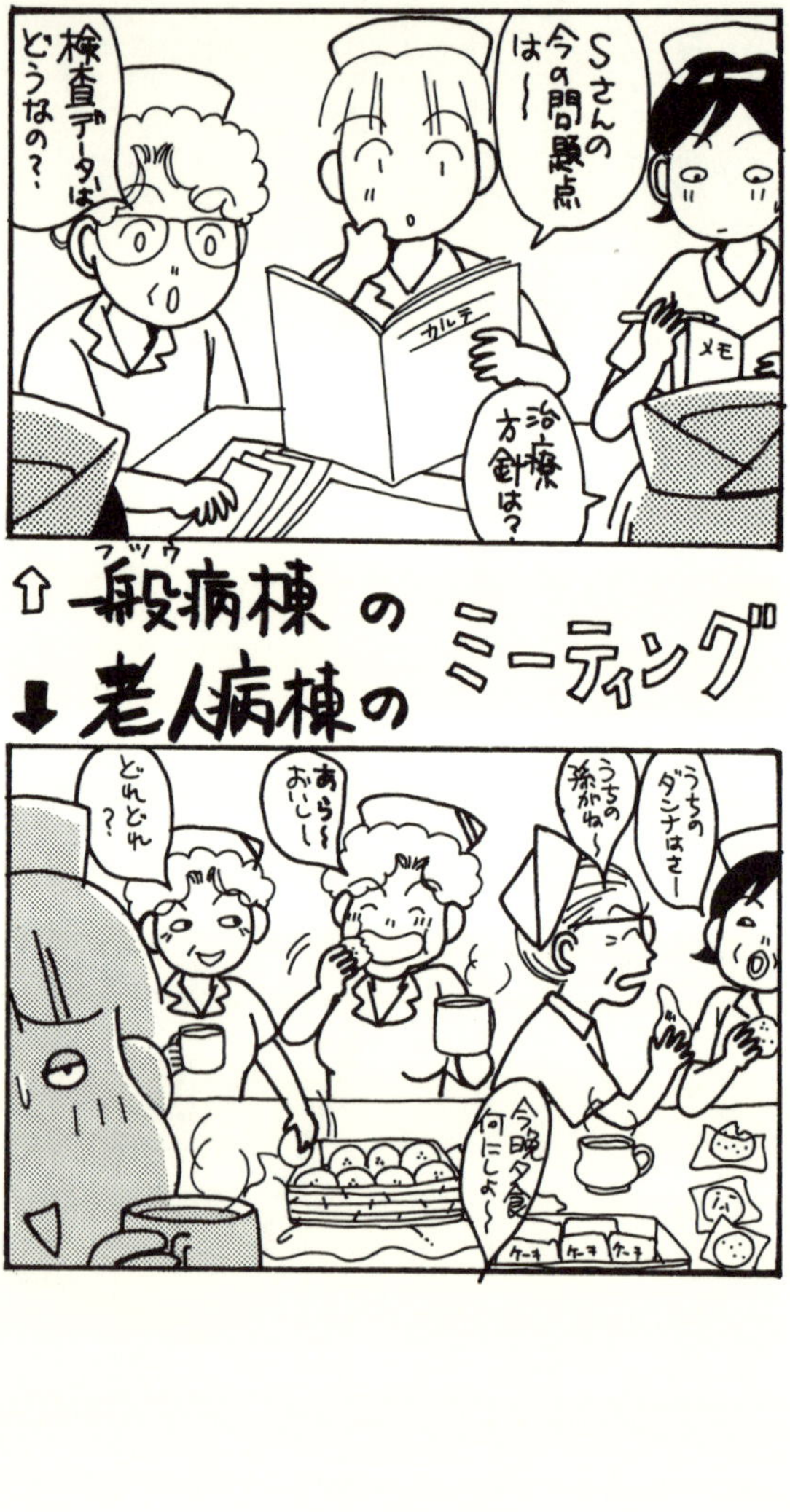
Sさんの今の問題点は〜
検査データはどうなの？
カルテ
メモ
治療方針は？
一般《フツウ》病棟の
老人病棟の
ミーティング
うちのダンナはさー
うちの孫がね〜
あら〜おいしい
どれどれ？
今晩夕食何にしよ〜
ケーキ
ケーキ
ケーキ

「コレ、おいしいわね〜〜〜。アラ、林田さんのさし入れ？」

昼休み、ナースの1人が林田ナースの自家製の漬け物をほめた。

「ホント、コクがあって、うちのは、こんなにうまく漬からないわ。何かコツでもあるの？」

「コレはね、隠し味にシソを使って……」

看護の問題点は話題にならないが、漬け物の問題点には、みんな熱心に耳をかたむける。

メモまでとるナースもいた。

（こんなんでいいんだろうか……？）

けれど、新参者の私は、ただ黙って、見てるしかなかった。

そんなある日、磯《いそ》さんが入ってきたのだ。


「磯恵子です。よろしくね」

彼女はこれまで、都会の国立病院で働いてきた、バリバリナースであった。35歳と聞いて、ちょっとガッカリした。

（どーせなら、もう少し若い、せめて20代の人だったら話が合ったのに……）

しかし、磯さんは他の30代のナースとはなぜか距離を置き、私の方に積極的に話しかけてくれた。

「すぐわかっちゃうことだから言うけど、私離婚して、実家に帰ったのよ。子供もいないし、この際病院も新しいところで再出発しようと、ここに来たんだけど」

なんて、プライベートなことまで、いきなりだ。いいのかな？

「だけど、ひどすぎるわね、この病院……。岸さんも、そう思ってるでしょ？　そりゃあそうよね、学校卒業したばっかりだもんねェ。許せないでしょ？　わかるわぁ」

「はあ？」

わかるって、何が？

私を置き去りにしたまま、磯さんはグイグイと話を進める。

「でもねっ。私が来たからには、もう大丈夫！　私たち2人で、この病棟に革命を起こすのよッ」

って磯さん、〝ベルサイユのばら〟じゃないんだから。

今日就職したばっかりの病棟でマジですか？

「題して、棟内革命！」

……どこかで聞いたなぁ。

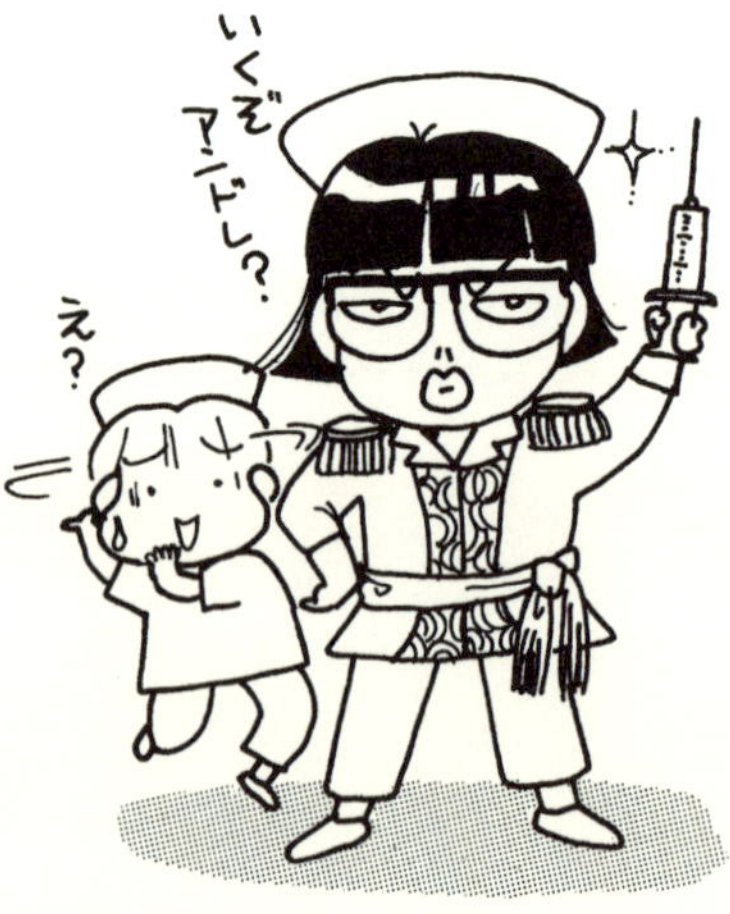

「まず、寝たきりが多すぎます。ちょっとカゼをひいたぐらいでも、老人というのは、そのまま寝たきりになりがちよ。それを、早期離床させるのが、ナースの仕事でしょ？　それを、なまけてるんじゃないでしょーか？」

その通りだった。

「でも、いろいろ忙しくて……」

先輩ナースの言いワケを、

「でも、こうして10時と3時の休憩に、30分もナース全員でお茶を飲む時間はあるわけですね？」

一同、言葉につまる。痛いところをつかれた、というヤツだ。

「なので、ナースの休憩時間を短くしてでも、その分患者さんたちに散歩をさせることを、提案します。ちょうど春先ですし、中庭を30分開放して、毎日ナースがつきそって、歩けない人は、歩行器や車イスでも外に出して、いい空気を吸ってもらいます。これは、機能回復訓練でもあります。患者さんたちのために、やりましょう」

すっかり、磯さんのペースだった。本音はどうでも建て前上、ナースの休憩時間を守るために、患者さんをないがしろにはできない。

（やり手だなあ）

磯さんの革命は、快調にスタートした。

午後1時になると、病棟内に行進曲が流れ出す。

♪しあわせは　歩いて来ない　だから歩いて行くんだね〜んにゃ

「今日は水前寺清子か……」

曲目のチョイスは、音楽係のナースの趣味に一任されている。ちなみに今日は、婦長さんの担当だ。

「さぁ、みんな中庭へ出て元気に歩きましょう」

磯さんは、はりきっている。テキパキと、患者さんを誘導中だ。

「岸さん、石井さんと、伊東さんをお願いね」

「ハイッ」

石井さんと、伊東さんはホールのソファーに身を沈めて、熟睡中であった。2人は入院以来、認知症が進行しオムツを着けている。自分でトイレに行かなくなってからは、一日中寝て過ごすことが多く、自然足腰の筋力が弱くなり、今では歩くことが困難になっていた。

「そういう人こそ、運動させなきゃダメなのよ。まずは車イスでいいから外に出して。徐々に歩行訓練していきましょう」

磯さんの、燃えるプランに従って、なんとか石井さんを車イスに乗せようとするが、

「うるさいっ。放っといてくれ」

突然安眠を妨害され、石井さんはキバをむく。もっとも歯がないので、歯ぐきをむくだけだったが。

「まあまあ。石井さんのためなんだから」

ほとんど無理やりに車イスに引きずり上げて、強引に中庭へ連行する。

「ひゃあ!? 何するぅ――――」

「ほうら、おじいちゃん、気持ちいいでしょー? いいお天気……」

「ま、まぶしい。暑い。ね、寝かせてくれ……」

久々に太陽の直撃を受けて、石井さんは迷惑そうに、顔をそむけた。

「まあまあ、今に慣れるから」

と、言ってみたものの、日光に焼かれて、みるみる石井さんがひからびていく気がする。

魚の天日干しみたいに、患者さんの干物ができそうだ。

(いかん。いかん。次、伊東さんをつれて出なくっちゃ)

伊東さんは、なんとか手を引けば歩ける患者さんだった。

「歩く練習しましょうね」

ホールから中庭へ、第1歩をふみ出す。

が、2歩目が出ない。

「ちょっと? 後がつかえてるんだけど」

振り返ると、車イスに乗った老人病棟の大奥様(私が勝手にそう呼んでるだけですが)、金田さんがいた。この人は脳梗塞の後遺症で車イス生活だが、認知症は軽度で、とってもしっかりしたおばあちゃんだ。

「看護婦さん、日に焼けたくないから、帽子もってきてよ。あと帰るときはちゃんと、車イスの車輪の泥を落としてよね」

なんて、ナース使いもお手のものだった。

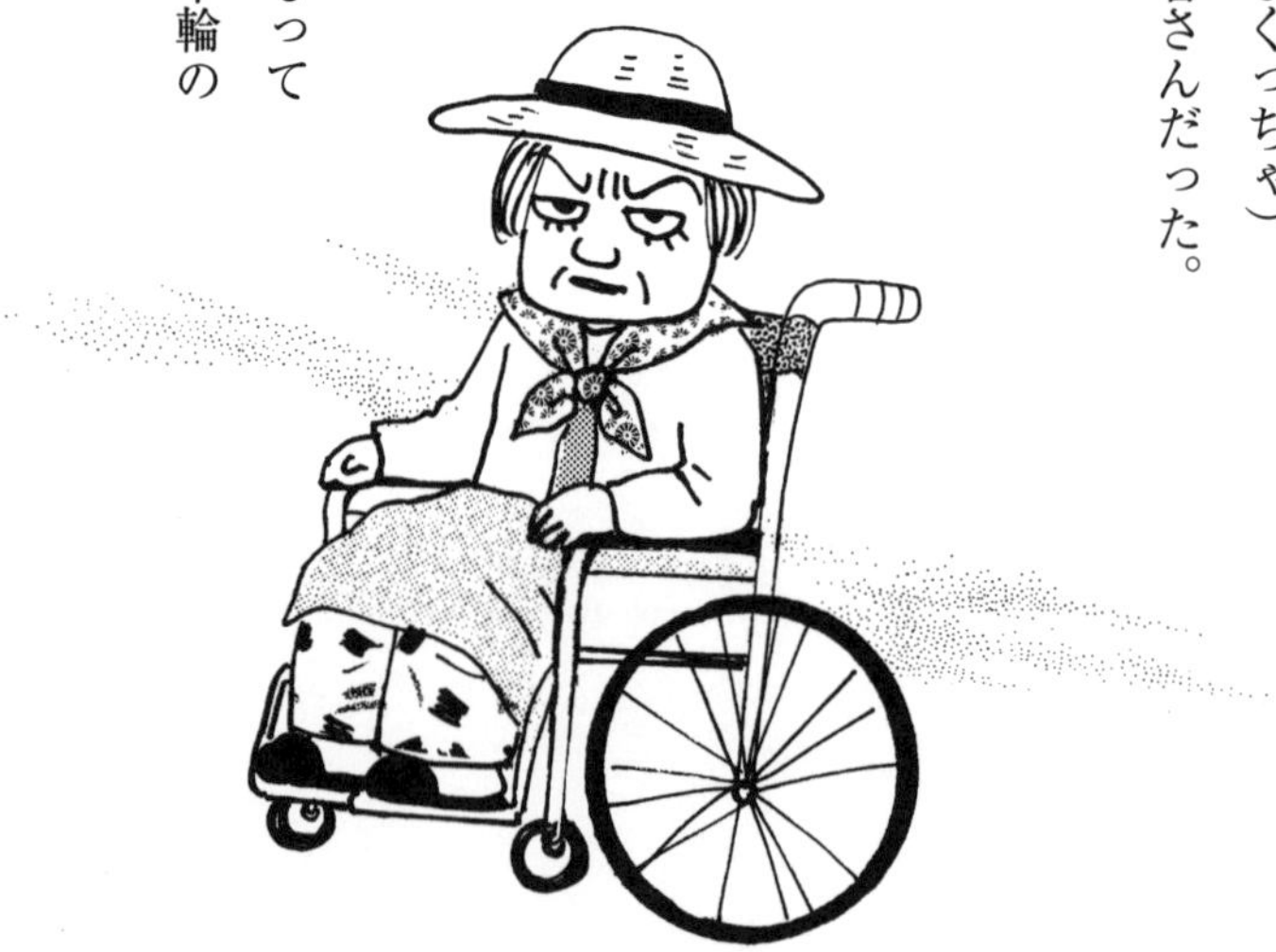

「伊東さん、さっさと出てよ。歩く練習なら、はじっこでやって。ここは出入口なんだから、ジャマよ」

おっしゃる通りだ。私はとりあえず、伊東さんをかかえるようにして、中庭の隅へ移動した。向きあって、手を握った。

「さぁ、歩くわよ。一、二」

「…………」

しかし、伊東さんの足は石のように固まり、ぴくりともしない。今にも前のめりで倒れそうなのを必死に耐えてる形相で、握った手の平は、汗でべっとりだ。

（歩き方を忘れたのかな？）

そのまま、にらめっこのように伊東さんと向きあって30分。365歩のマーチを聴き続け、太陽に焼かれ続けてしまった。少しでも動いたら、伊東さんが倒れてきそうで恐くて、私まで固まっていたのだ。バカみたい。

中庭には、歩行練習の名のもとに、ただぐるぐると土ぼこり

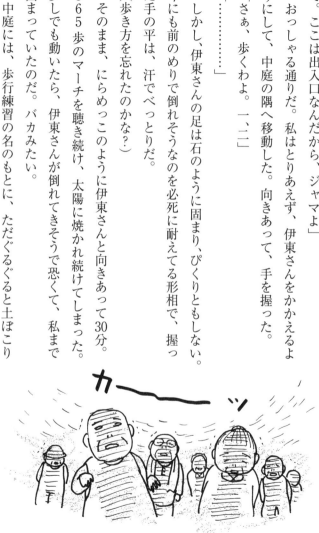

を立てながら、庭を回っている患者さんたちとナースの姿があった。すでに寝たきりの人以外は、車イスを使ってでも全員参加がモットーなので、20人以上はいるだろうか。ただ黙々と、ひと言もしゃべらず、歩き続ける。マラソンじゃないんだけど。

（皆、楽しいんだろうか？）

「磯さん、野々村のおばあちゃんはどうする？　昨日まで熱があったんだけど？」

ナースの1人が野々村さんを連れてきた。1週間前、カゼをひいて以来、ずっとベッドで過ごしていたのだ。

「散歩させて。早期離床が大切よ。このまま寝たきりにしないためにも、運動させなきゃ」

ナースに連れられ、ノノちゃんはグルグル回る患者さんたちの輪の一員となった。いつか見た『ミッドナイト・エクスプレス』という映画の中で、主人公が暗い刑務所の中で囚人たちと、グルグル同じ場所を歩く場面を思い出してしまった。

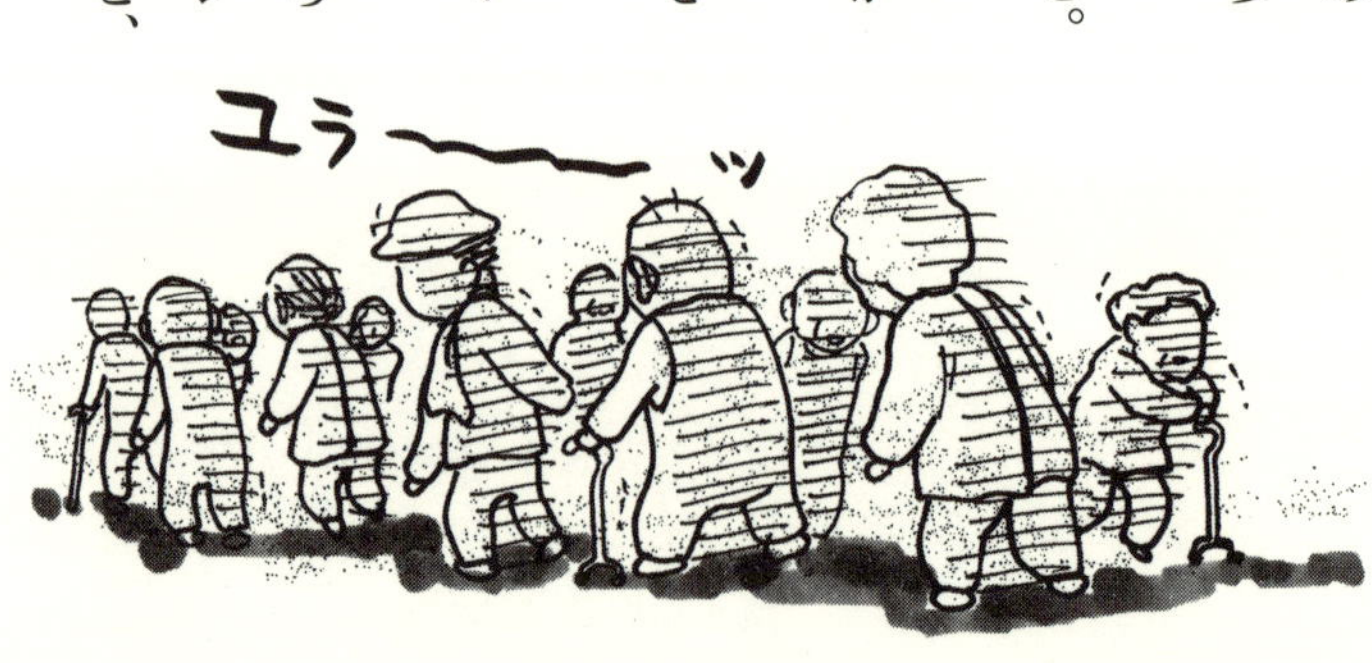

そのシーンの無気力な囚人たちの顔が、患者さんにだぶってしまう。

「あぁ、いい気持ち。やっぱり外はいいわねェ」

金田さんのうれしそうな声が聞こえてきた。ホッとした。こういう人もいるんだけど、他の人は、どうかな?


秋が深くなった。

「だいぶ寒くなってきたし、そろそろ散歩もやめにしない?」

婦長さんが提案した。

「老人には、外気や寒気が人一倍こたえるわ。無理に散歩を続けてカゼでもひかせたら、元も子もないでしょ」

毎年冬になると、老人病棟の患者死亡率はぐーんと増える。若者なら寒中水泳や、乾布摩擦なんて逆療法もありだが、老人の場合はまさしく、年寄りに冷水《ひやみず》。逆効果になりかねない。かくして、春、夏、秋を股にかけた、老人散歩プロジェクトは、中止になった。して、その効果のほどは?

歩けるようになった人　ゼロ。

寝たきりになった人　2人プラス。

この夏、亡くなった人　5人（いつもより2人多い）。

これって、どういうことでしょう？

寝たきりになった人の中に、伊東さんがいた。彼は、歩き方を思い出すべく毎日、中庭の隅で歩行器につかまりつつ、がんばったのだが、ある日倒れて腰の骨を折り、ベッドの人となってしまった。2歩、3歩と少しずつ歩けるようになってはいたのだが。

「認知症だからって、あきらめちゃだめなのよ。歩けない人は歩けるように、オムツの人は、オムツがとれるように。ここは病院なのよ、病気を治す努力をもっと、すべきじゃあないかしら」

磯さんは、相変わらず元気だ。中庭がダメでも病棟内の廊下がある、と今日も患者さんたちを散歩にさそう。

「さぁ、石井さん。車イスに乗りましょうか？」

しかし、熟睡中の石井さんは迷惑げに顔をふせる。

「だめよ。私は少しでもおじいちゃんによくなってほしくて、言ってるんだから」

問答無用で車イスに乗せられた石井さんの背筋は、半年前よりもしっかり伸びている。

（へぇぇ。効果あるじゃん）

だけど、それは石井さんの望んだことだろうか。入院してるおじいちゃん、おばあちゃんにとって、よくなるってことは、どれくらい意味のあることなのかな。

「あきらめては、ダメ。認知症だって治すのよ」

磯さんは、言う。認知症が完治して、もとの自分に戻れたら、患者さんたちも家族も、それはうれしいと思う。けれど、今の医学の力では、難しいのが現状だ。

（ここの患者さんのボケっぷり、けっこう好きなんだけどなぁ）

病気は、病気でいいんじゃないかな、と思う。

「岸さんは、これからの人だもの。他のナースみたいに主婦の片手間ってカンジで仕事してほしくないわね。古いものをドンドン壊してほしいのよ」

磯さんは、私にいろんな注文を出す。期待されてるみたいだった。だけど私に、壊してまで作りたいものって、あるんだろうか……？

就職したての頃、私はとまどっていた。先輩ナースたちが患者さんに無関心な気がして、ナースらしくないなんて思ってた。

そして半年後の今、相変わらず先輩ナースたちは、家と子供と料理の話に夢中だ。「看護について」なんて話し合ったりしないけど、毎日やるべきことをやっている。ナースは別に特別な仕事でも何でもなくて、生活の一部なのだ。理想とか生きがいとか言う前に、ただ働く。そんな自然でマイペースな感じが、この病棟には合ってるのかもしれない。

例えば、ここに壊れて画《え》の映らなくなったテレビがある。だけど音は聞こえる。人は、なんとかテレビをもとの正常な状態に戻そうと修理に出す。あれこれ手をつくすが、どうしても直らないテレビは、ラジオになってしまった。

(音が聞けるんだから、まっいっか)

たとえは悪いけど、老いるって、こういうことかもしれない。もと通りにならなくても、それはそれでいいのである。日本中の病院は、なんとか病気を治そうと、いつも必死だ。疲れないのだろうか。

ならば、ひとつくらい、こんな病院があってもいいんじゃないかな。

(そのまま、ノンビリいこうよ)

老人病棟は、これでいいのだ。……?

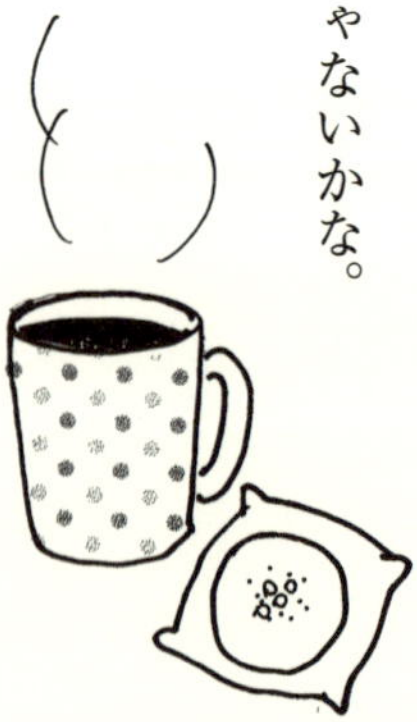

最後の友達

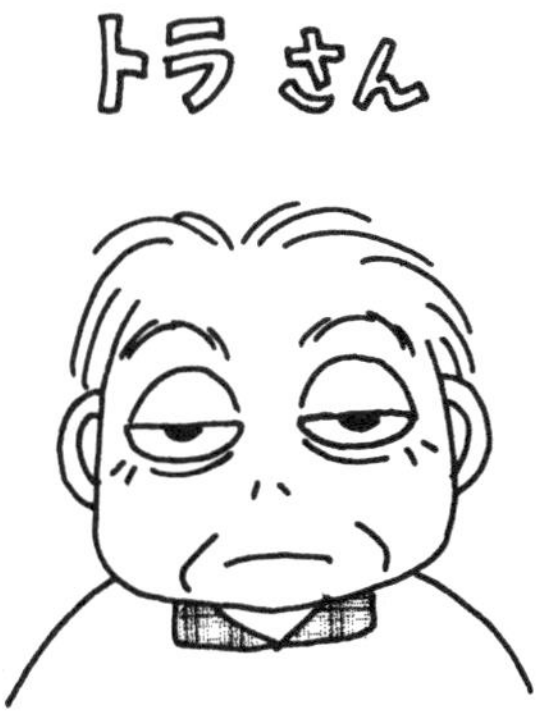

トラさんは、76歳のアルツハイマー型認知症のおばあちゃんだ。尿失禁がありオムツを着けていて、言うこともやることも、意味不明だ。

「あらぁ。キノコが生えてる」

と、病棟内のホコリや糸くずを集めて、口に入れてしまう。

「うわぁ。だめよ、トラちゃん。出して」

あわてて口を開けさせると、意外にも素直に吐き出してくれる。

「飲み込めんって思ったら、ガムでしたか？」

私の手の平に吐き出した、糸くずやゴミの小さな固まりを、今度はガムだと言う。白内障で視力も悪く、それが一層ボケ具合に、みがきをかけているのだ。目が離せない大ボケぶりだが、温和で憎めないおばあちゃんだった。

対してウシさんは、脳血管性認知症のおばあちゃんだ。

こちらは、印象をひと口で言うと、やり手ババアそのものだ。はっきり言って、恐い。

こんな姑《しゅうとめ》のいる家には、絶対嫁に行きたくない。そんな顔だった。そして、その顔の通り性格も、キツイ。

認知症定番の、

「ワシのメシはまだか？　入院してから一度も食わせてもらってないよ」

発言はあるものの、尿失禁も少なく、行動のつじつまも、まあまあ合っている方だった。受け答えもしっかりしている。この2人、実は顔が似ていた。どちらも、ハ虫類系のコワイ顔なのだ。しかし、受ける印象は全然ちがう。ウシさんは、イグアナ。トラさんは、カメ。似たような顔でも、性格がちがうように、同じ認知症でもボケ方はいろいろある。

「ひと口に認知症っていっても、アルツハイマー病と、脳血管性認知症は、医学的にちがうのよ。

アルツハイマー病は60歳以上で発病して、進行は個人差があるけど5年から10年で寝た

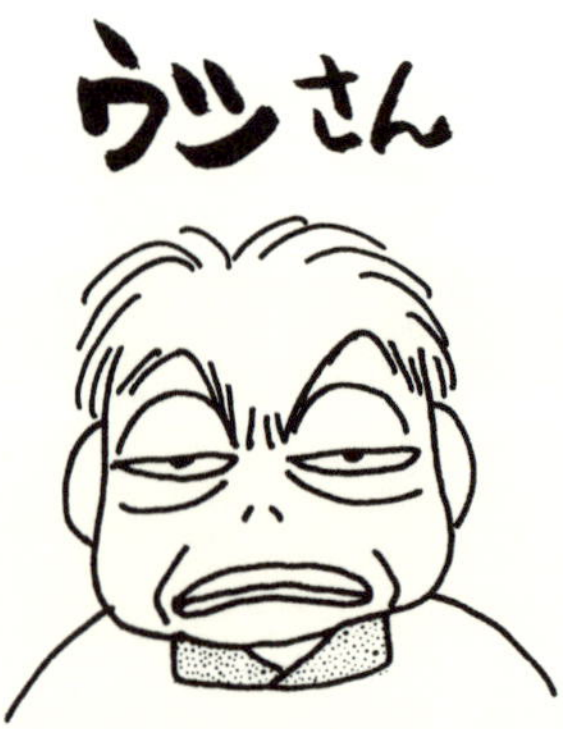

きりになって亡くなるのが一般的ね。CTでは脳の出血や梗塞はないけど、脳萎縮と脳室拡大があるとか。人の顔や時間がわからなくなったり、妄想や暴力が出て、性格が変化するらしいわ。180度ちがう人格になったりね」

先輩ナースが、教えてくれた。なるほど、別人28号になっちゃう人、いるもんなぁ。

「脳血管性認知症は、脳血管障害の後遺症として、認知症になるのね。アルツハイマー病より、若く発病するケースが多いわ。進行も悪化するばかりじゃなく、回復する場合もあるし、部分的にボケる感じね。性格もくずれないし、感情的にもしっかりした人が多いわ」

ふうむ。ウシさんの性格は、あの顔同様、昔っからコワかったようだ。すると、同じ作りでもかわい気に見えるトラさんも、ボケる前はウシさんみたいな……?

だからなのだろうか、トラさんとウシさんは、とっても仲よしなのだ。

「ホラ、おばぁやん。早く来なっせぇ」

何弁かわからない、強いていうならウシ弁で、今日もウシさんはトラちゃんを呼ぶ。

「はぁい」

2、3歩距離を置いて、トラちゃんはウシさんの後ろにつく。そのまま、号令でもかけたように、きれいにそろって歩き出す。

（右、左、右、左）

上げる足が、同じだ。歩幅、足の上げ幅まで、ぴったりなのだ。まるでロープのない電車ごっこを見ているようだ。しかも無口の。

（あっ、壁だ）

ウシさんの影になって、トラさんには前が見えない。

（ぶつかる⁉）

思った瞬間、ウシさんは右へよけた。従うトラさんも同じく右へ、その息はぴったりだ。

そのままホールへ向かって来る。

（左、右、左、全隊止まれ、一、二）

天からそんな号令がかかってるみたいに、2人はぴたりと歩みを止め、まずウシさんがソファーに座る。そして隣を手で、バンバンとたたいて、

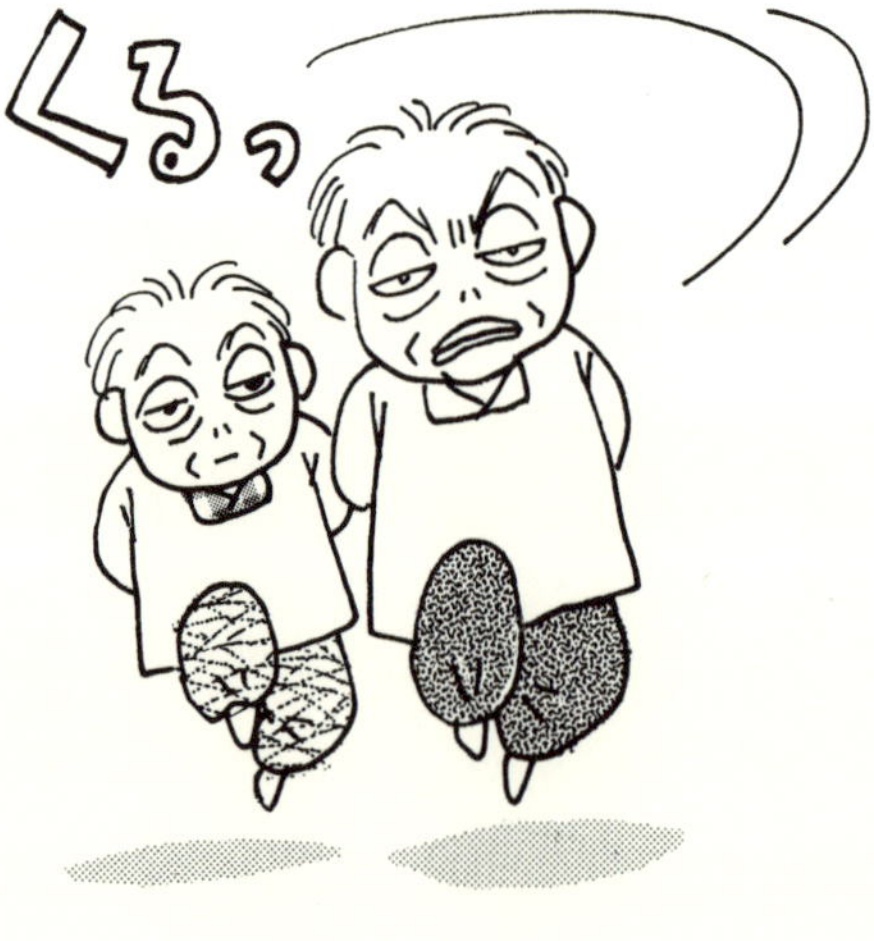

「おばぁやん。ここに座れぇや」

と、指示する。その時、ご指名のトラさんより早く、他のおじいちゃん患者が座ろうとした。

「あんた。あっちへ行っとくれぇや」

ただでさえイグアナ系の恐い顔に、岩下志麻ばりのドスのきいた声だった。おじいちゃんは小さくなって、となりのソファーに移動する。すると、

「こんのくそばばぁ。早く座らんけぇ。おまえがモタモタしとるから、よそのくそが、座っただろーが。早く、来い」

ウシさんは、どうしてもトラさんと座りたかったらしい。だけど、すさまじい誘い方だ。男より、女友達を大切にしてるらしいが、こんな恐い友達、私なら嫌だなぁ。性格がくずれてるのって、トラさんよりウシさんじゃないのか？

「トラさんのどこが好き？」

ウシさんに聞いてみた。

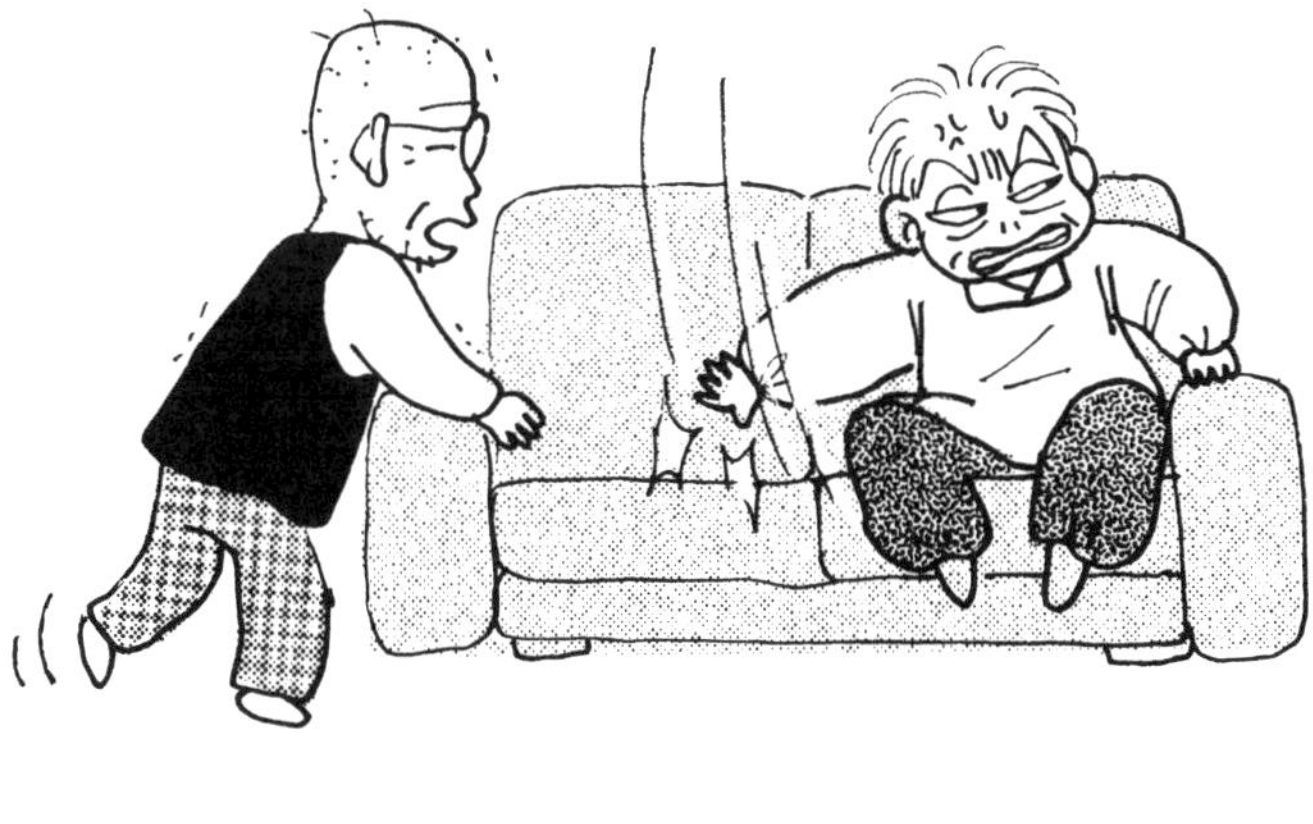

「フン。好きじゃないよ。こんな奴」

言いながら、ウシさんとトラさんは手をつないでいる。

「ハイ。おやつ」

2人に、卵ボウロを同じくらいずつ渡した。

トラさんは、ボウロを手の平でころがして、食べようとしない。

(おかしは食べないけど、ゴミは食べるんだもんなぁ?)

すると、ボウロを一挙に口に入れペロリと食べてしまったウシさんが、トラさんの分に手を伸ばした。トラさんは、なすがままだ。

(あっ。取って食べる気?)

あせって止めようとすると、ウシさんは取ったボウロを、トラさんの口の中に1個ずつ入れてやった。なんだ。食べさせてあげるのか。いいとこあるじゃん。

「おばぁやん。うまいか?」

ウシさんって、トラさんの保護者みたいだ。2人の姿を、ほほえましく見ていると、ウシさんは、トラさんに1個食べさせた後、自分は3個食べてるのだった。

ウシさんには、負ける……。

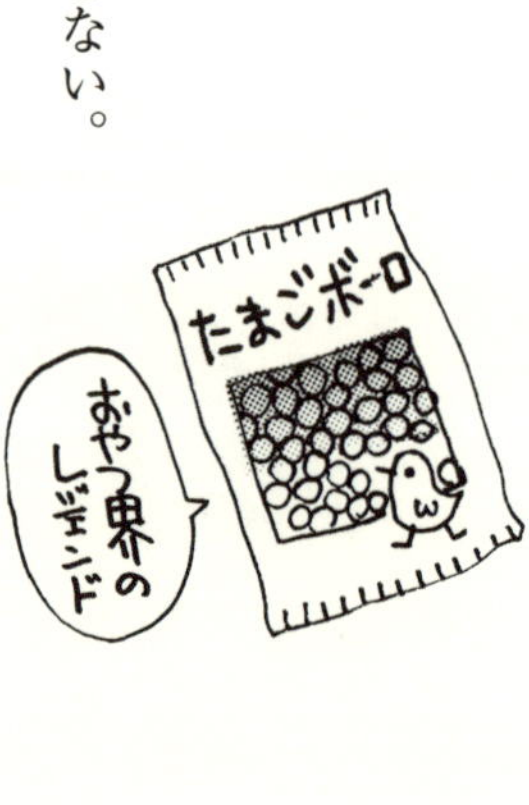

さて、おやつも食べ終わり、ウシさんたちは再び病棟ツアーに出かける。

相変わらず、息もぴったりだ。どうしてだろう。私もついて行ってみよう。

(右、左、右、左)

(右、左、右、左……)

トラさんの後ろから、2、3歩おくれてついて行く。なるほど、45度の角度でうつむきかげんで歩くのか。

前方には、トラさんの下半身。ひよこが生まれたばっかりの時、一番最初に見たものをお母さんと思い込んで、後を必死について行く図、みたいだ。

(トラさんのおしりが、私のママ?)

刷り込みされているみたい。

それにしても、いつまで歩くんだろう。これって、おもしろいのかな? 認知症の患者さんの気持ちになるって、難しいっス。

この友情、私にはついていけない。

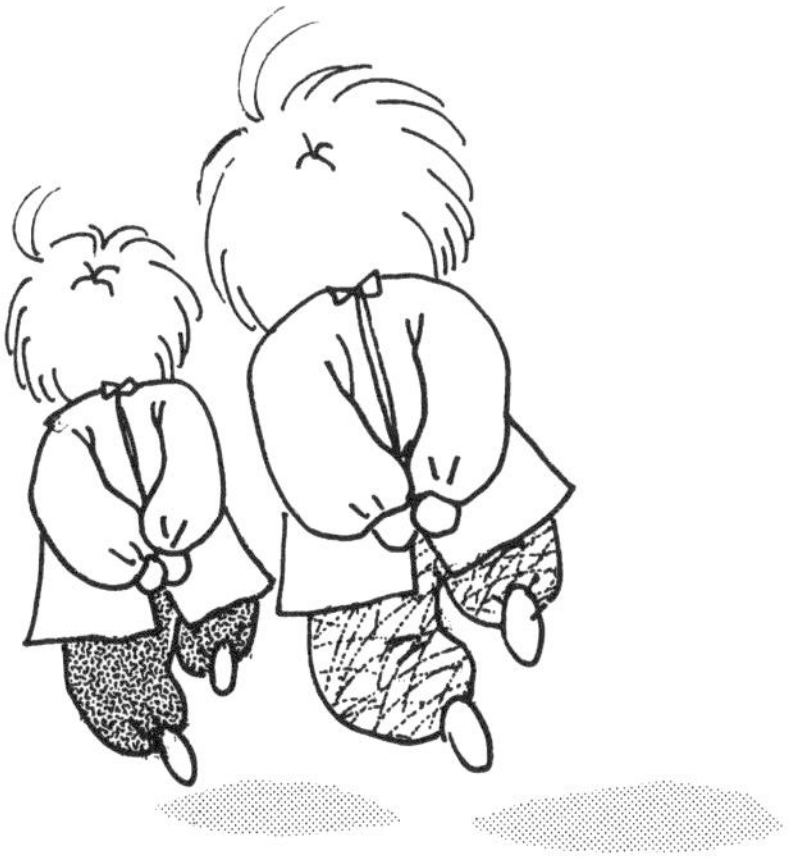

そんな2人だけの友情をはぐくんでいたウシ&トラさんだったが、ついに試される時が来た。トラさんが、急変したのだ。

「熱が下がらないのよ。心臓も弱ってるし、老人ってちょっとしたことで、ガターッときちゃうからね」

ちょっとした発熱がもとで、トラさんは1週間前から寝たきりになっていた。認知症の患者さんは、自分で自分の体の不調がわからない（うまく言えない）人が多い。見つけたときは、手おくれなんてこともあるのだ。

「トラちゃん、がんばってよね」

元気になって、またウシさんと2人で息の合った病棟ツアーを見せてほしかった。

（そういえば、ウシさんも心配してるんじゃないだろうか。会わせてあげようかな）

今、トラちゃんはナース・ステーションの横の、観察室にいる。ここは重症者の病室なので、他の患者さんは入れないのだ。

「ウシさーん？」

廊下の向こうを歩いているウシさんを呼んだ。ん？　ウシさんの後ろに背後霊が⁉

（まさか、トラさん⁉）

いや、トラさんはまだ生きている。霊ではない。いつものトラさんと同じように、ウシさんに従い歩くその人影は、

（ウメさん？）

トラさんのいない間、ウシさんはちゃっかり代わりの友達を見つけていたのだ。ウメさんは、トラさんと同じフンイキの、でも納豆みたいな顔のおばあちゃんだった。

（そんな、トラさんに対するウシさんの気持ちってそんなもんだったの⁉　そんなの本当の友達じゃないよ）

患者さんを相手に何を言ってるんだとお思いでしょうが、私は裏切られたような気がしていた。声を大にして言いたい。

認知症だって、友達を大切にしよう！

更に、1週間後。

なんと、トラさんは回復した。部屋も、もとの部屋に戻った。

「おばぁやん。早う来んせえっ」

いつもの、ウシさんの声だ。

「ハァイ」

声の主は、トラさんだった。ウシさんの後ろに従って、足をそろえて歩き出す。いつもの光景が戻ってきた。

(そうか、やっぱりトラさんがいいのか)

私は、1人で納得していた。トラさんとウシさんは、別に何を話すわけでもない。だけどこうして、いっしょに歩いているのが、楽しいのだ。しばらくして、トラさんの後ろに、ウメさんが加わった。そのまま後ろをついて行く。

(2人が、3人になった?)

ウシさんの友達は、親友からトリオになりつつあるらしい。この調子でドンドン増えて、全員が友達になったら。

(患者さん全員でこんな風に、ウシさんの後ろをついて行くのか?)

それは、ちょっと恐い。

けど見たい。

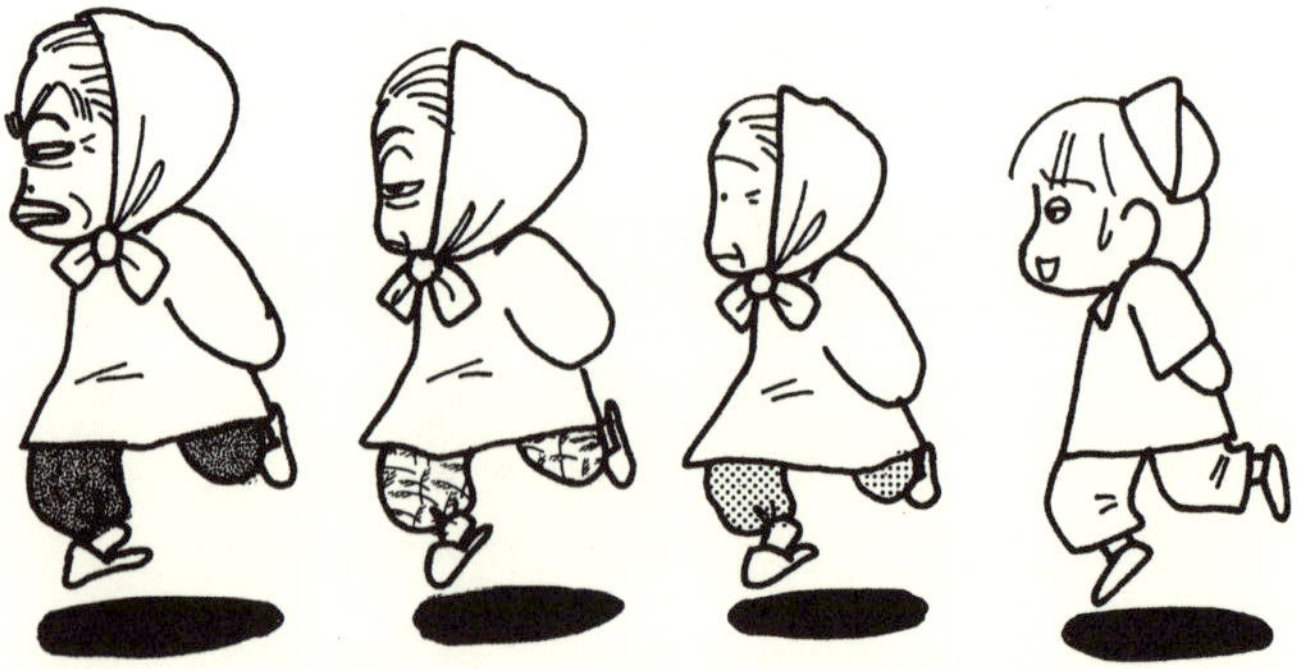

オムツ舞う

「さぁ、オムツを変えますよー？」
「あらぁ、いっぱい出たねぇ」
「くちゃい（臭い）くちゃい」
「コラコラ、暴れないでよ、ハハハ」

これ、何だと思います？

赤ちゃんのオムツを変えるときの、お母さんのセリフを、ピックアップしてみました。排泄物（しかも大きい方）を扱っているにもかかわらず、うれしそうですらある。お母さんの赤ちゃんに対する、深い愛情がうかがえます。

これが、老人相手だとどうなるか？

こうなります。

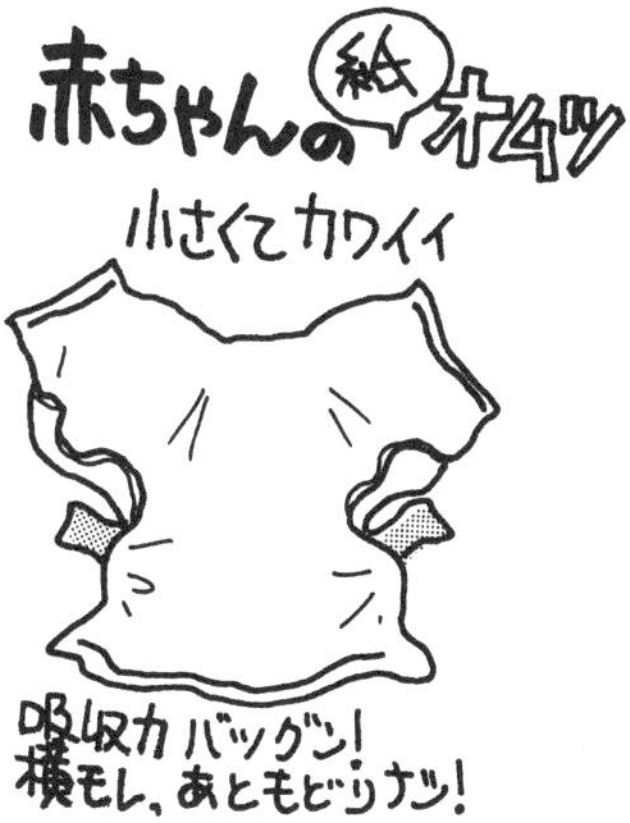
赤ちゃんの紙オムツ
小さくてカワイイ
吸収力バツグン！
横モレ、あともどりナシ！

老人病棟では、夜2回、昼間4回のオムツ交換がある。24時間で6回だ。オムツ使用者は、全患者の約3分の2、30人以上いた。これを夜勤のナースは、たった2人で交換していく。準夜勤は、患者さんが就寝する前に1回、その後深夜勤が、起床前に1回だ。

夜の間も、患者さんの多くは、出るがまま状態なので、まるで生理用のナプキンの夜用みたいに、オムツの2枚、3枚重ねで対処していた。

「これでもう、多い尿も安心♡」

というワケだ。夜のオムツ交換も、大変なのだが、ここでは昼間のオムツ交換について、聞いて下さい。夜と違い、患者さんは起きている。そして、意味不明に終始動いている。この自由気ままな人たちのオムツを変えさせてもらうのは、これはもう大変なのだ。

「すみません、○○さん、オムツ変えさせてもらっても

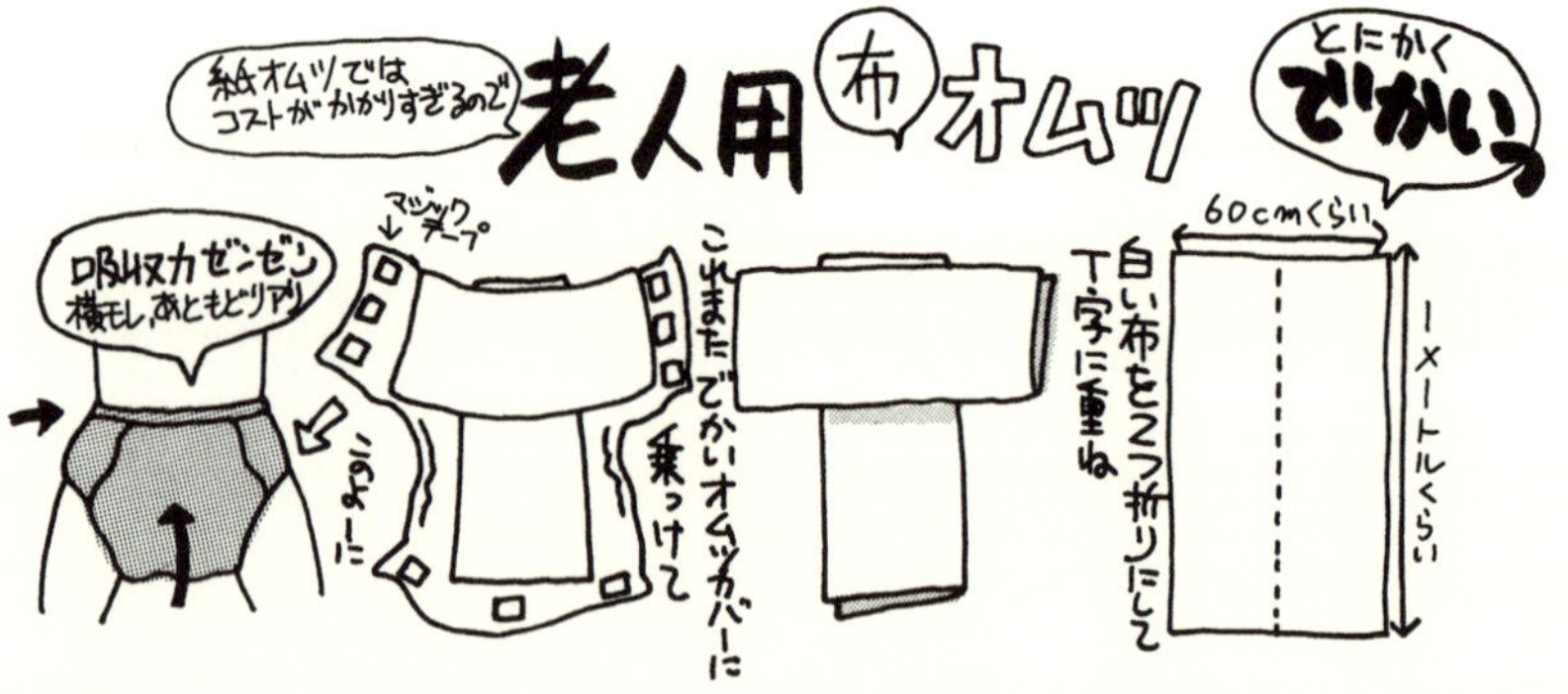

いいでしょうか?」

一般病棟なら、患者さんの顔色を見つつ、やさしく声をかけて、オムツ交換に入るんでしょうが、老人病棟ではそんな悠長なことをしていられない。

「オムツ変えますよ——」

まるで雄鶏《おんどり》の雄叫《おたけ》びよろしく、部屋の入口で一言叫ぶと、それを合図に患者さんに飛びかか、イエ、とりかかる。

バッ。

ふとんをはぎ、ズボンを脱がし、オムツカバーに手をかける。

寝たきりで、ウトウトしていたおじいちゃんは、突然のナースの来訪を、

「ど、泥棒⁉」

と誤解し、必死に抵抗する。

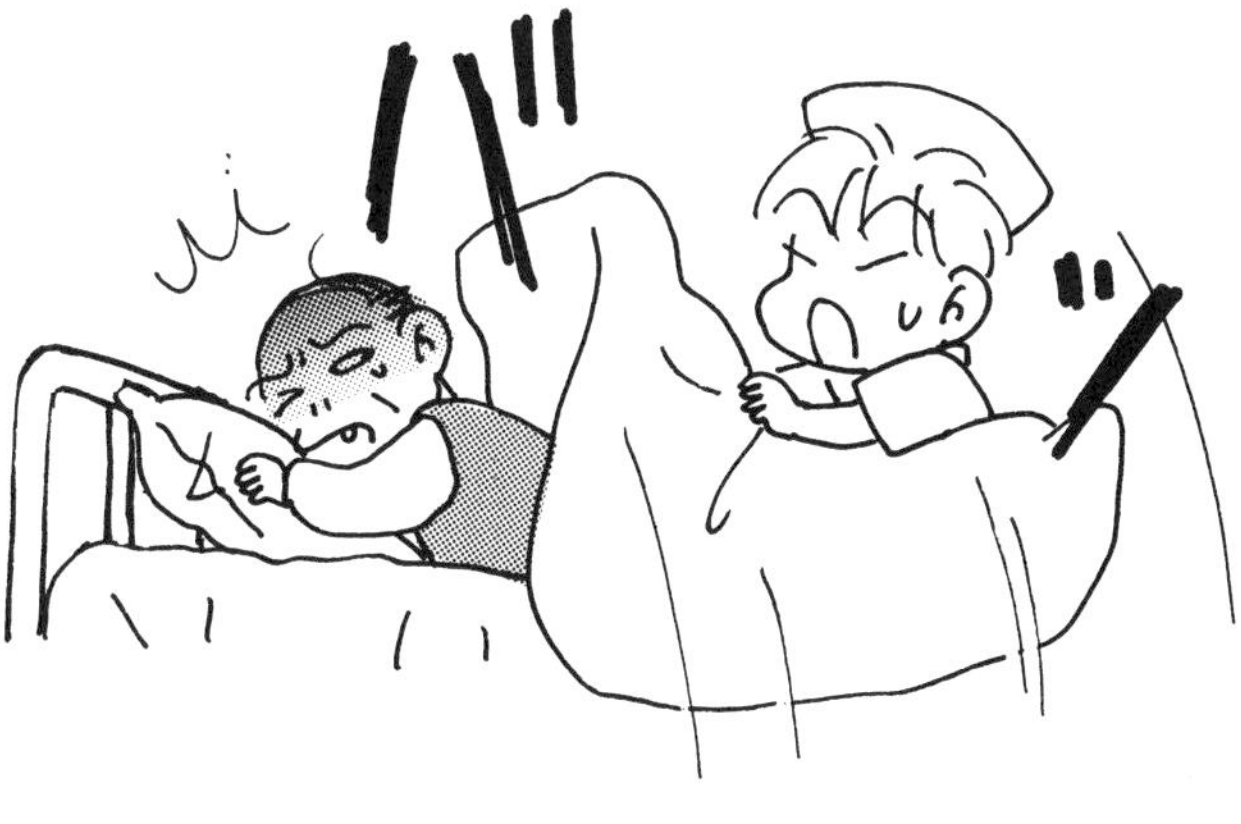

「もう〜〜。寝ボケないでよ。オムツを変えるだけだってば。気持ちよくなるんだから、大人しくさせてよ。ね？」

しかし、おじいちゃんは、オムツ交換そのものが身に覚えのないことだと言う。

「なに⁉ ワシはオムツなんかしてないぞ。あっちへ行け！」

だったら、この下半身は誰のもの？

「ハイハイ。わかりました」

笑顔で答えつつ、両手で素速く汚れたオムツをはずす。言ってることと、やってることが違う。

「コラッ。泥棒、返せッ」

おじいちゃんは、汚れたオムツを盗まれたと騒ぐ。そんなに欲しけりゃ、返してもいいけど……。

「ごめんねー。新しいのでガマンして？」

返事を待たず強引に、新しいオムツを装着する。問答無用で、ズボンをはかせ、ふとんをかける。

「ハイ終わり！」

おじいちゃんは、目をしばしばさせつつ、再び眠りにつく。突然やってきて、オムツをはぎ取り、元通りにして、何事もなかったように去っていくナース……。おじいちゃんにとって、これは夢か、現実か、わかるだろうか？　混乱させてる気がするなぁ。

（なんか、ボケを進行させてるみたい……？）

「岸さん。次行くわよッ」

そうだった。次の患者さんが待っている。

部屋に入ったとたん、
プ〜〜ン。

……あのニオイが漂っていた。

「……この中の誰かね⁉」

病室には、８人の寝たきり老人たち。いったい誰が……。

ナースたちは２人１組でオムツ交換をしている。計４組だ。

「確率は４分の１ね……」

まるでロシアンルーレットだ。

（あ、当たりませんように……）

おそるおそる患者さんに向かう。その時、

「ここだあ」

のナースたちの悲痛な声がする。どうやら当たりは、別の組だったらしい。安心して、ふとんをはぐ。

「う……!?」

一層強くなる、あのニオイ。しまった。フェイントだ。当たりは1人とは限らない。

「ちょっと待って。もしもの時のために、ビニールシーツを敷いて。流れ出したら大変だから、慎重にね。そーっと足を上げて、ゆっくり……」

先輩ナースの経験にもとづいた、細かい指示が飛ぶ。

そうなのだ。小さい方のオムツ交換とちがい、大きい方は一歩まちがえば、ベッドシーツ全体に、アレの被害が及ぶ。それだけは、さけたいのだ。

「じゃあ、オムツカバーをはずすわよ。せーの……」

目の前に広がる、芳醇《ほうじゅん》すぎる香り。

そして、おやじの海。

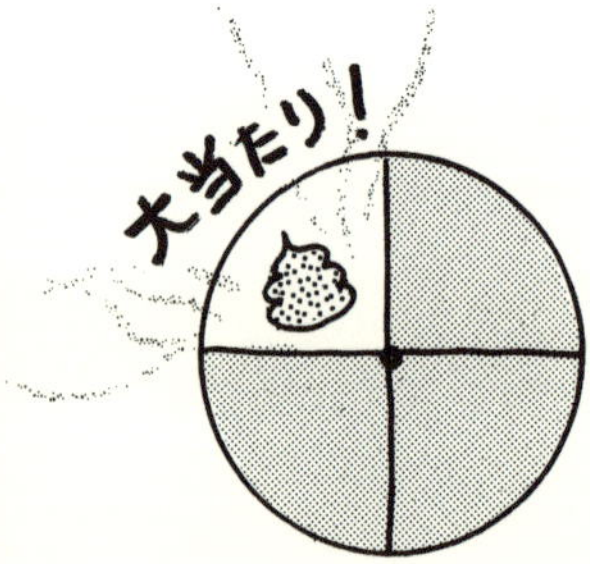

この場合の海は、水ではなく、便だ。しかも満潮。か、かんべんしてくれ。

「流れるわよッ。包んで。早くッ」

開けてしまえば、あとは一気だ。

と、その時、寝てるとばっかり思った患者さんが、

「……ボリ」

そんなトコ、掻《か》くな〜〜〜。

「あっあっ、手、手につく——ッ。おじいちゃん、だめぇ」

触れる直前に、手を取った。すると、

「岸さんッ。オムツ離しちゃダメッ。ああぁぁ、流れる〜〜〜」

先輩ナースの悲痛な声。さて、この後どうなったでしょう?
A. 患者さんの手が汚れた。
B. シーツが汚れた。
C. 私の手が汚れた。
私の手が3本あったら、こんなことにはならなかっただろうか?

それとも、足を、手のように使えるくらいきたえるべき、だったのだろうか?

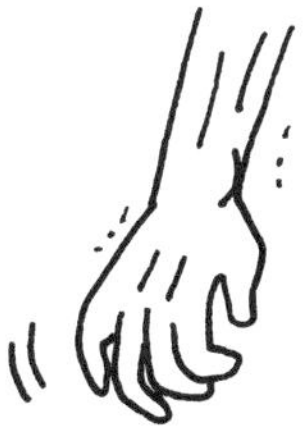

結局、A、B、C、全部汚れたのだった。

「ラスト！　ホールの患者さんへ、行くわよ」

私たちは、汚物入れ用のデカバケツを乗せた台車を押しながら、食堂ホールに向かう。

そこには、歩ける患者さんたちがいる。歩けて、オムツを使用している。この人たちの交換が一番、難しいのだ。立っている人は立ったまま、車イスの人などは、畳の部屋に寝かせてから行う。

「オムツを変えましょうね？」

ナースの声かけに、素直にうなずいてくれる患者さんもいるが、中には、

「触るな。うざったい」

と、暴れる人もいる。そして逃げる。こんな時のために、日頃力を温存してたかのような素速さだ。こうなるともう、弱肉強食の世界になる。強い者が勝つのだ。

そして、ナースの方が若さの分、強い。

「くそッ。離せぇ」

かよわい年寄りを羽交い締めだ。

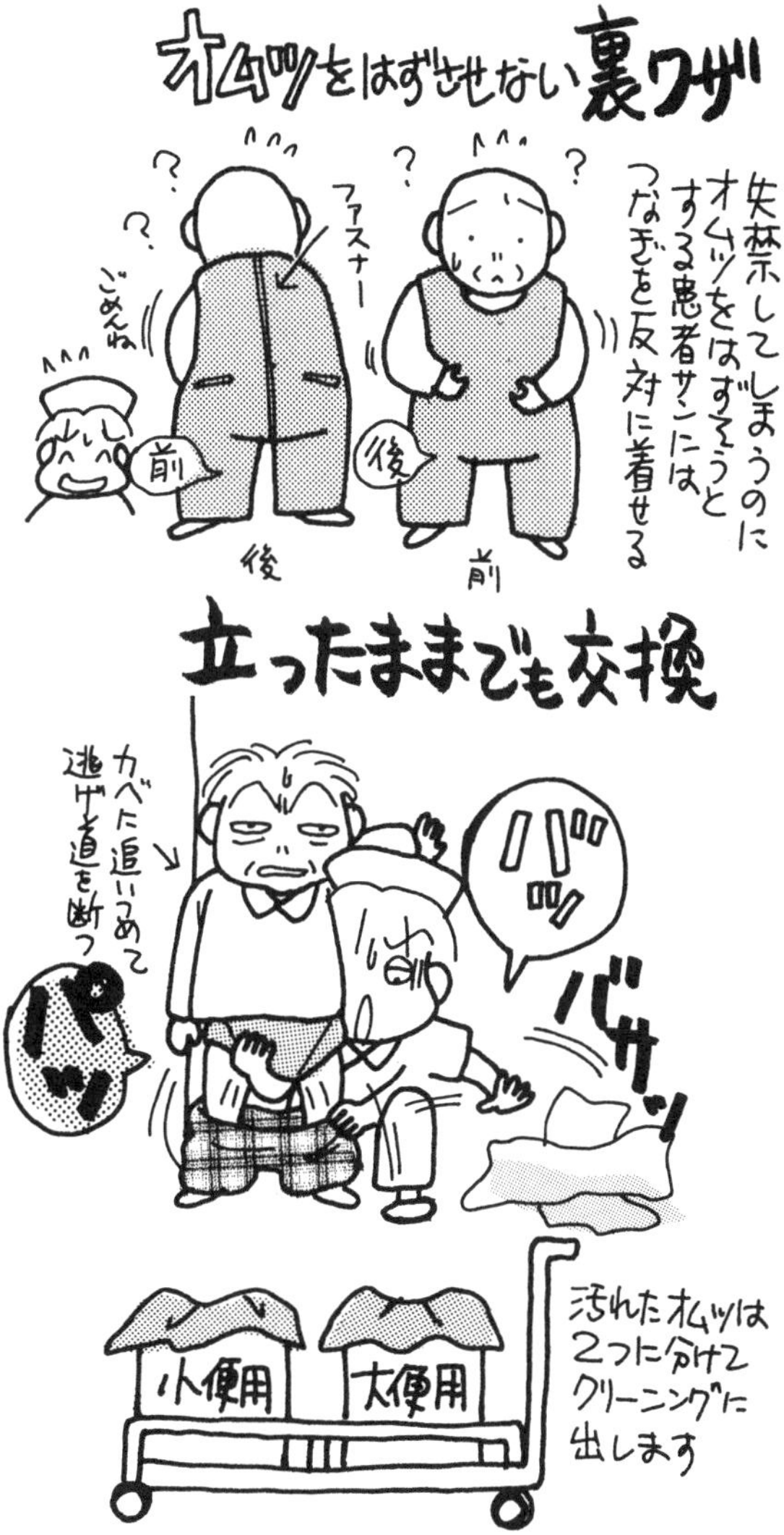
オムツをはずさせない裏ワザ
失禁してしまうのにオムツをはずそうとする患者サンにはつなぎを反対に着せる
ファスナー
ごめんね
前
後
後
前
立ったままでも交換
カベに追いつめて逃げ道を断つ
パッ
バッ
バサッ!
汚れたオムツは2つに分けてクリーニングに出します
小便用
大便用

よってたかって、ズボンを脱がし、立ったままオムツをはずす。そして、

「ちょっとそこー。オムツ行くよー。どいてー」

ナースの1人が、汚れたオムツを空《くう》に投げる（もちろん小さい方だけ）。食堂ホールの天井に、汚れたオムツが舞う。こうでもしないと、汚物入れに行ってる間に、せっかくつかまえた患者さんに、逃げられてしまうからだ。

「こらぁ。まだ新しいオムツしてないでしょ。待って」

下半身丸出しで、ホールを突進するおじいちゃんがいる。つかまえて畳の部屋まで連れていき、引き倒し、あおむけにすると、

「ま、まいった」

おじいちゃん、何か誤解してません？

でもこれって柔道みたいだなぁ。

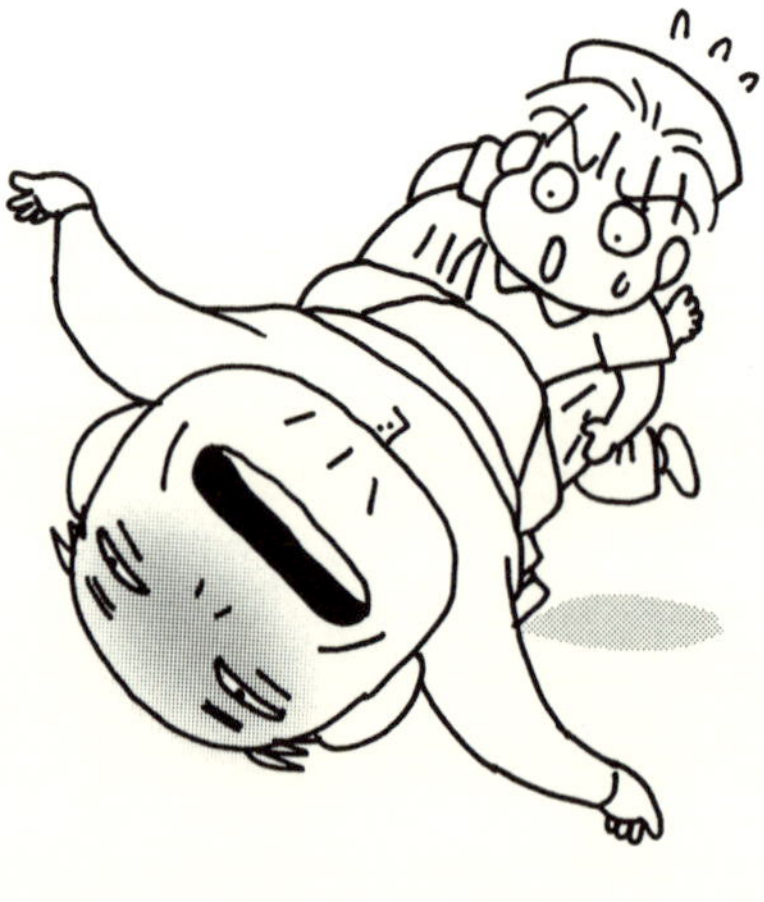

「オムツ変えますよー」（雄叫び）
「うわぁ。いっぱい出てるよ」（嫌そうに）
「…………」（本当に臭いので無言）
「………ズッ……」（暴れる患者さんを押さえつけ、最後に引きずりつつ、交換しているところ。疲れているので無言）

老人病棟でオムツ交換しているナースのセリフをピックアップしてみました。

患者さんに対する深い愛情が、うかがえませんか、ねぇ……やっぱり？

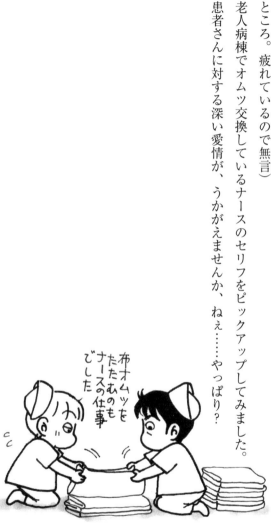

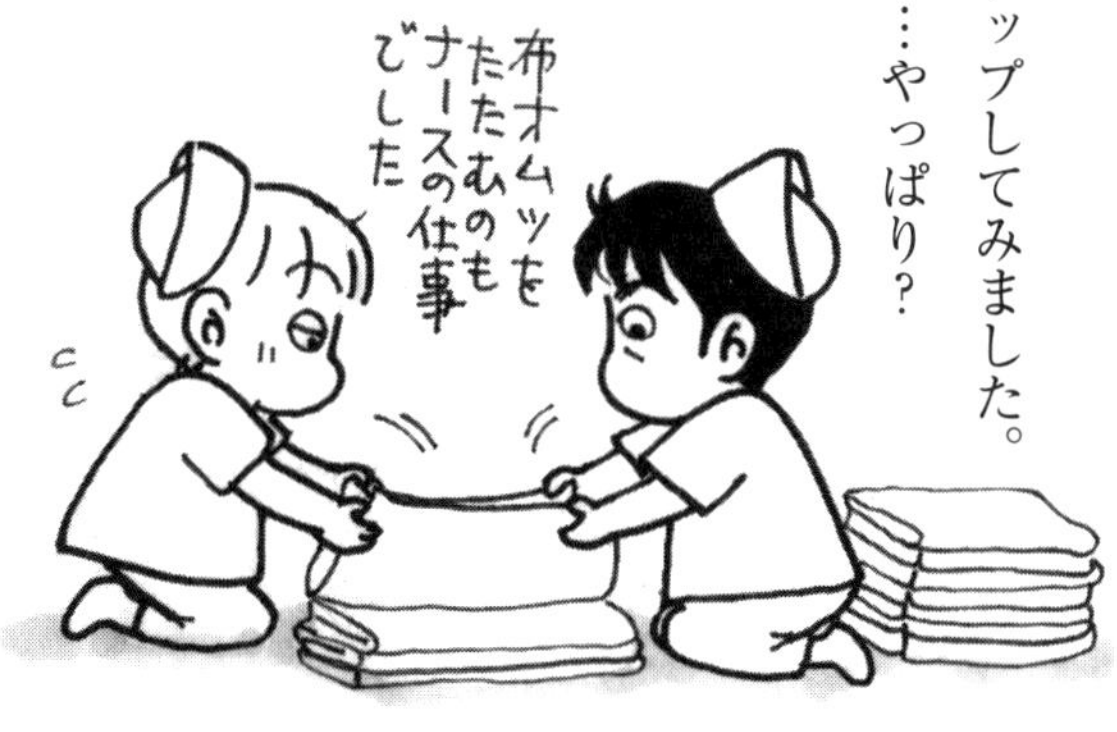

お薬をどうぞ

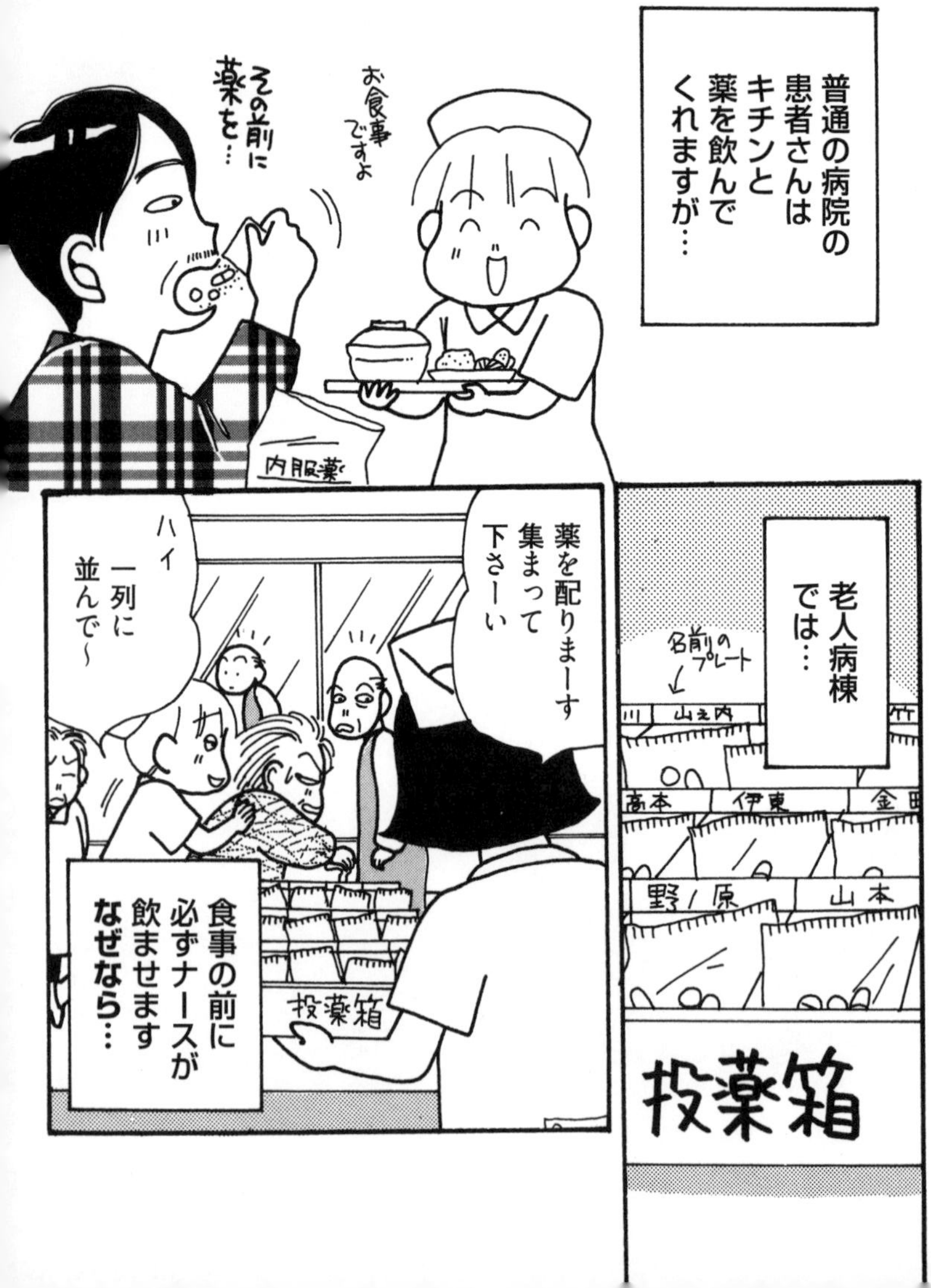
普通の病院の患者さんはキチンと薬を飲んでくれますが…
お食事ですよ
その前に薬を…
内服薬
老人病棟では…
名前のプレート
川
山之内
竹
高本
伊東
金田
野原
山本
投薬箱
薬を配りまーす集まって下さーい
ハイ一列に並んで〜
投薬箱
食事の前に必ずナースが飲ませます
なぜなら…

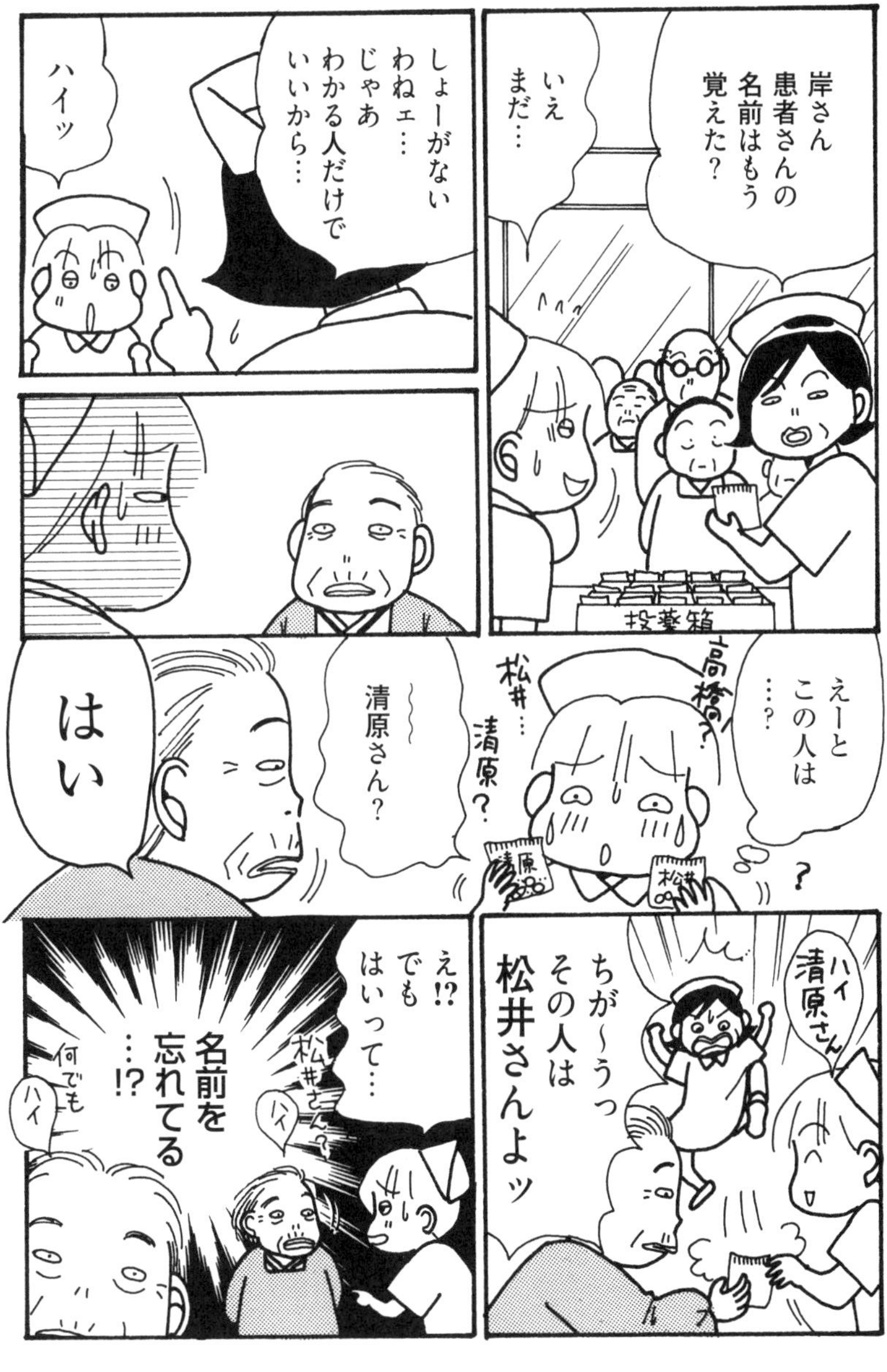
岸さん
患者さんの
名前はもう
覚えた?
いえ
まだ…
投薬箱
しょーがない
わねェ…
じゃあ
わかる人だけで
いいから…
ハイッ
えーと
この人は
…?
高橋?
松井…
清原?
清原
松井
清原さん?
はい
ハイ
清原さん
ちが〜うっ
その人は
松井さんよッ
え!?
でも
はいって…
松井さん?
ハイ
名前を
忘れてる
…!?
何でも
ハイ

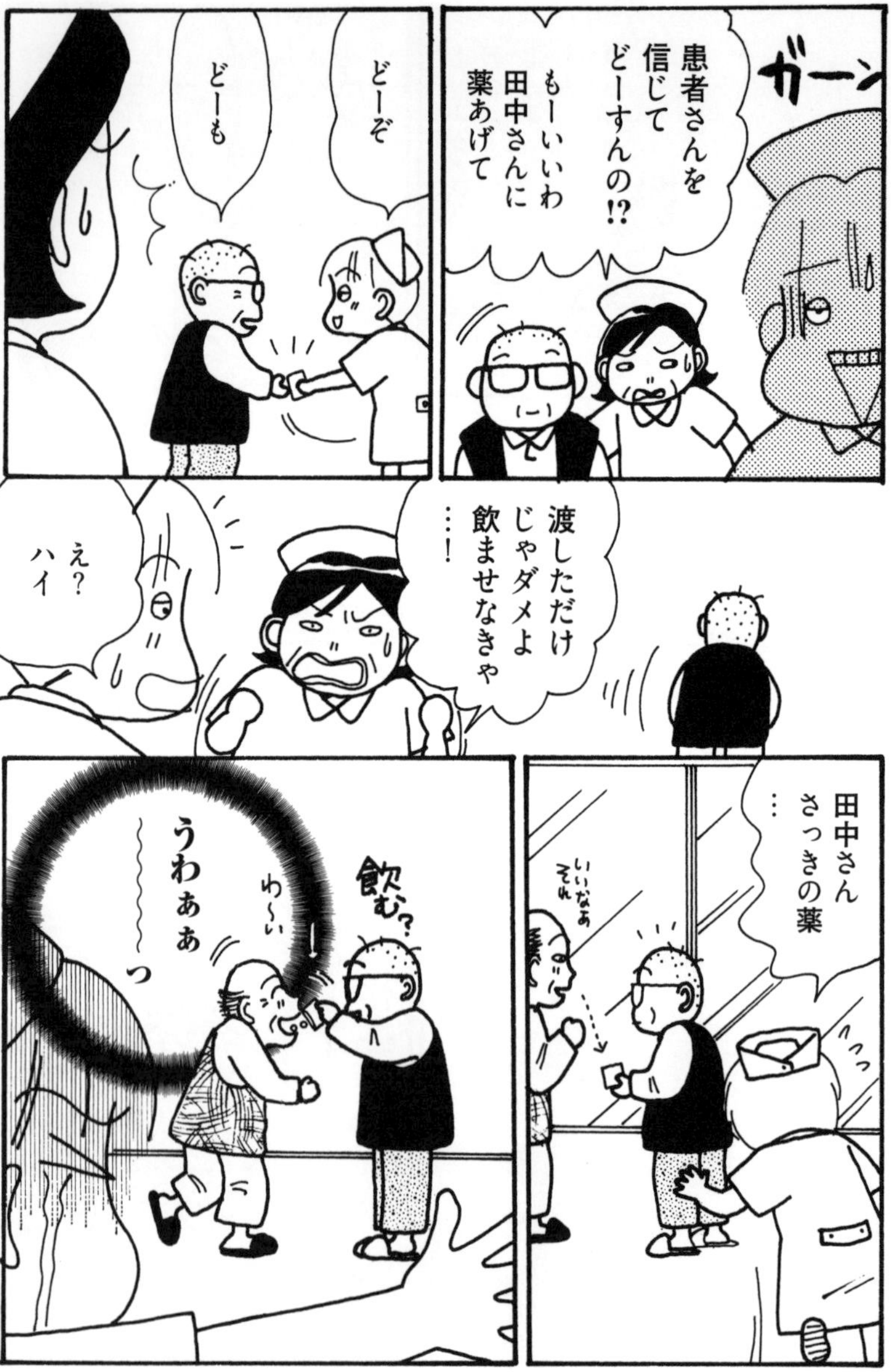
ガーン
患者さんを信じてどーすんの!?
もーいいわ田中さんに薬あげて
どーぞ
どーも
渡したただけじゃダメよ飲ませなきゃ…!
え?ハイ
田中さんさっきの薬…
いいなあそれ
飲む?
わ~い
うわぁぁ~~~っ

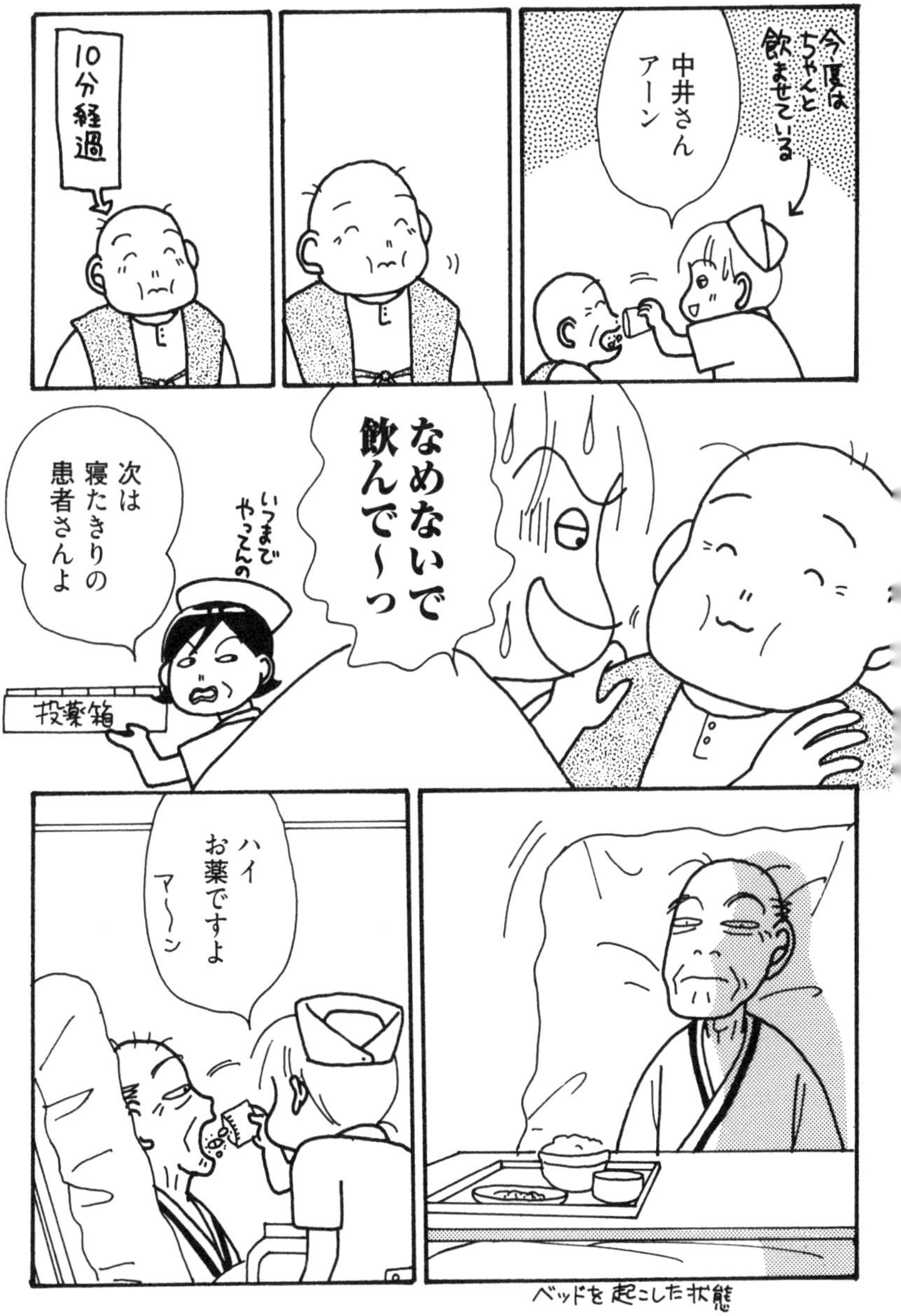
今度はちゃんと飲ませている
中井さん アーン
10分経過
なめないで飲んで〜っ
いつまでやってんの
次は寝たきりの患者さんよ
投薬箱
ハイ お薬ですよ ア〜ン
ベッドを起こした状態

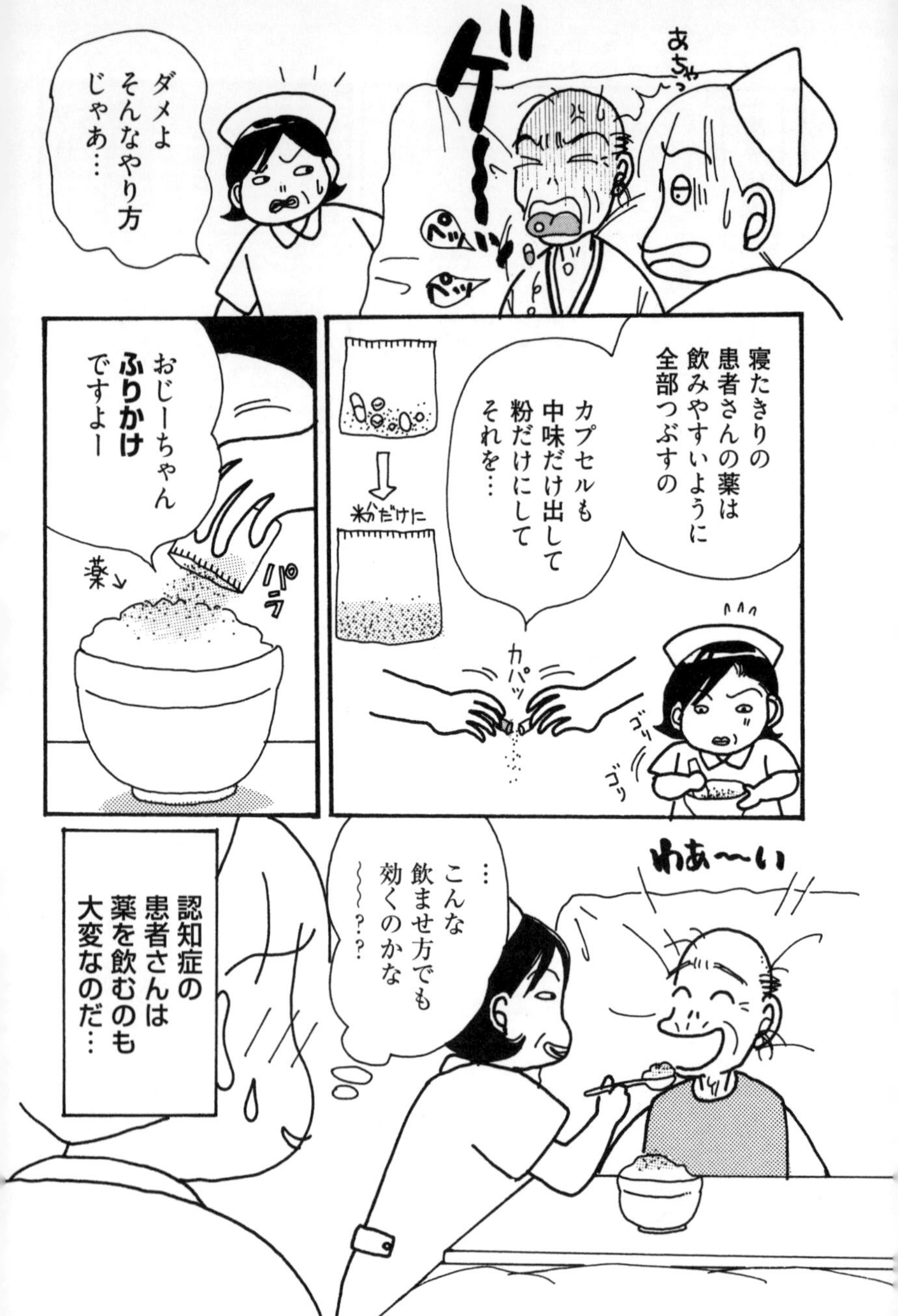

あちゃっ
ゲーーー
ペッ
ペッ
ダメよ そんなやり方じゃあ…
寝たきりの患者さんの薬は飲みやすいように全部つぶすの
カプセルも中味だけ出して粉だけにしてそれを…
※粉だけに
カパッ
ゴリ
ゴリ
おじーちゃん **ふりかけ**ですよー
薬
パラ
わあ〜い
…こんな飲ませ方でも効くのかな〜〜？？
認知症の患者さんは薬を飲むのも大変なのだ…

ブサイクと言われた日

「ブス」

子供の頃、ケンカをするとたいがい、このテの言葉が飛びかう。しかし、大人になってからは、面と向かっては言われなくなるものだ。

子供時代のブスと、大人になってからのブスは、意味が全然ちがう。発展途上のブスは、この先修正できるかもしれない、望みのあるブス。しかし大人になったブスは、どうすることもできない。だから、大人になったらせめて、（たとえブスでも）面と向かって言うのだけは、勘弁してやろうと、それが大人のつきあいというものではないだろうか。

しかし、老人病棟にはそれがない。

認知症というやつは、容赦しないのだ。

「ブサイクじゃのう」

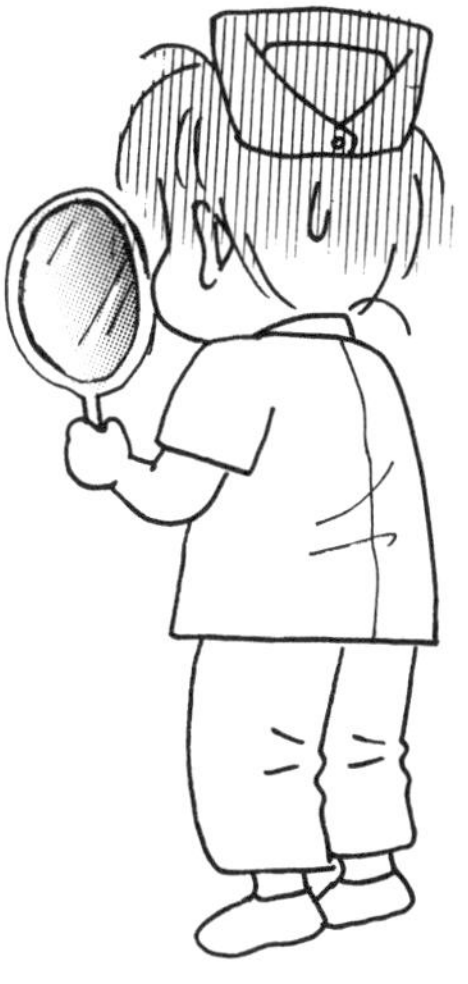

廊下をすれ違いざま、作田さんはボソリと言った。周囲《まわり》を見渡したが、私以外には誰もいない。

（もしかして、私のこと？）

瞬間、凍りつく夏。

（ブサイクって、ブスってこと？　モザイクじゃなくて？）

パニックしつつ、作田さんの目をのぞき込むと、彼は皮肉げに笑った。

「あのう？　私ですか？」

未練がましく、聞いてみる。

しかし、作田さんは、それっきり一言も言わず、私の横をすりぬけて行ってしまった。

「もしもし？」

じじい。いきなり人のこと、ブス呼ばわりして、それっきりかい？

マジで、ショックなんですけど。私は洗面所に駆け込んだ。そして、鏡を見る。

（……………………）

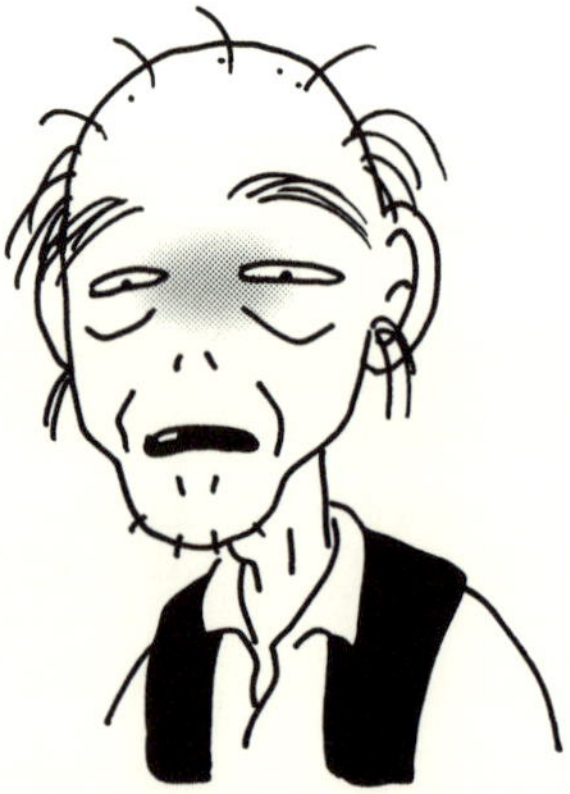

そこにはスッピンで、髪の毛ボサボサの、目の下クマだらけの、疲れきった顔があった。これで、作りだけでも中山美穂なら何とかなるが、どう見ても岸ケンジ（私の父）の女版だ。元々が悪いのに（お父さん、ゴメン）、これじゃあ、

（ブ、ブスに磨きが、かかってる）

そうなのだ。老人病棟に来てからというもの、女ばかり（それもオバサン）の職場で、患者さんも、じじばばオンリィだ。うっかり、すっかり、女を忘れていた。

（作田さんの言う通りじゃん⁉）

素直にそう思いながらも、やっぱり傷ついていた。

（くそぉ。あのじじい。ボケてるくせにィ～）

ん？　ボケてる⁉

そうだ。あの人は認知症の患者さんなのだ。それも重度の。

「作田さん、お風呂行きますよ？」

「裏山に、犬を忘れてます」

なんて感じなのだ。でもさっきの言葉は、ボケてるように思えなかった。

ということは……？

次の日、私は化粧をして仕事に来た。白衣もクリーニングしたてのを着て、髪形もいつもはしないブローのおかげで、多少はマトモになった。

「どうしたの、今日は？　お見合い？」

先輩ナースの1人が、驚いている。普段の私の身だしなみのひどさを、思い知らされる。

「ちょっと、早起きしたもんで……」

などと、ごまかしつつ、作田さんを探す。今日は、お見合いではない。闘いなのだ。

（作田さんめ、今に見てろぉ）

心の中で、こんな風に闘志を燃やされているとは、当の作田さんは知らないだろう。病棟の廊下を、いつものようにヒョコヒョコヒョコと歩いてくる、ノンキな姿が見えた。

（そ、そこか⁉）

グッと、こぶしを握る。胸の高鳴りを押さえつつ、作田さんの前まで歩き出す。そのまま、昨日を再現するのだ。

（だっ大丈夫よ。今日は、化粧もバッチリしたし、髪だって、昨日よりイケてるハズよ、自信をもって歩くのよ）

ドキドキしつつ、作田さんの前まで行った。

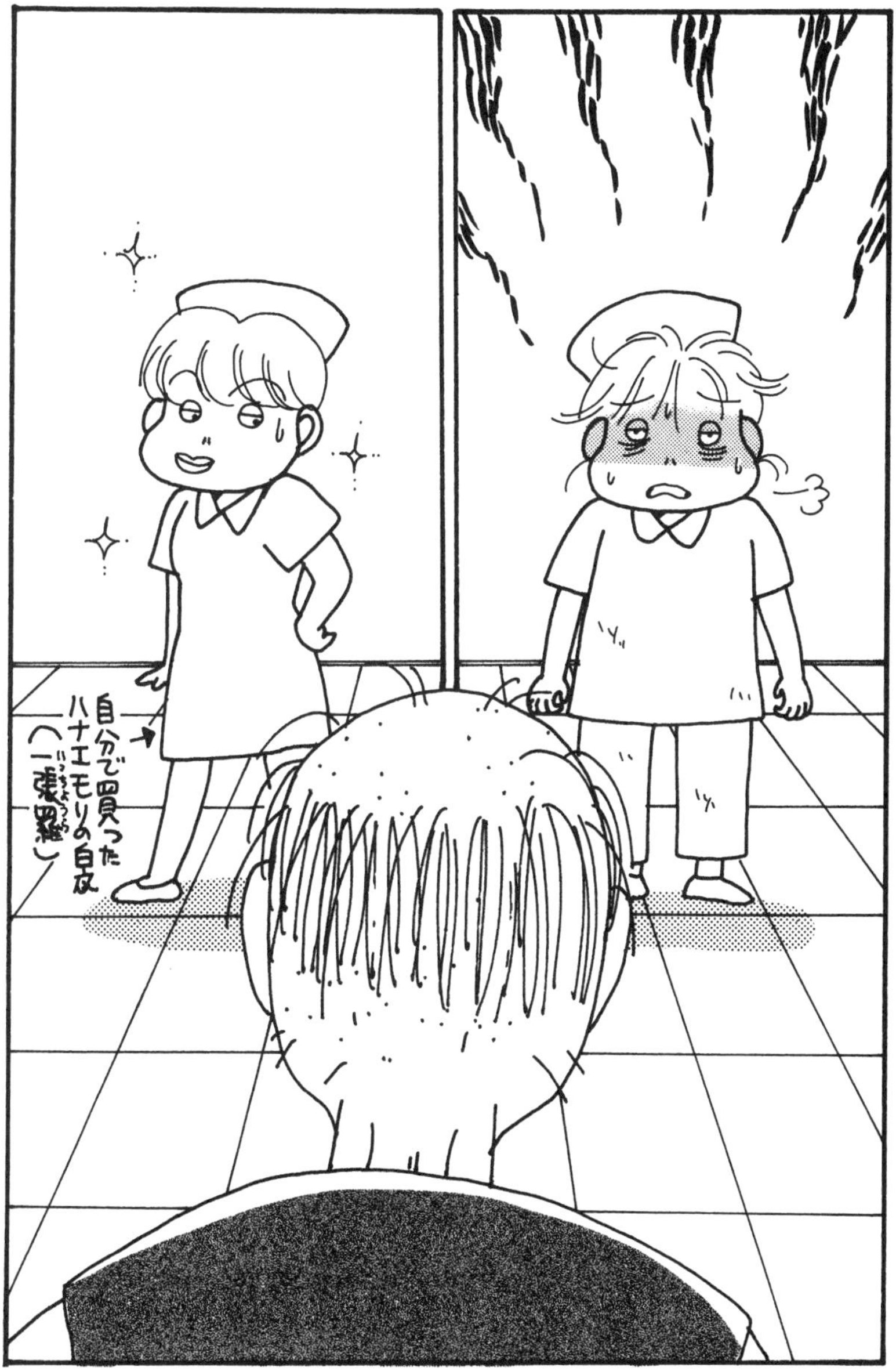
自分で買ったハナエモリの白衣（一張羅《いっちょうら》）

一瞬進路をはばまれた作田さんが、立ち止まり、私を見た。

(！　どうしよう、今日もブサイクって言われたら……)

絶望という二文字が浮かぶ。今日の私は、一応最大限の努力をした、岸かおりの最上級なのだ。これでダメなら、ブス確定⁉　ビビる私を尻目に、

「…………」

作田さんは何も言わず、そのまま私の横を素通りした。

(か、勝った！)

やったー。努力が認められたのだ。今日の私は、ブスじゃないのだ。バンザーイ。

廊下をスキップしたい気分だ。でも、まてよ？

(作田さんって、ボケてんだよな？)

もしかしたら、作田さんが言ったブサイク発言だって、私に言ったワケじゃなく、あてずっぽうに出た言葉かもしれない。それを真に受けて、私ってバカ？

(そうか。トンチンカンなことばっか、言ってる人だもんなー)

私の中で、あのブサイク発言は、なかったことにしようという気持ちが高まった。

だけど、

（昨日は、確かにブサイクだったし、今日は、おしゃれして来たら、ブサイクって、言われなかったんだよな）

つじつまがあってる。

と、いうことは……？？？？

認知症の人の言葉は、時々、妙に当たってるから困る。

ナースだって傷つくんです。

とりあえず、あと20分早く起きて、お化粧して病棟に来るようにしよっと。

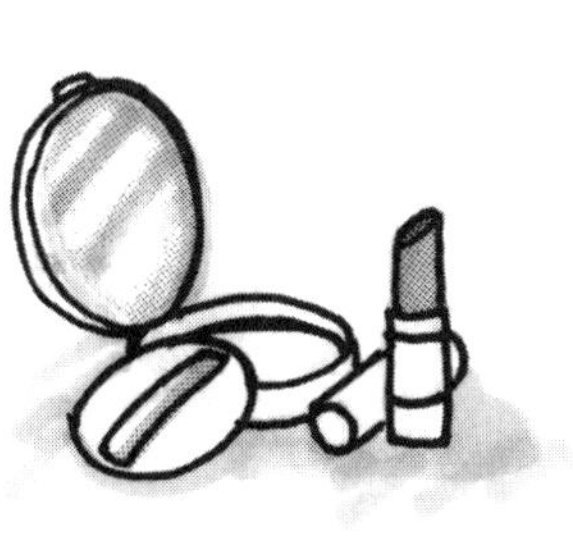

セキちゃんの日々

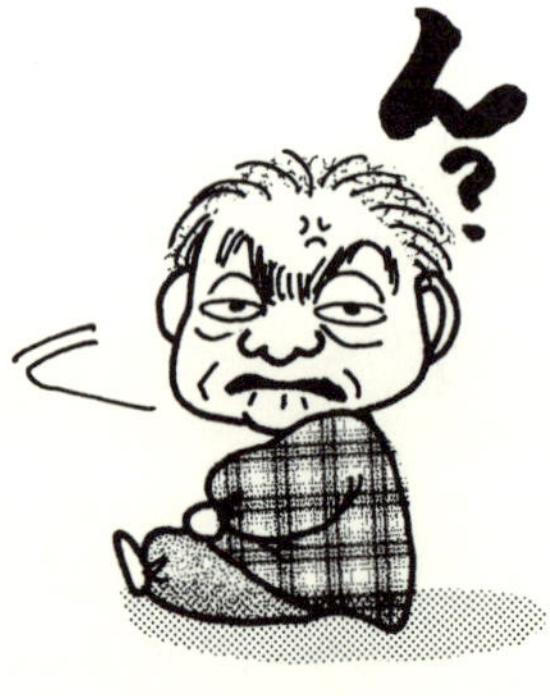

『一目会ったその日から、恋の花咲くこともある』

昔あったバラエティ番組のオープニング・コピーさながらに、私は初めて勤めた老人病棟で、とある患者さんに恋をした。ほとんど一目惚れだった。これはそんな私のせつない片思いの話。

「セキちゃんがいない！」

病棟ナースの1人が叫んだ。

「おかしいわねー、あの人歩けないんだから、どこにも行きようがないのに……」

私が老人病棟に勤めはじめたその日のことだ。誰か患者さんが、行方不明になったらしい。

「あの人のことだから、這《は》ってどっかの病室に、迷い込んでるんじゃない？　全く世話がやけるったら」

這う？　わたしはハッとした。じゃあ、もしかして、アレ……。私は長い廊下をガラガラと去っていく配膳車の方向を見た。昼食後、残飯と、汚れた食器をのせて去っていく配膳車の後ろに、黒い物体。

ズル、ズル、その物体は、不自由な下半身を執念で引きずり、ベタッと配膳車の後ろに張りついていた。

「セキちゃん！」

看護婦さんの大声に、配膳車の前を引っ張っていた給食係のおばさんも驚いて後ろを振り返る。

セキちゃんと呼ばれるその物体は、駆けつけた看護婦さんに、ひっかく、嚙《か》みつく、唾《つば》を吐く、つねるなどの暴行をはたらいたあげく、ようやく配膳車からひっぺがされた。

「まっ……まだ、食える」

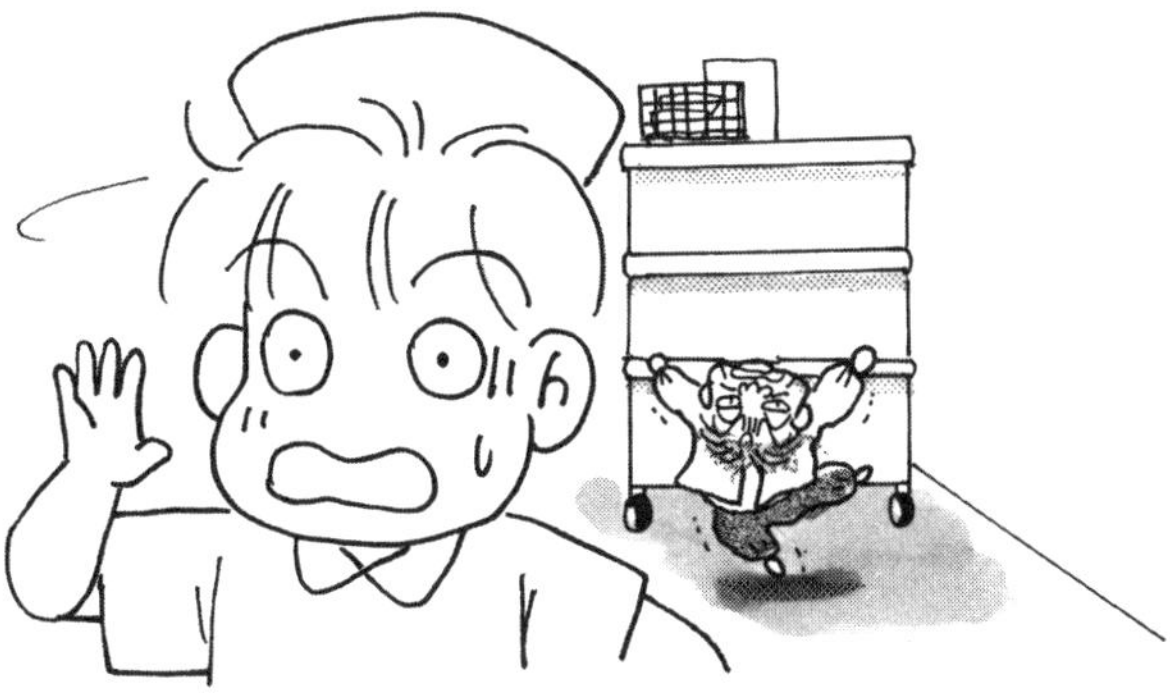

と、残飯の入ったバケツを指しながら。

この全身、食欲だけの人、名前は山吹セキノ。73歳のおばあちゃん。認知症で、入院生活10年にもなる。

セキちゃんは、看護婦さんにかかえられ、病棟の中央にあるホールの畳の上におろされるまで、恨めしげに遠ざかる配膳車を見つめていた。

シワだらけのたるんだ瞼《まぶた》の奥の凶悪な目は、「食いたい」とだけ叫び、濁っている。

低くつぶれ横に広がった鼻からは白い鼻毛がのぞき、「食いたかったのに」と無念の鼻息にゆれる。その下にある口元は、ガマ口のように大きく、「食わせてもらえなかった」という抗議と、一度食ったものは二度と出さないぞという決意に、固く結ばれている。

岩石のような顔。

これ以上ないほど、ピッタリの形容詞は、
クソばばあ。

このクソばばあと、私は、ワケもなく気が合いそうな気がした。波長が合う、セキちゃんはともかく、私はそう思った。そうなると、病棟に行くのが楽しくなった。私のラブコールに答えてセキちゃんは、

「あんた、好きじゃ。あんた、やさしい。アリガトッ」

と言い、おでこの上で両手を合わせ、拝む。

パンパン、意味不明の柏手《かしわで》も打つ。ああ、かわいい。

しかし、次の瞬間、

「眠い。あっち行け」

などと、手を払いのける。認知症のセキちゃんは、お天気屋さんだ。コロコロと気が変わり、私の名前も覚えてくれない。私の恋は一方通行。せつない片思いが続く。

他の看護婦さんたちは皆、

「セキちゃんなんかのどこがいいの？」

と、聞いた。見渡すと、他の看護婦さんたちにも、それぞれのアイドルがいるらしい。それは、ほとんど「きんは百歳、百歳」の世界、かわいくて素直な、じーちゃん、ばーちゃんだった。

（センスが悪いなあ）

と、私は思っていた。皆がいいと言うものを、今さらいいと言っても、何ら新しい展開などないじゃないか。ライオンのしっぽより、にわとりの頭。

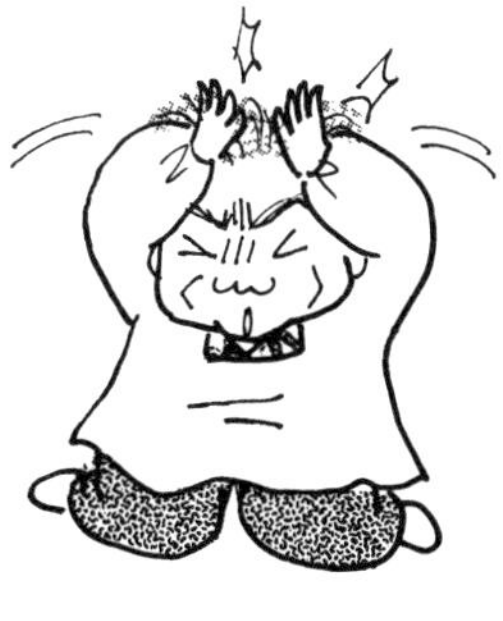

だからといって、奇をてらって、皆の敬遠するものを選んで好きになったのではない。

セキちゃんは、センスがよかったのだ。むろん、服装とか食べ物じゃなく、私と話すときのお互いの間《ま》が、会話のセンスのよさが、抜群だった。

認知症の人と話をするのは、楽しい。世間では認知症というと、いつもワケのわからないことを言い、全く意思の疎通がないものなどと思われがちだ。

しかし、昼間普通に日常生活を送っている患者さんたちは、理解力に乏しかったり、ちくはぐ行動などあっても、生活レベルのことを聞けば、全く普通に話せた。その応答に、じーちゃん、ばーちゃんの個性が出て、おもしろい。

そして、セキちゃんはいつも、私の想像を超えた返答で私を唸《うな》らせてくれる。

セキちゃんの言うことには、人生があった。

その日も、私はセキちゃんと話をしていた。

「セキちゃん、好きな食べ物三つあげて」

いつものように聞いてみる。

セキちゃんは、ちょっと考えて叫ぶ。

「米、味噌《みそ》、醤油《しょうゆ》」

73歳、戦争を経験し、物のない時代を生き抜いてきたからこそ言える、重みのある一言。セキちゃんに歴史あり。

また、新年を迎えたある日、私は患者さんたちに聞いてみた。

「あけましておめでとう。新年の抱負は何ですか？」

オイ、オイ、認知症で入院の老人に新年の抱負もないだろう。何をイヤミなことをと思う人もいるかもしれない。でも私は聞いてみたかった。なぜなら……。

ほとんどのじーちゃん、ばーちゃんは、「何もねぇ」とか「後は死ぬだけですから……」とか、景気の悪い返答をする中、期待のセキちゃんは、一言、

「金がほしい」

笑った。笑いながら、私はセキちゃんを抱きしめたくなった。老人病棟は、風通しの悪い病棟だ。軽快退院などほとんどなく、10年、20年と入院している患者さんも少なくない。若い患者さんとちがって、話す内容も自然、未来より過去になる。その中で私

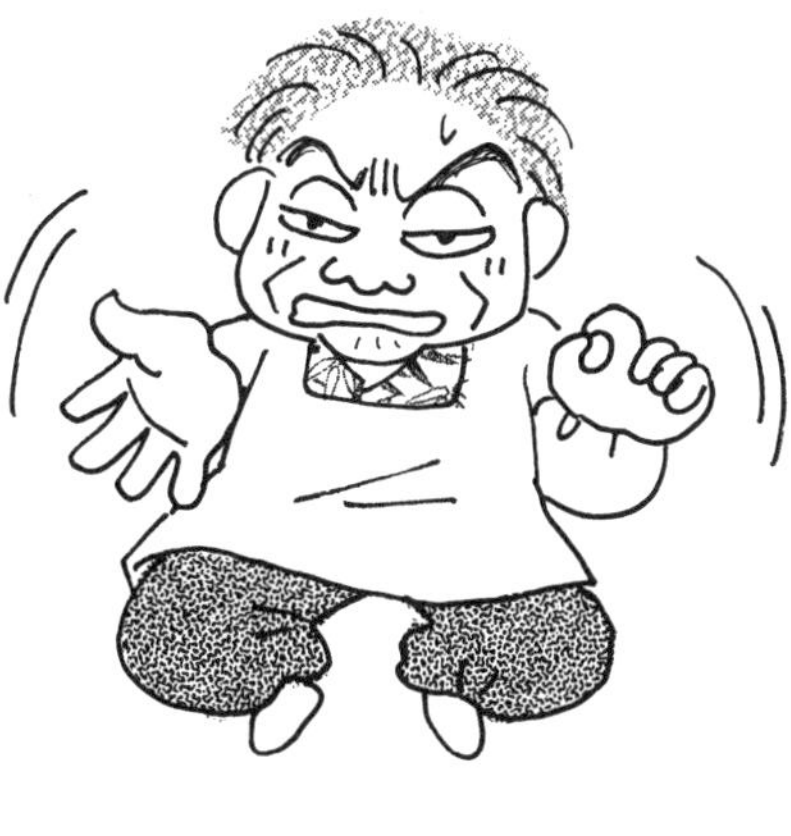

は、なんだか未来の話がしたくて、新年の抱負を聞いてしまった。

そしてセキちゃんは、じつに前向きなのだ。

「金がほしい」

まさに本能の人、セキちゃんの抱負。

心に、ジャスト・ミート！　私の片思いはつのる。


そんなある日、セキちゃんが風邪をひいた。

38度の発熱で、ゼイゼイと息が荒い。

私が知る限り、初めての発熱ではなかったし、たしか半年前の時は、2日ほどで元通り元気になったはずだ。きっと明日には、ケロリとしているだろう。うん。大丈夫。

その頃、私のセキちゃんへの長い長い片思いも、ようやく進展を見せていた。

「私の名前は？」

と、顔を出すと
「きっさん」

と、答えてくれるようになったのだ。セキちゃんが本当に、私＝岸、とわかっていたか

どうか。他に名前を教えようという看護婦さんもいなかったし、私のくりかえす、

「名前は?」

という言葉に、ただ反射的に答えていたのかもしれない。けれど、うれしかった。

「きっさん」

と呼ばれると、乙女の純情、胸は高鳴るのだ。

その日の夕食介助の時、私はセキちゃんの枕元で、いつものように、

「私の名前は?」

と、聞いた。

「きっさん」

歯切れのいい、早口の声。うん。いつものセキちゃんだ。だけど、

「大丈夫?」

ふとんを少しはぐと、セキちゃんはエビのように丸まっていた。背中をつっつくと片目を開け、すぐ閉じ、おでこの上で両手を合わせ、パンパンといつもの柏手を打つ。

「ありがとっ」

早口で言った。枕元には、夕食を半分残したお膳があった。

「えっ⁉」

セキちゃんがご飯を残すなんて、冗談じゃないぞ。これは本当に病気かもしれない。

「もっと、食べなきゃ。何か食べたいものは？」

初めてこんなことを聞く。いつものセキちゃんは言われなくても、他人のものでも食いたいときには、とってでも食う。セキちゃんは、布団の中で首を振ったが、思いついたように、

「牛乳ッ」

と言った。

「牛乳？　よし、牛乳ね」

私は、慌てた。何だか慌てた。牛乳、牛乳、病棟を探し回ったが、その日に限って牛乳はなかった。ナース・ステーションにもどって婦長さんに報告した。とにかく牛乳を……。

婦長さんは、

「何アセってるの？　ハハハ、大丈夫、大丈夫。セキちゃんなら一食くらい残したって、普段あれだけ食べてるんだから。牛乳は、明日の朝飲ませましょ」

と、笑った。笑われて私は、それ以上牛乳にこだわることができなかった。

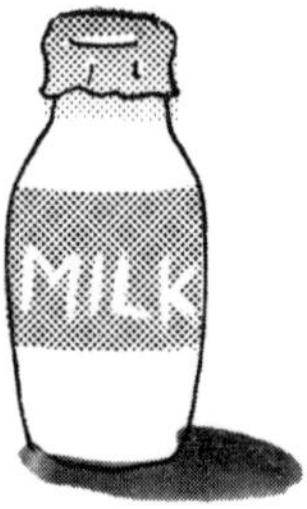

代わりにさましたお茶をもらって行くと、セキちゃんは一口だけ飲んだ。

「ごめんね。明日必ず牛乳あげるからね」

それだけ言って、セキちゃんのそばを離れた。病棟は、夜勤の引き継ぎが始まり、忙しげに動いている。日勤の看護婦がいつまでもいる雰囲気じゃない。振り返ると、布団に丸まったセキちゃんの白い髪の毛が、ちょっとだけ見えた。

死んだりして。

ハハハ。まさかね。


次の日の朝早く、セキちゃんは死んだ。

「急変したのは、夜中でね。苦しかったんだと思うよ。明け方亡くなるまで、血圧測りに行くたびに、ギュッて、白衣のすそを摑《つか》むのよ。それがなんかかわいくってねえ、この人、こんなとこあったのか……なんて」

夜勤の看護婦さんが、そう申し送った。

セキちゃんの死後の処置は、私の仕事だった。ベッドの上に横たわったセキちゃんは、気をつけ！　のポーズみたいにまっすぐだ。

いつもはエビみたいに身体を曲げていたのに。セキちゃんが違う人になってしまった。セキちゃん。セキちゃん！

死後の処置は事務的に進む。セキちゃんの鼻に綿をつめながら、私は思う。この綿を、バッフーンなんて鼻息で押し返してくれ、と。

身体をまるで物のように、ゴロン、ゴロンと動かしては拭《ふ》くときも、「イテテ」って言え、ひっかけ、あの凶悪な目でにらんでくれよ、と願った。

オイ、セキちゃん。コラ、セキちゃん！　何でジッとしてるんだ⁉　このままじゃ本当に死んじゃうぞ。いいのか⁉

「涙はやめなさい」

ペアを組んで死後の処置をしていた先輩ナースが鋭く言った。

「ふ、ふぁい」

この返事は、返事だけだ。だって泣こうとして泣いているのではないのです。家族が迎えに来て、遺体を玄関に見送りに出

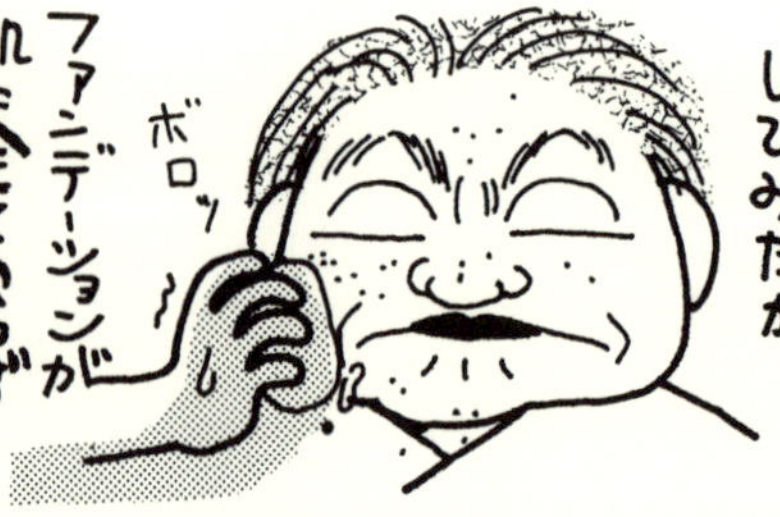
キレイにしてあげたくて
死化粧をしてみたが
ボロッ
ファンデーションが肌に全くのらず
よけい悲しくなった…

たときも、私は泣いていた。家族は10年セキちゃんを入院させているうちに、すっかり心に準備もできていたのだろう。落ちついて涙のない別れだった。泣いているのは、私1人。まるで葬式に来る正体不明の泣き女のように、ボロボロボロボロ……。

「お世話になりました」

家族が去り、先輩ナースが一礼して見送る中、私はまだウォーウォー泣き続けた。

私はいったい何者なのだ？


その半年後、病院の忘年会があった。病棟の医師に声をかけられた。先生は、

「岸さんは、山吹セキノさんが亡くなった時、辞めるかと思ったよ」

と笑った。

「えー。ははは」

なんてごまかしたけど、図星だった。

セキちゃんがいなくなって以来、私には病棟が白黒に見えた。楽しくない。もう辞めるんだと何度も思った。けれど、そういうのってカッコ悪すぎ？　と、ズルズル思い切れないで、続けてきただけなのだ。先生は更に、

「岸さん、セキノさん見送るとき、ずっと泣いてたでしょ。あれが印象的でねぇ。看護婦さんて感じしたよ」

「は？　看護婦さん？」

いろんなことが、いっぺんに頭の中を駆けめぐった。

あんなの看護婦さんじゃないと思った。

そう、セキちゃんが死んだとき、私はただ寂しかった。

家族のように、大事な友達を亡くしたように。

そう、セキちゃんといるとき、いつも私は友達のようにつきあっていた。ひいきして、
夜勤の時こっそり、初物のメロンを一切れ口に放り込んだこともあったっけ。

セキちゃんは反射的に口をモゴモゴやって食べ、寝ボケまなこで、

「ごっそうさん」

と、おでこの上で柏手を打ったね。

なのに、なのに最後に話したとき、私は牛乳をあげられなかった。

最後の最後に、看護婦の立場で、牛乳をあきらめてしまった。

ひいきすればよかった。めちゃくちゃひいきして、自腹切ってでも牛乳を買って、お呼

びでなくても、あの朝、セキちゃんについてればよかった。最後に、白衣をにぎってほしかった。友達だった。看護婦じゃなくて、ずっと友達だったのに。

「岸さん」

先生に呼ばれて我にかえる。

「それが、究極の看護じゃないの？」

先生が、そう言って笑った。

「だったら、友達か恋人しか看護できないじゃないですか」

と、私はからむ。からみながら、そうか、そういうことなのかも。

原稿を書きながら、ホット・ミルクを入れる。湯気が天井にホカホカと昇っていく。

セキちゃん。

今でも、牛乳を見ると思い出す。

セキちゃん、私の恋した、最初で最後の患者さん。

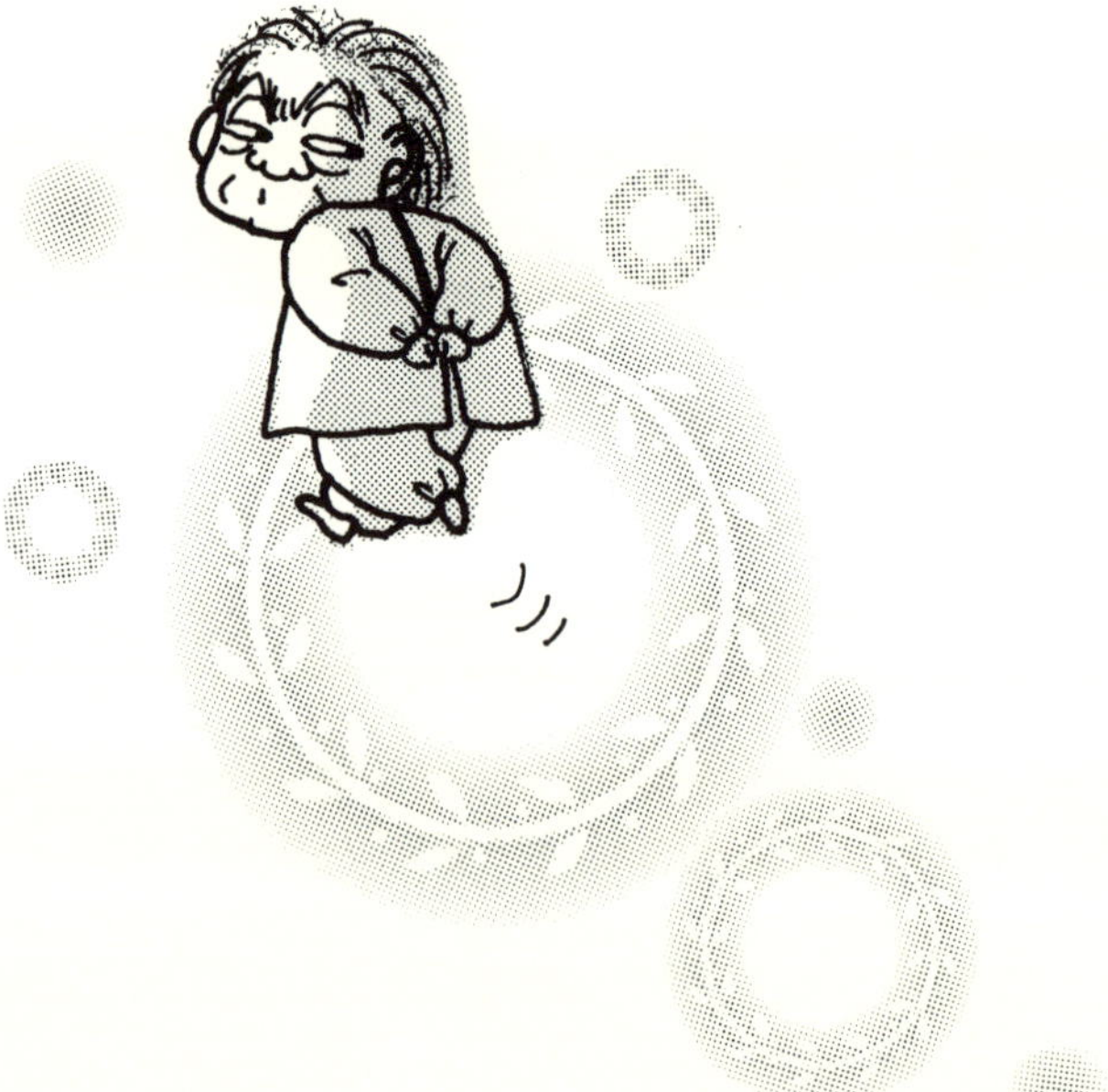

大迷惑

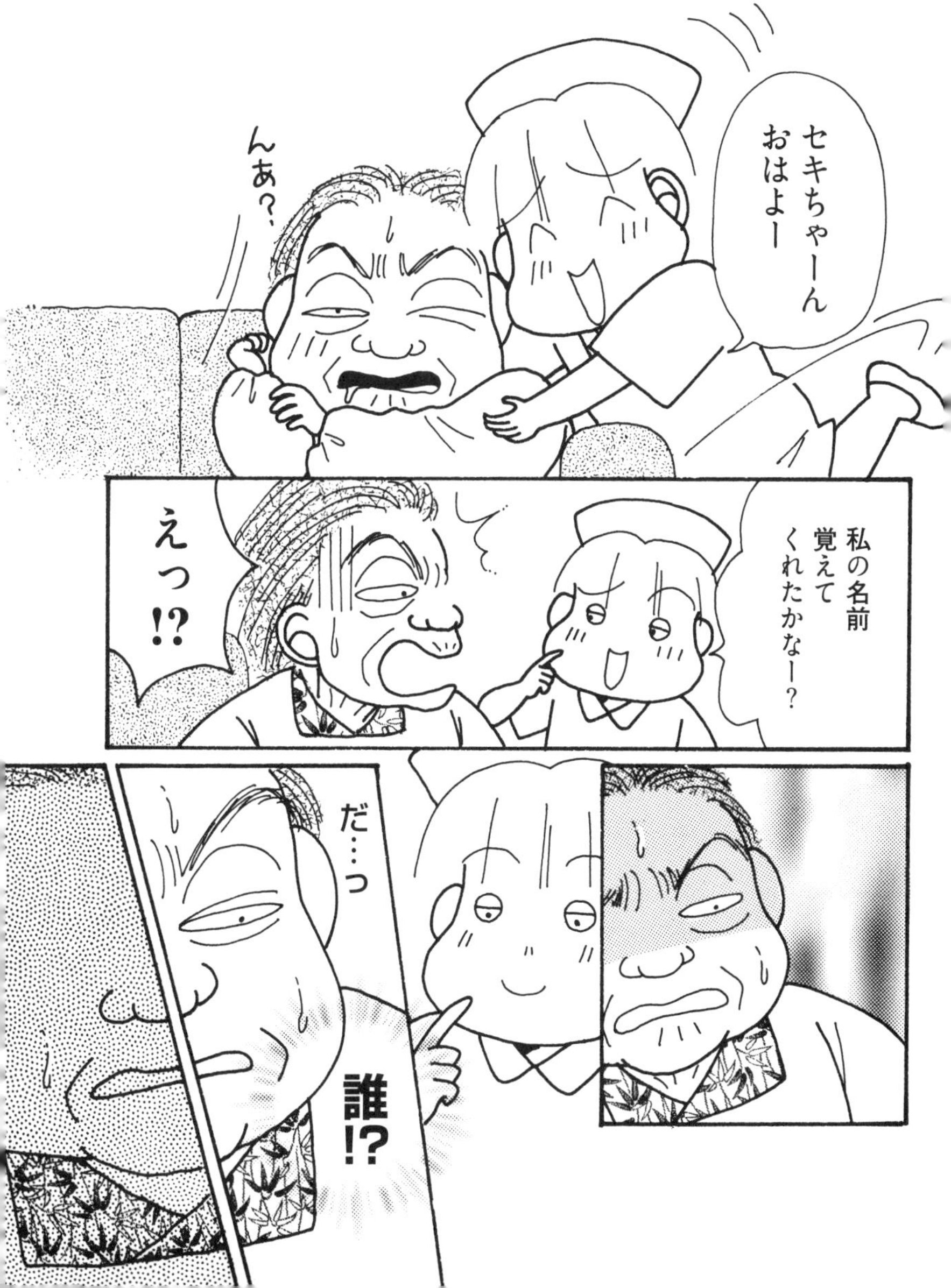
セキちゃーん
おはよー
んあ?
私の名前
覚えて
くれたかなー?
えっ!?
だ…っ
誰!?

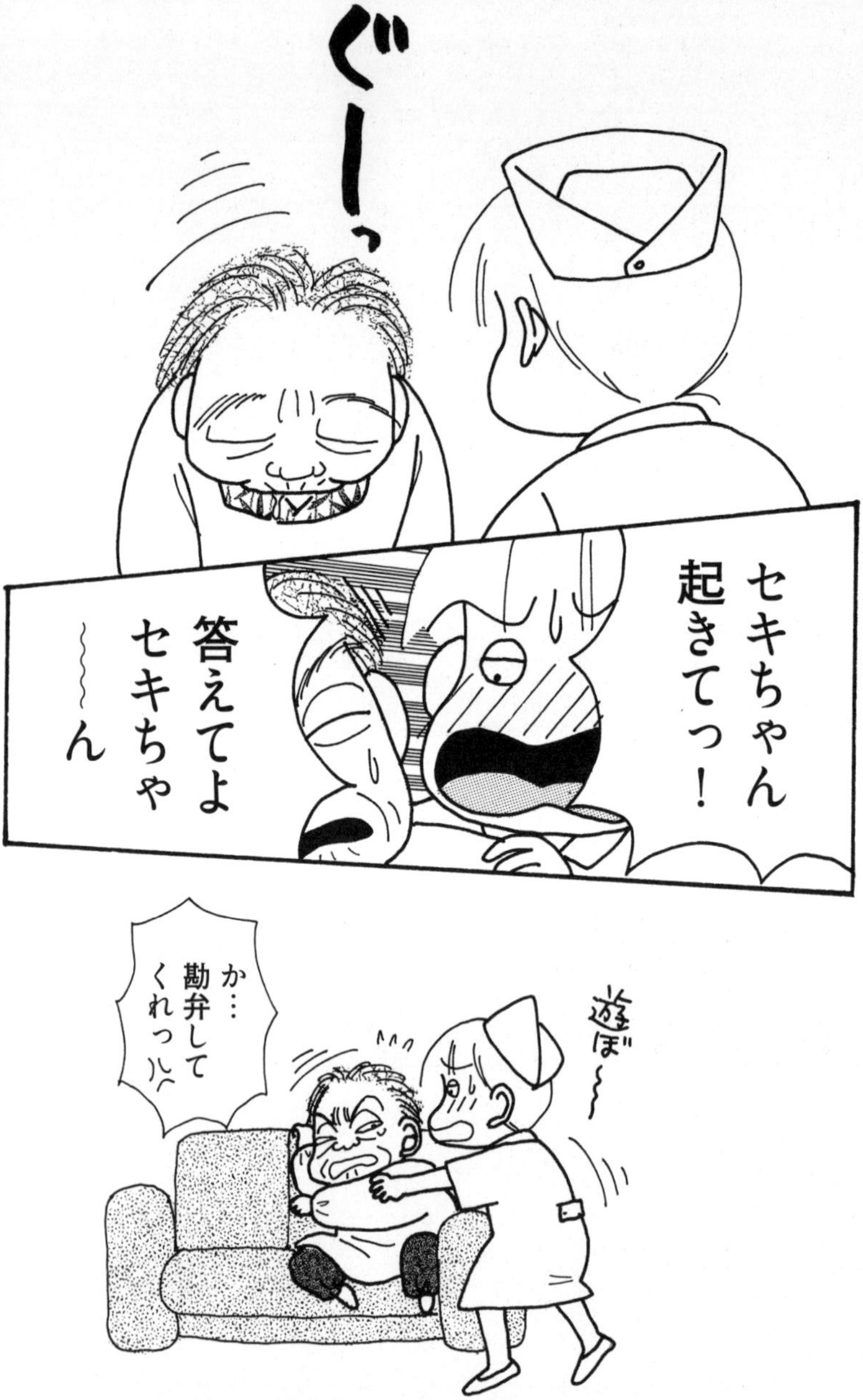
ぐーっ
セキちゃん起きてっ！
答えてよセキちゃ〜〜〜ん
遊ぼ〜〜
か…勘弁してくれっ

ハッピーバースデイを いつまでも

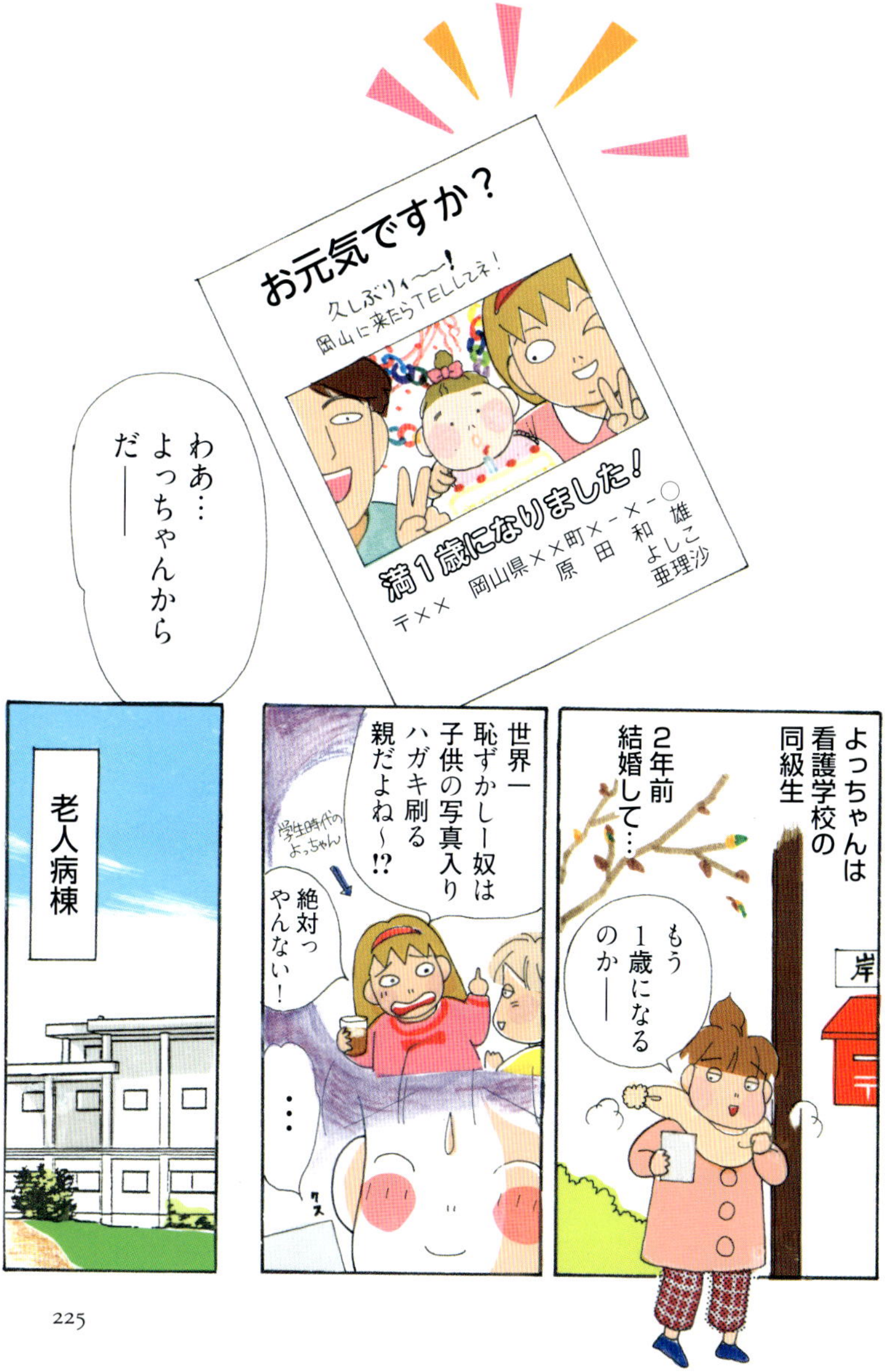
お元気ですか？
久しぶりィ~~!
岡山に来たらTELしてネ!
満1歳になりました!
〒×× 岡山県××町×-×-○
原田 和雄
よしこ
亜理沙
わあ…よっちゃんからだ——
よっちゃんは看護学校の同級生
2年前結婚して…
もう1歳になるのか——
岸
世界一恥ずかしー奴は子供の写真入りハガキ刷る親だよね~!?
学生時代のよっちゃん
絶対っやんないー!
…
クス
老人病棟

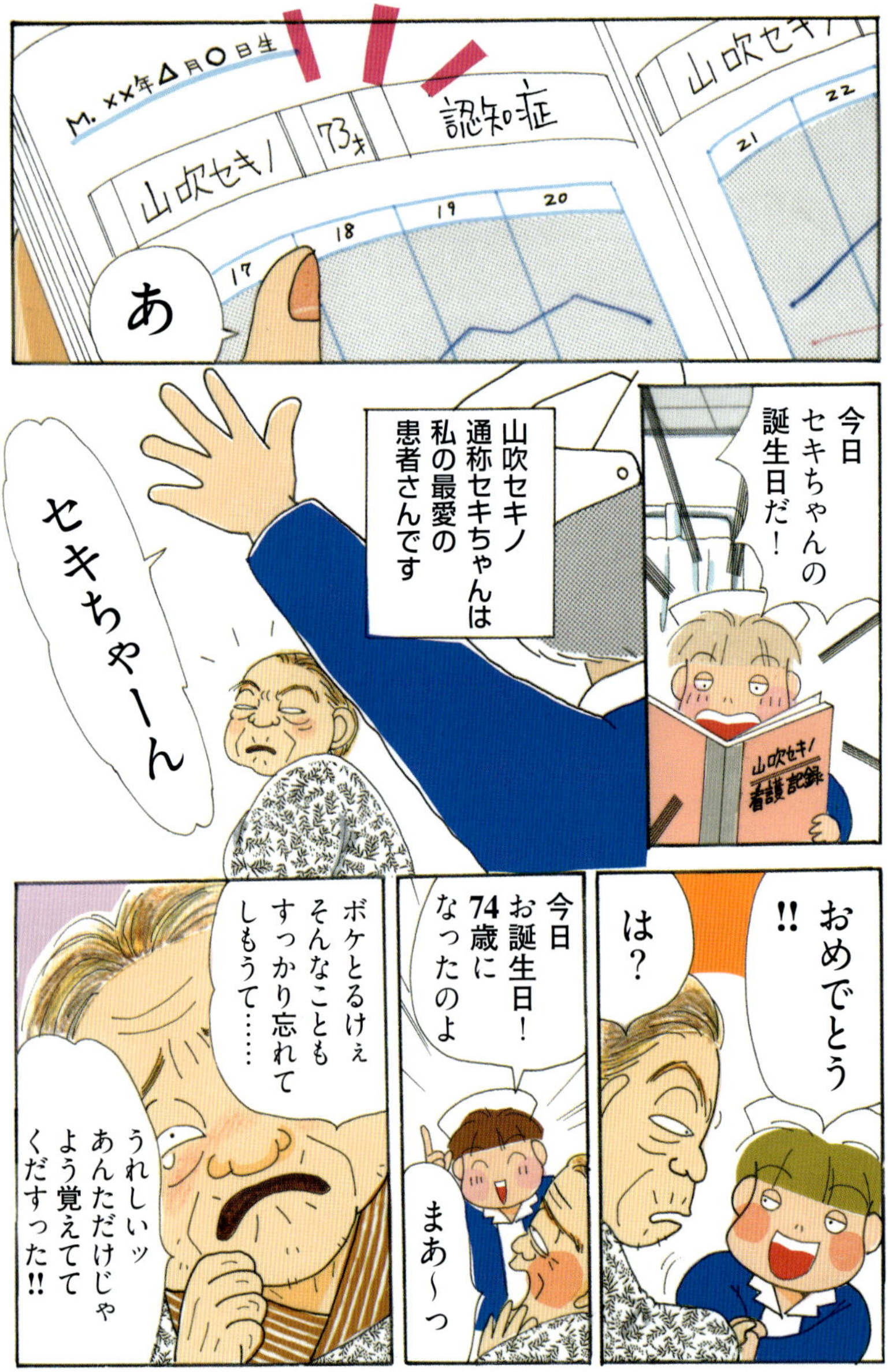
M.XX年△月○日生
山吹セキノ
73才
認知症
山吹セキノ
17
18
19
20
21
22
あ
今日セキちゃんの誕生日だ！
山吹セキノ
看護記録
山吹セキノ通称セキちゃんは私の最愛の患者さんです
セキちゃーん
おめでとう!!
は？
今日お誕生日！74歳になったのよ
まあ〜っ
ボケとるけぇそんなこともすっかり忘れてしもうて……
うれしいッあんただけじゃよう覚えててくだすった!!

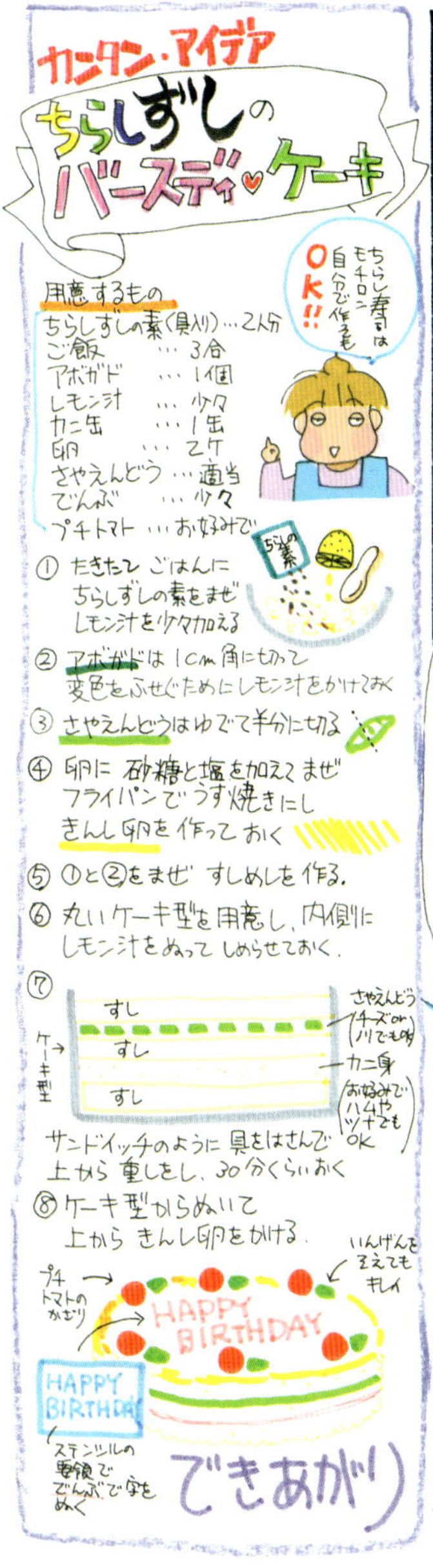
カンタン・アイデア
ちらしずしのバースディ♥ケーキ
ちらし寿司はモチロン自分で作ってもOK!!
用意するもの
ちらしずしの素(具入り)…2人分
ご飯 … 3合
アボガド … 1個
レモン汁 … 少々
カニ缶 … 1缶
卵 … 2ケ
さやえんどう … 適当
でんぶ … 少々
プチトマト … お好みで
ちらしの素
① たきたてごはんに
ちらしずしの素をまぜ
レモン汁を少々加える
② アボガドは1cm角に切って
変色をふせぐためにレモン汁をかけておく
③ さやえんどうはゆでて半分に切る
④ 卵に 砂糖と塩を加えてまぜ
フライパンでうす焼きにし
きんし卵を作っておく
⑤ ①と②をまぜ すしめしを作る.
⑥ 丸いケーキ型を用意し、内側に
レモン汁をぬって しめらせておく.
⑦
すし
すし
すし
ケーキ型→
さやえんどう(チーズor ノリでも可)
カニ身(お好みでハムやツナでもOK)
サンドイッチのように具をはさんで
上から重しをし、30分くらいおく
⑧ ケーキ型からぬいて
上から きんし卵をかける.
プチトマトのかざり
いんげんを添えてもキレイ
HAPPY BIRTHDAY
HAPPY BIRTHDAY
ステンシルの要領ででんぶで字をぬく
できあがり

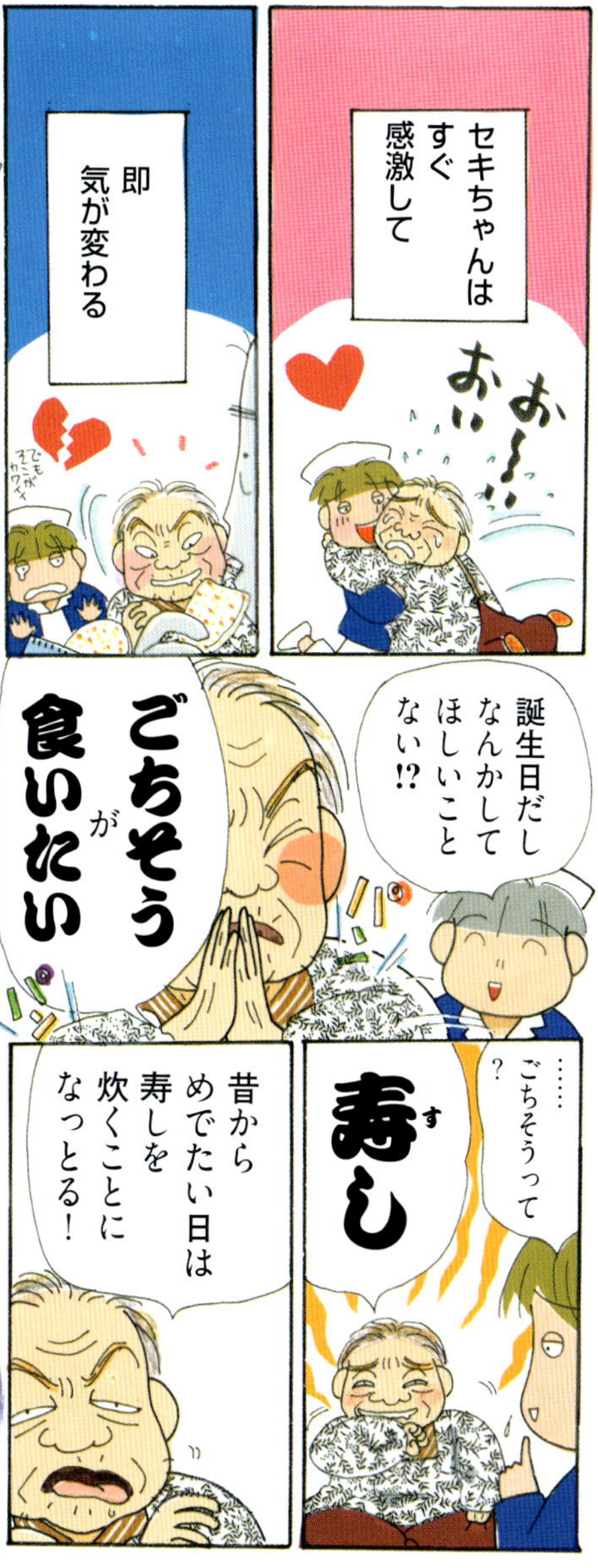
セキちゃんはすぐ感激して
おぃお〜!!
即気が変わる
でもそこがカワイイ
誕生日だしなんかしてほしいことない!?
ごちそうが食いたい
……ごちそうって?
寿《す》し
昔からめでたい日は寿しを炊くことになっとる!

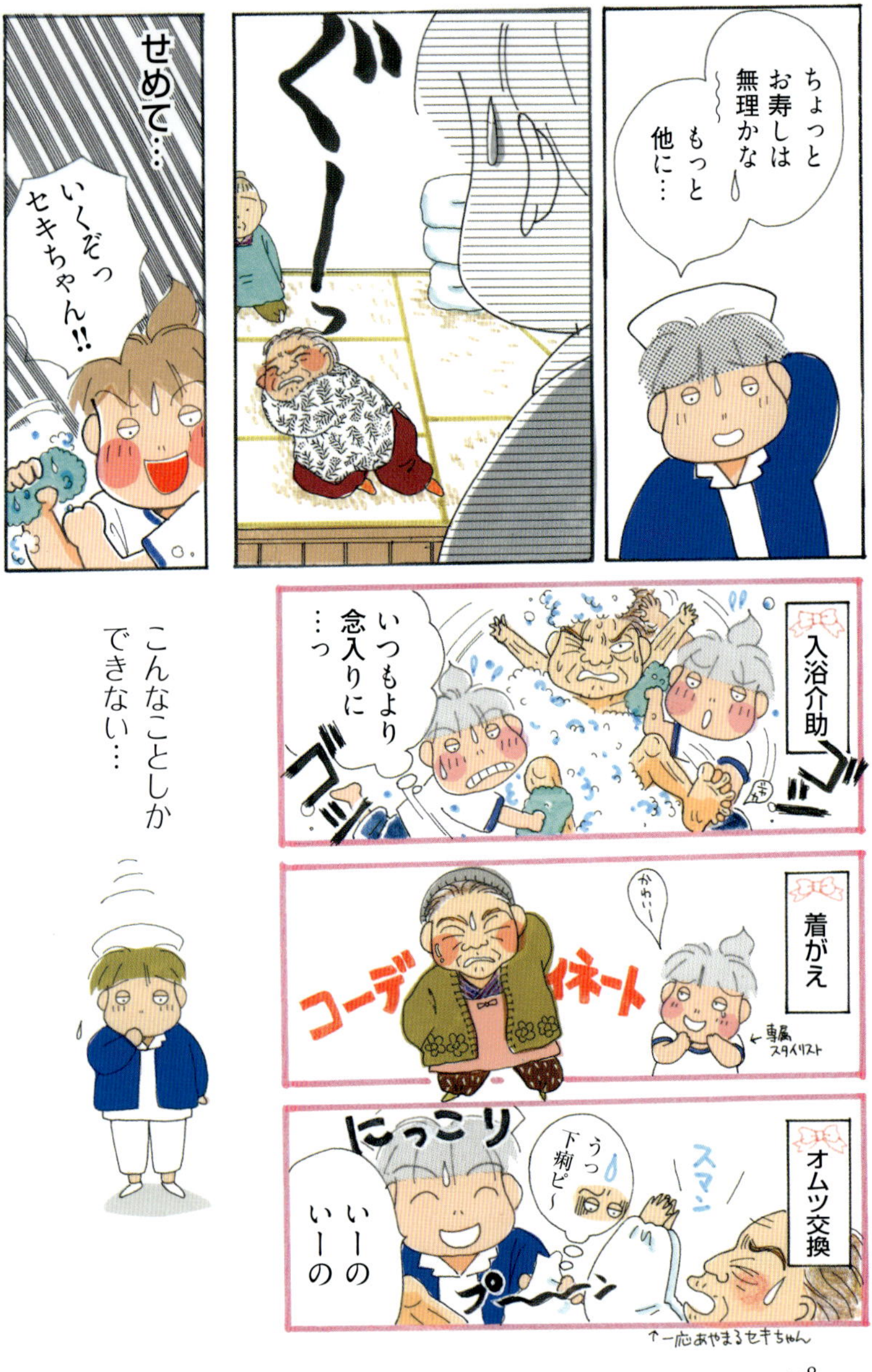

ちょっとお寿しは無理かな〜〜
もっと他に…
ぐ〜〜っ
せめて…
いくぞっセキちゃん!!
入浴介助
いつもより念入りに…っ
ゴシ
ゴシ
着がえ
コーディネート
かわいい〜
←専属スタイリスト
オムツ交換
にっこり
うっ下痢ピ〜
スマン
いーのいーの
プ〜〜ン
↑一応あやまるセキちゃん
こんなことしかできない…

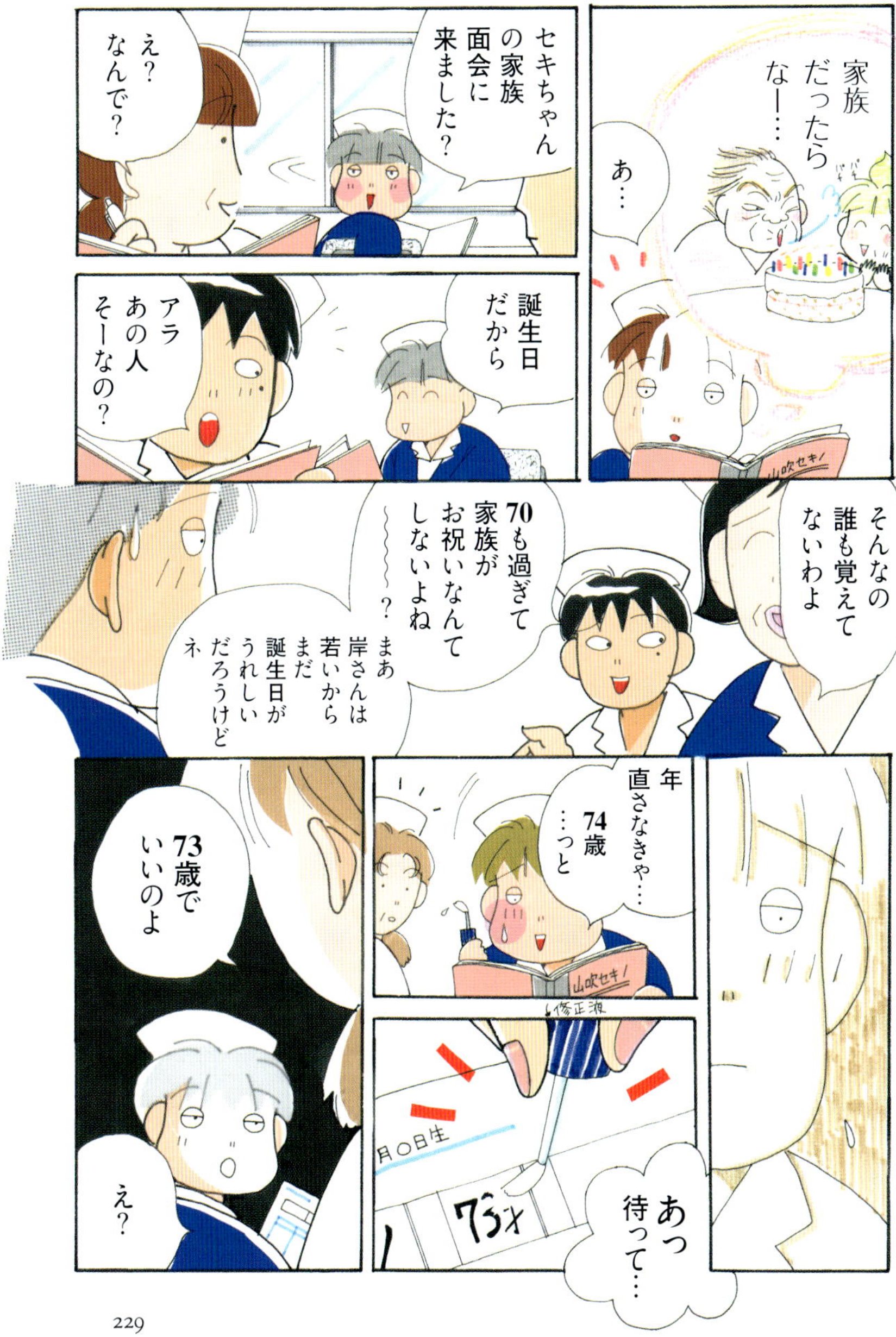
家族
だったら
なー……
パチ
パチ
あ…
セキちゃんの家族
面会に来ました？
え？
なんで？
山吹セキ
誕生日
だから
アラ
あの人
そーなの？
そんなの
誰も覚えて
ないわよ
70も過ぎて
家族が
お祝いなんて
しないよね
〜〜〜？
まあ
岸さんは
若いから
まだ
誕生日が
うれしい
だろうけど
ネ
年
直さなきゃ……
74歳
…っと
山吹セキ
修正液
月〇日生
73才
あっ
待って……
73歳で
いいのよ
え？

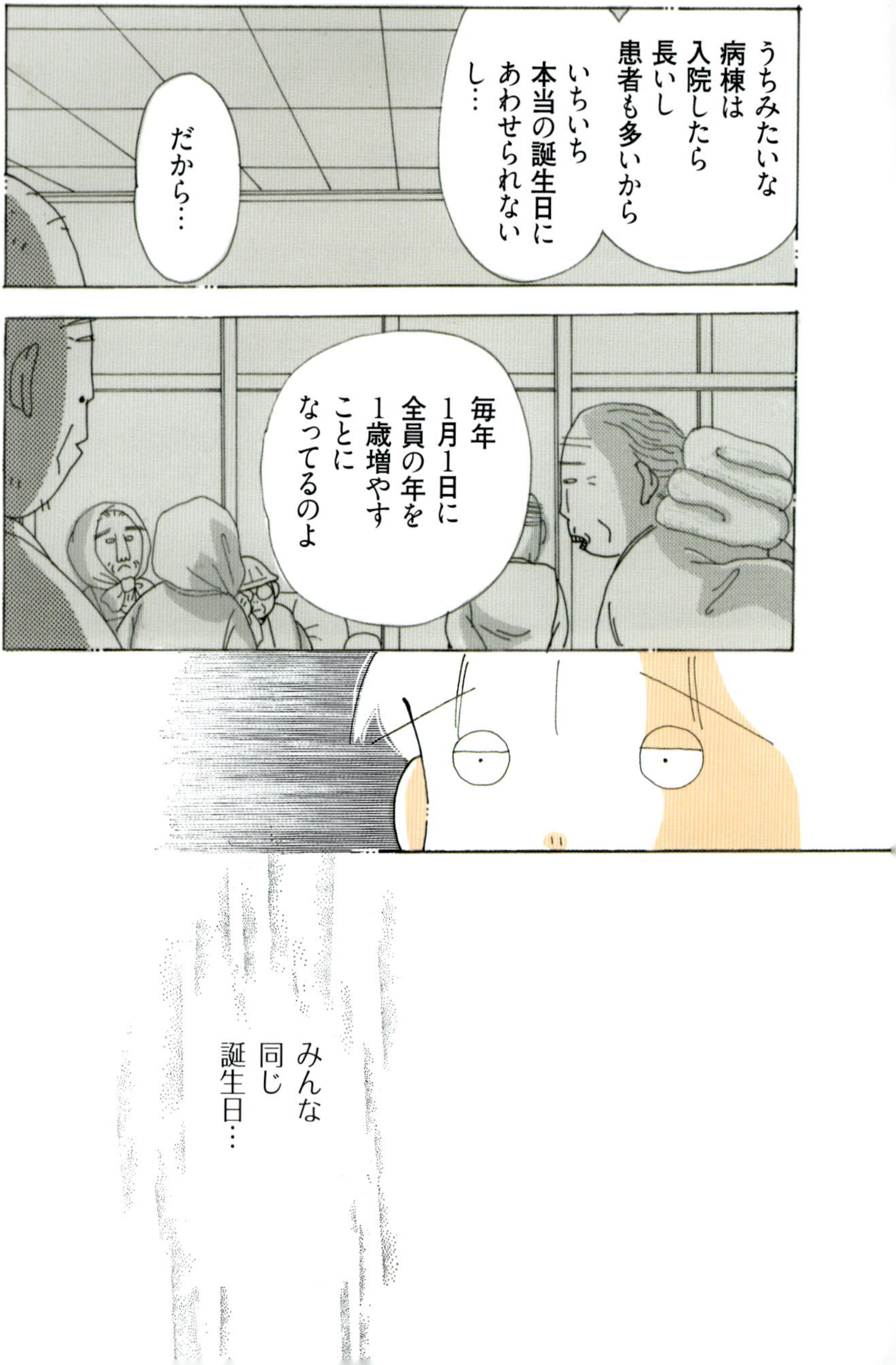

うちみたいな病棟は入院したら長いし患者も多いから
いちいち本当の誕生日にあわせられないし…
だから…
毎年1月1日に全員の年を1歳増やすことになってるのよ
みんな同じ誕生日…

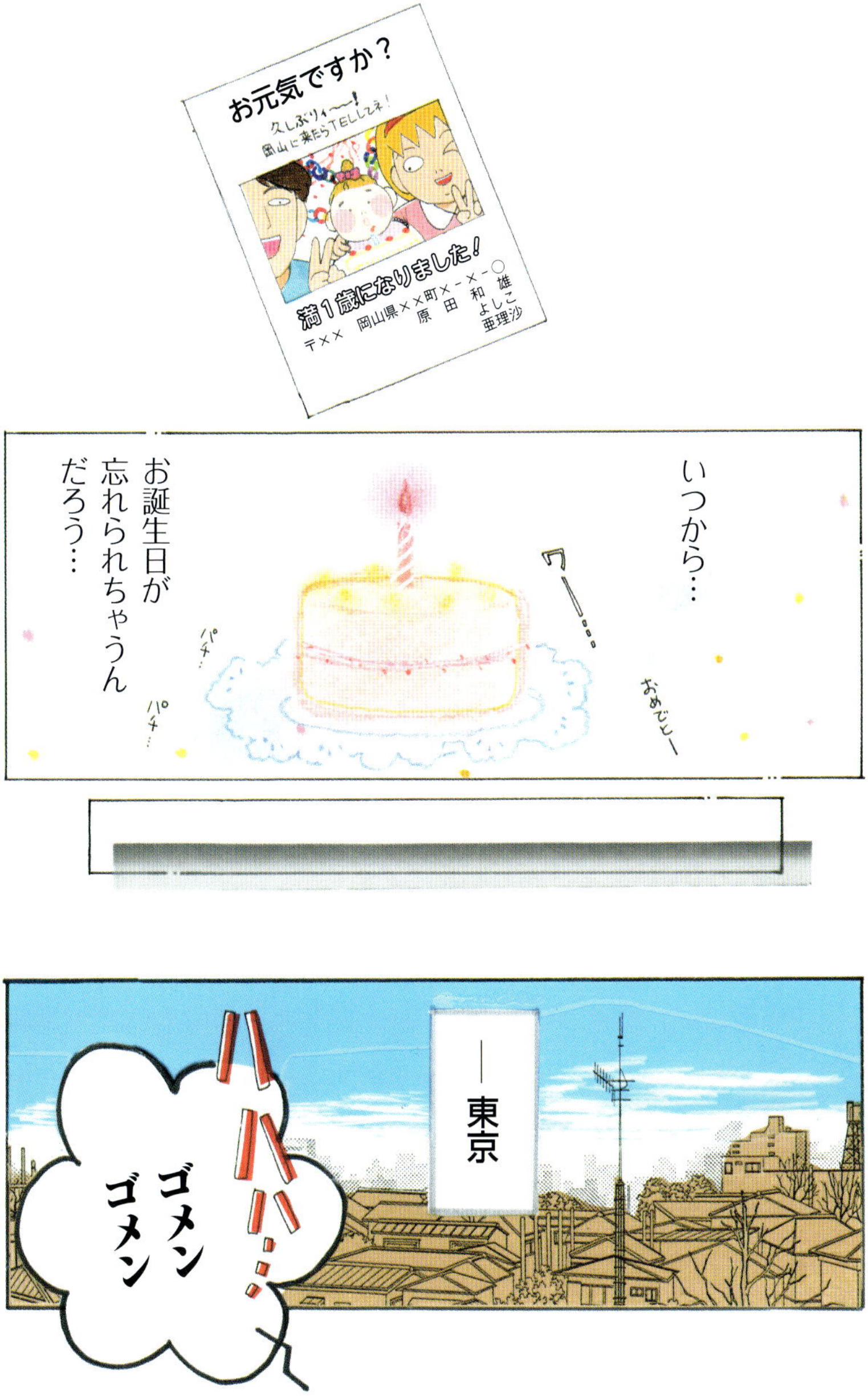
お元気ですか？
久しぶりィ〜〜！
岡山に来たらTELしてネ！
満1歳になりました！
〒××　岡山県××町×－×－○
原田　和雄
よしこ
亜理沙
いつから…
ワー…
おめでとー
パチ…
パチ…
お誕生日が忘れられちゃうんだろう…
―東京
ハハ…
ゴメンゴメン

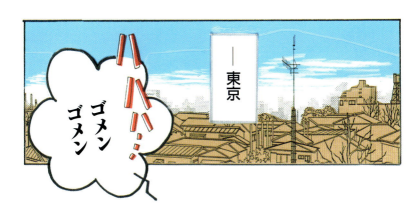

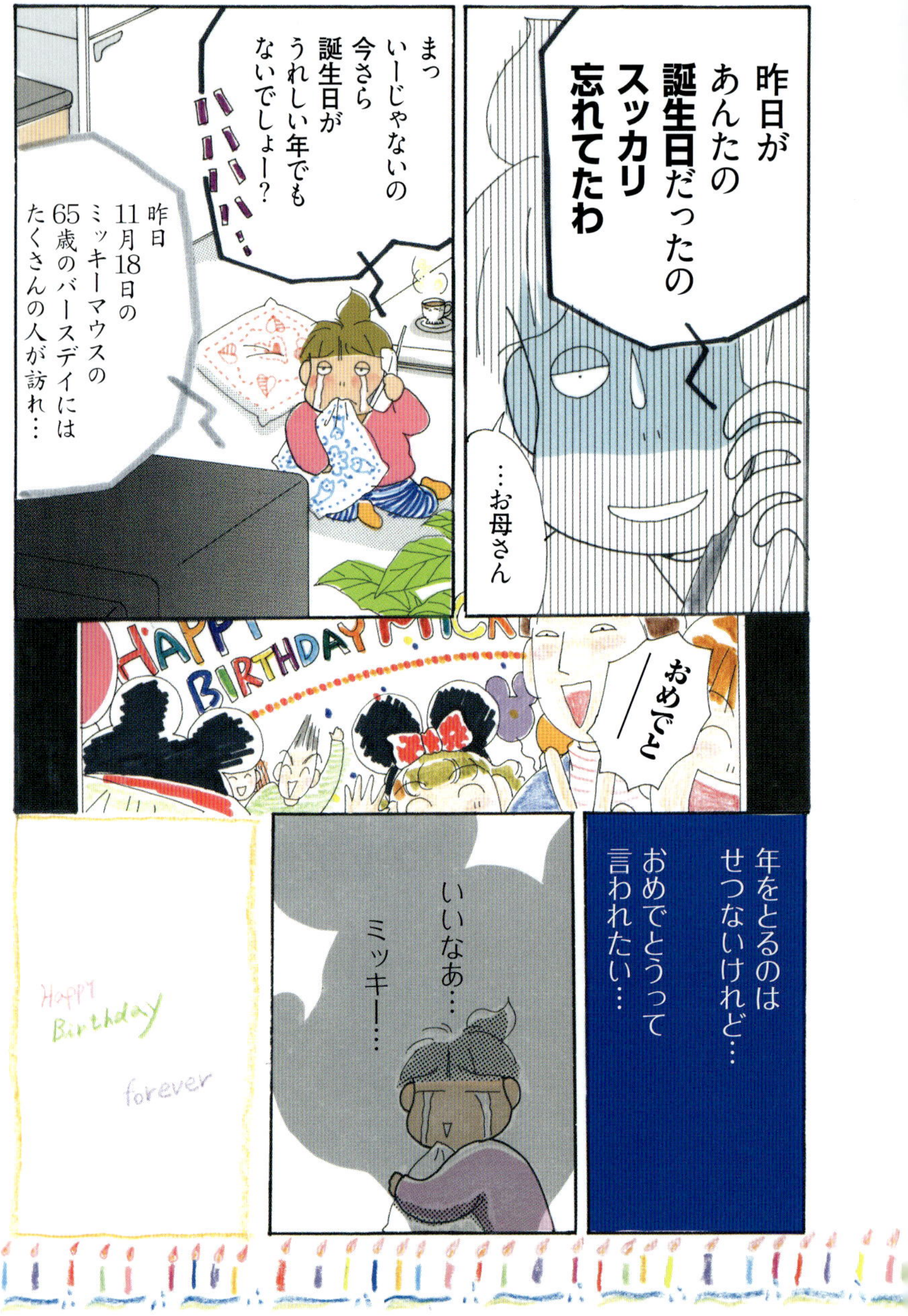

昨日が
あんたの
誕生日だったの
スッカリ
忘れてたわ
…お母さん
まっ
いーじゃないの
今さら
誕生日が
うれしい年でも
ないでしょー？
ハハハハ…
昨日
11月18日の
ミッキーマウスの
65歳のバースデイには
たくさんの人が訪れ…
HAPPY BIRTHDAY MICK
おめでと
年をとるのは
せつないけれど…
おめでとうって
言われたい…
いいなあ…
ミッキー…
Happy
Birthday
forever

きみの名は?

認知症の患者さんは、昔のことはよく覚えているが、今日のことはすぐ忘れる。

「さっきお風呂入ったよね?」

と、聞くと、

「まだです」

と濡れた髪をふきながら答えるおばあちゃんが、いきなり、

「となりの三郎さんが、柿の木から落ちて、びっくりしたぁ」

なんて昔話を始めたりする。患者さんは、古い思い出に生きている。新しいことを覚えるのが苦手なのだ。

しかし、私はあえて挑戦することにした。今日から私を、不可能を可能にするナースと、

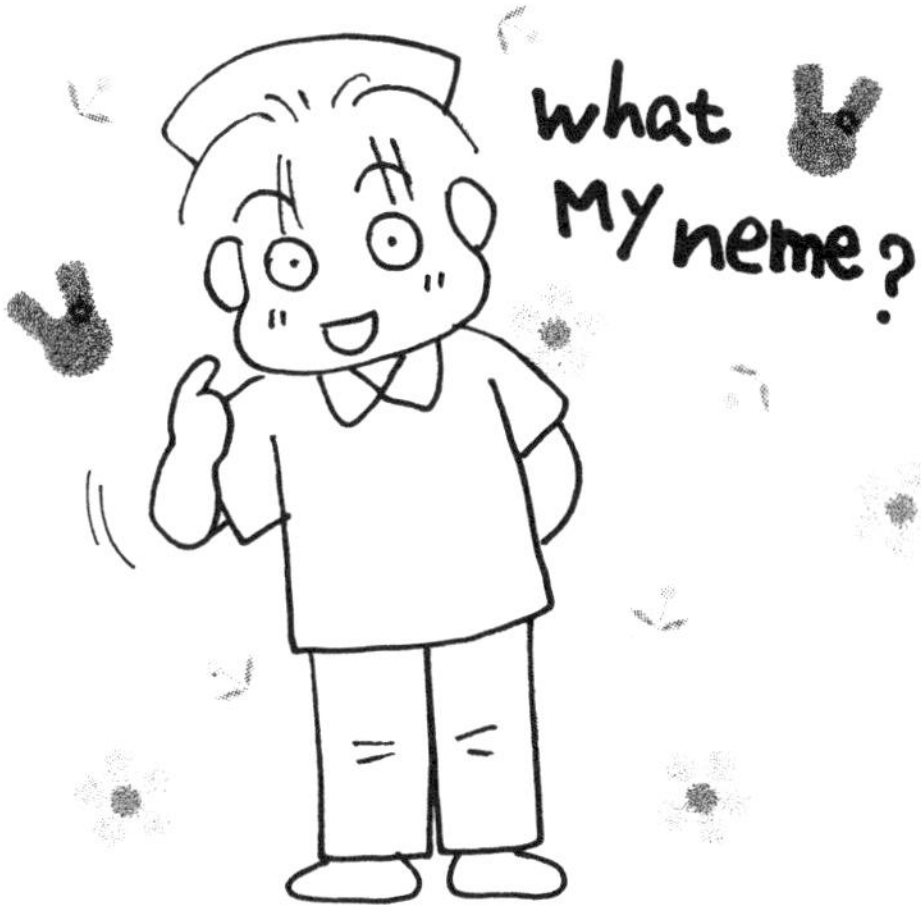

呼んで下さい。

「おはようございます。さぁ、私は誰でしょう?」

あいさつもそこそこに、クイズを始めたワケではない。私は、1カ月ほど前から病棟で、

「岸でーす。私の名前は、岸。岸。岸。覚えました?」

と、自分の名前をアピールし続けてきたのだ。何かに立候補したワケではない。

ただ、患者さんに名前で呼んでほしかっただけなのだ。

老人病棟の患者さんの中で、ここが病院だとわかってる人って、何人いるんだろう。

「看護婦さん」

そう呼んでくれる患者さんもいる。けれど、わかってない人もたくさんいる。そんな人に、名前を覚えてもらいたいのだ。その人からこの病院や、ナースや、他の患者さんは、どんな風に見えてるのかわからないけど、でも名前で呼び合えたら、同じ町内に住む近所の人や友達みたいに、仲よくなれる気がする。そうなれたら、すごくうれしい、楽しい。そう思って、名前をPRして1カ月。今日はその成果を試す日なのだ。

「さぁ、誰でしょう?」

私はめいっぱい、笑顔で患者さんたちの前に立った。

「…………………」

「………Z………」（寝てる）

「知らんわいッ」

反応は、悪かった。予想以上に、キビシイ状況だ。よし、ヒントを出そう。

「次の中から選んでね？　1、岸さん。2、おタケさん。3、おいなりさん。さぁ、どれかな？」

「おいなりさんっ。ズル……（ヨダレの音）」

おじいちゃん、好物を聞いてるんじゃないんだけど。答えの中に食べ物を入れたのは失敗だった。

もう一度はじめから……。

「あのね。名前。名前ってわかるかな？　あなた、フネさん。私、岸さん。アンダースタン？」

「力道山？」

って、フネさん。難しい間違え方しないでよ。それに覚えてほしいのは、アンダースタンじゃなくて、岸さんの方なんだけど？

私の名前は、まるで「じゃない方芸人」（例えばバイキングの小峠の相方）の名前みたい。ちっとも覚えてもらえない。


「おはよう、岸さんです」

「こんにちは、岸さんです」

「さようなら、岸さんでした」

その後も私は、がんばった。

あきらめず、事あるごとに自分の名前を、プッシュ、プッシュ。時には、

「ハイ。山本さん、昼食ですよ」

と、ごはんで患者さんの心をひきつけておいて、

「岸さん。岸さん。岸さん。さぁ、私は誰？」

と、クイズ。答えるまで昼食は渡さない。

「……岸さん？」

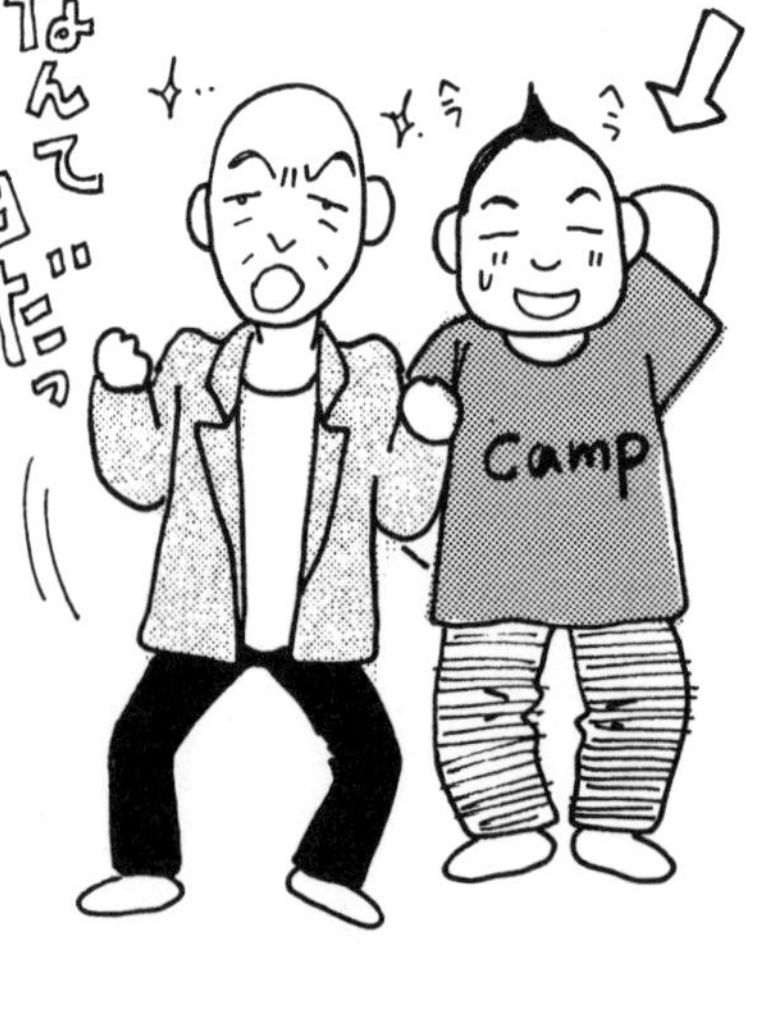

「ハイッ。昼食どうぞー」

こんな卑怯《ひきょう》な手も使う。そして、

「オムツを変えるのは、岸さんです」

「今、服を脱がせているのは、岸さんだよ」

「ハイ。あーん。岸さんが食べさせてまーす」

などと、恩にもきせた。

こんな努力（？）を、半年近く続けただろうか。

やっと、成果があった。

「おはよう。土屋さん。私は誰？」

の問いかけに、

「岸さん」

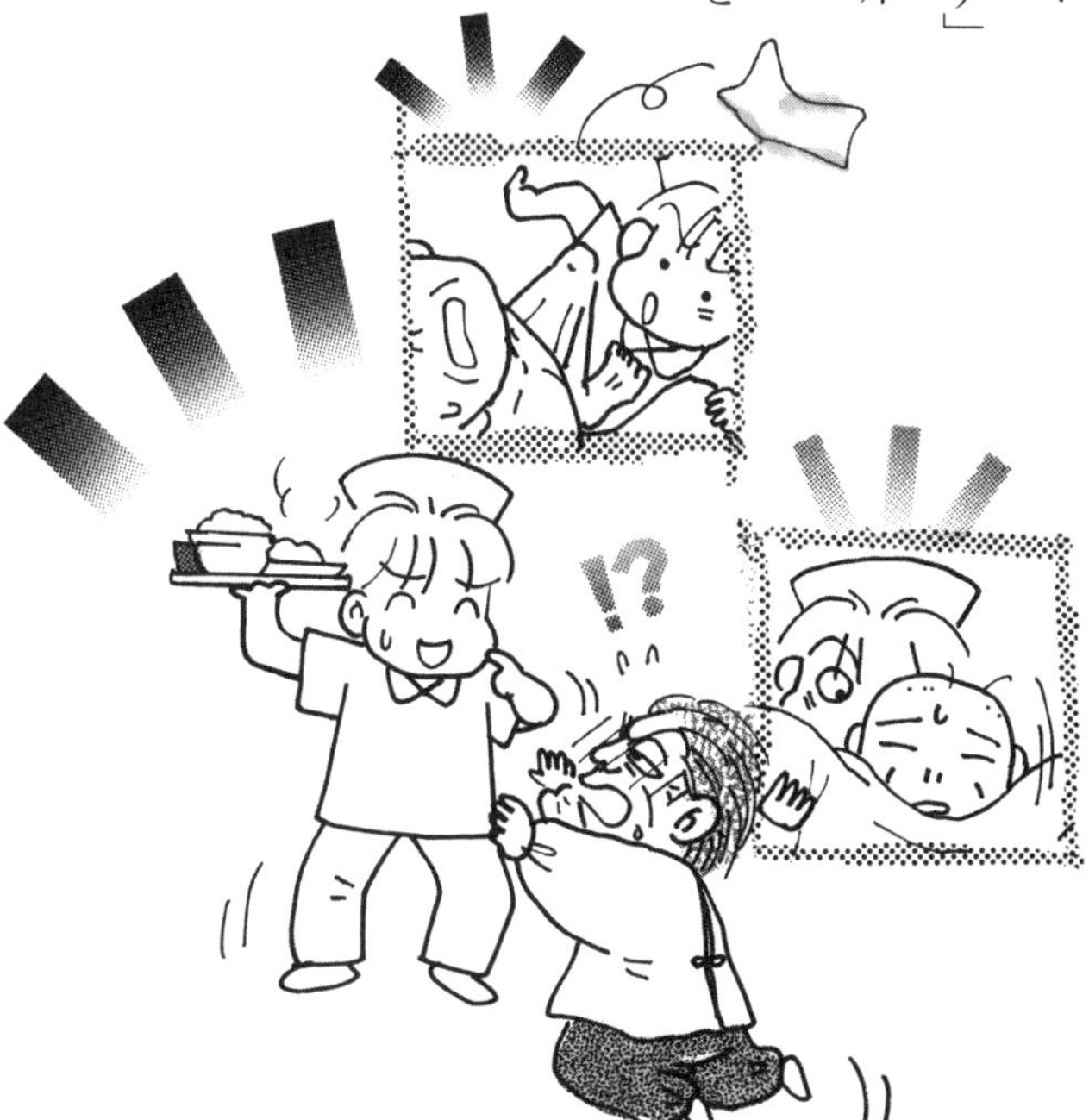

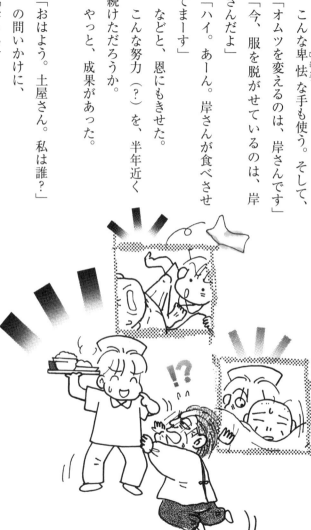

と、答えてくれる患者さんが、出てきたのだ。う、うれしい。

「昼食ですよ。山本さん」

昼食の入ったお盆を片手に、山本さんの前に立つ。

「……岸さん」

条件反射だってかまわない。とにかく呼んでくれたのだ。

よくぞここまで。自分で自分をほめてあげたい。私は、患者さんと名前で呼び合う感動に、酔った。

「いやぁ。うれしいもんですよ」

なんて、他のナースに自慢してしまった。しかし、これが、命とりだった。しあわせの一人占めは、できないものなのだ。


「私も覚えてもらおうっと」

先輩ナースたちが、同じことを始めた。

「私は、藤井よ」

「南原さん」

「林田でーす」

「このさい、ノンタンって呼んでもらっちゃおっかな～」（ノリコなので）

「沢口靖子よ」（呼ばれたい名を言ってどうする）

ナース全員が、口々に自分の名前を連呼しはじめた。まるで選挙前の、候補者の宣伝カーみたいだ。

びっくりしたのは、患者さんたちだった。やっと覚えた「岸さん」の次は、「藤井」「南原」「沢口靖子⁉」頭の中はパニックだろう。

「おはよう。土屋さん。私は誰？」

いつものように、寝たきりのおばあちゃんにあいさつする。昨日まで「岸さん」と答えてくれたおばあちゃんが、

「岸、藤、南原……靖子？」

と、目を泳がせている。完全に混乱している。

「うわぁ。おばあちゃん。ごめんねぇ」

やっぱり新しいことを覚えてもらうのは難しい。それに半分、無理やりみたいなもんだったし、患者さんに悪いことをしてしまった。

「こっちの気持ちばっか、押しつけちゃったしなあ」

その点は、深く反省した。

いつか、自然に名前を覚えてもらえる、そんな関係になれたら、それが一番いいのだ。

大切なのは、名前より、仲よしになることなんだから。

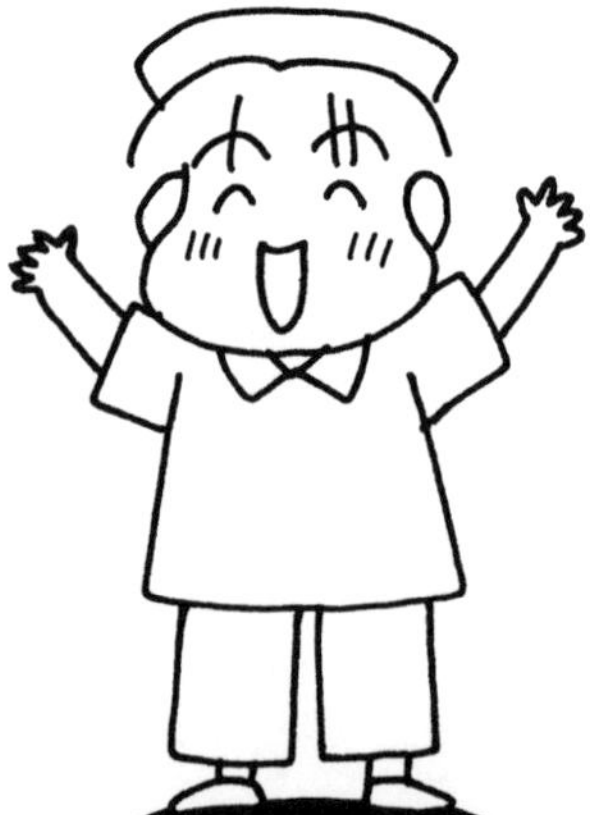

愛が見えない…？

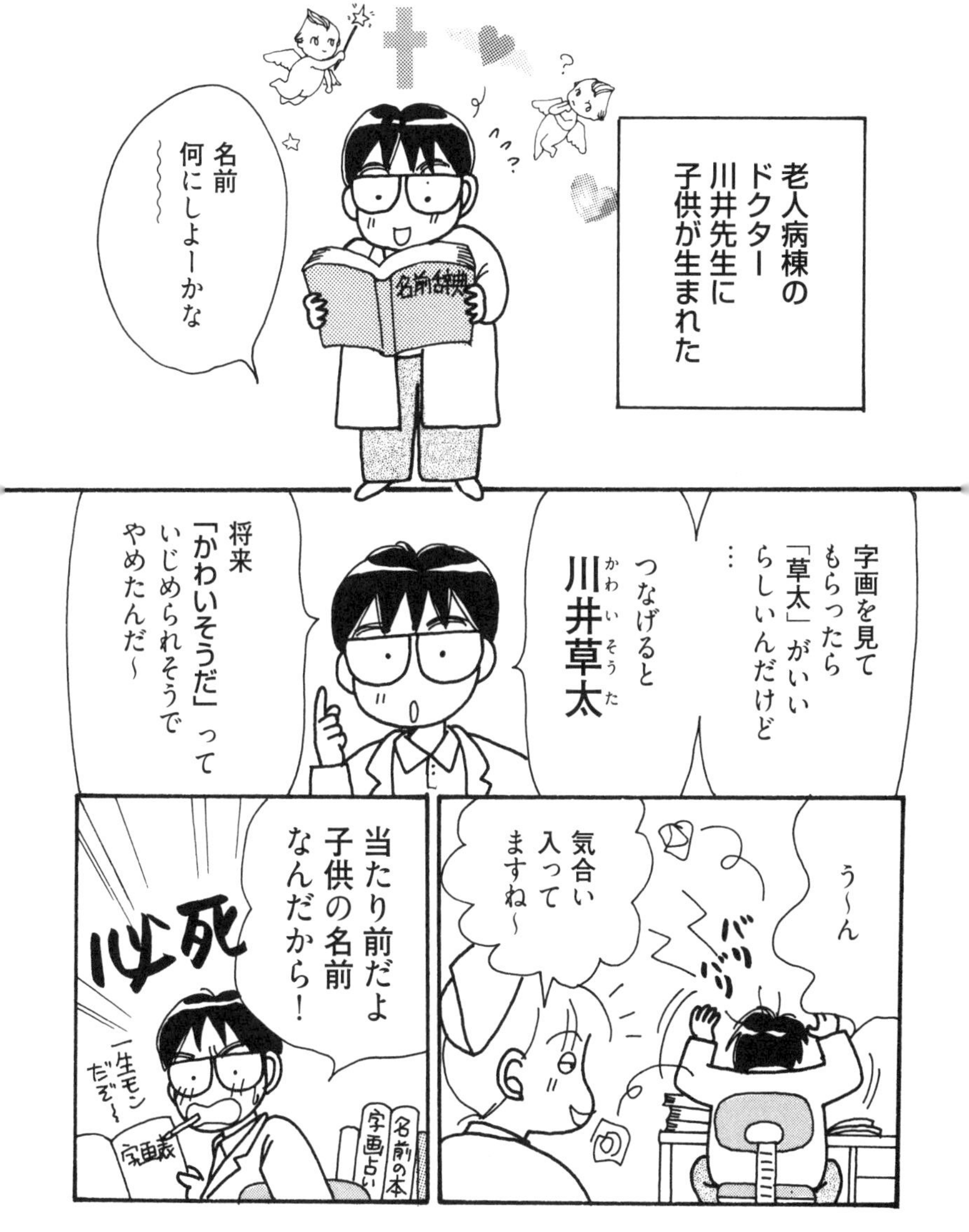
老人病棟のドクター川井先生に子供が生まれた
名前何にしよーかな～～～
名前辞典
字画を見てもらったら「草太」がいいらしいんだけど…
つなげると
川《かわ》井《い》草《そう》太《た》
将来「かわいそうだ」っていじめられそうでやめたんだ～
う～ん
バリバリ
気合い入ってますね～
当たり前だよ子供の名前なんだから！
必死
一生モンだぞ～
字画表
名前の本
字画占い

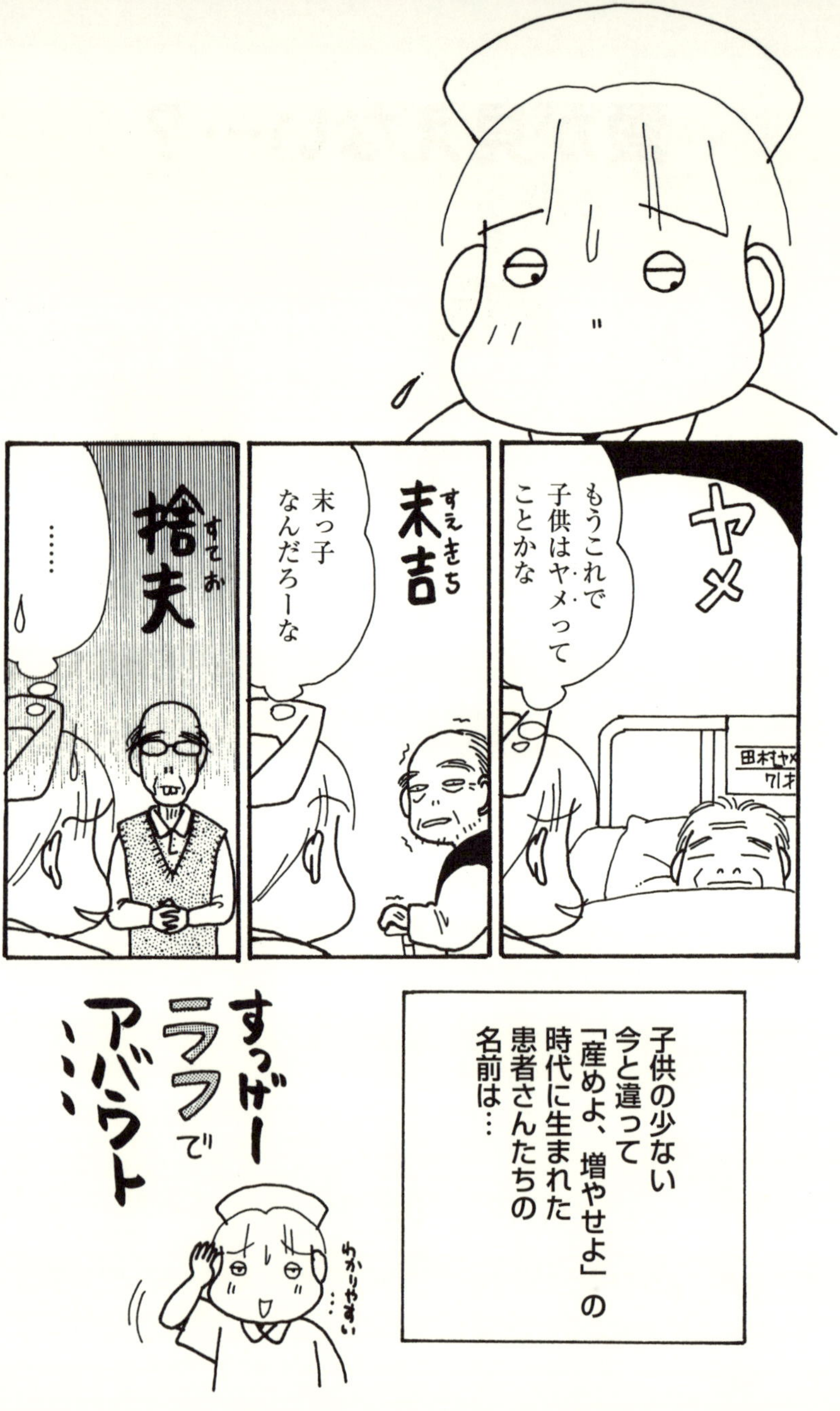
ヤメ
もうこれで子供はヤメってことかな
田村ヤメ 71才
末吉《すえきち》
末っ子なんだろーな
捨夫《すてお》
……
子供の少ない今と違って「産めよ、増やせよ」の時代に生まれた患者さんたちの名前は…
すっげーラフでアバウト
わかりやすい…

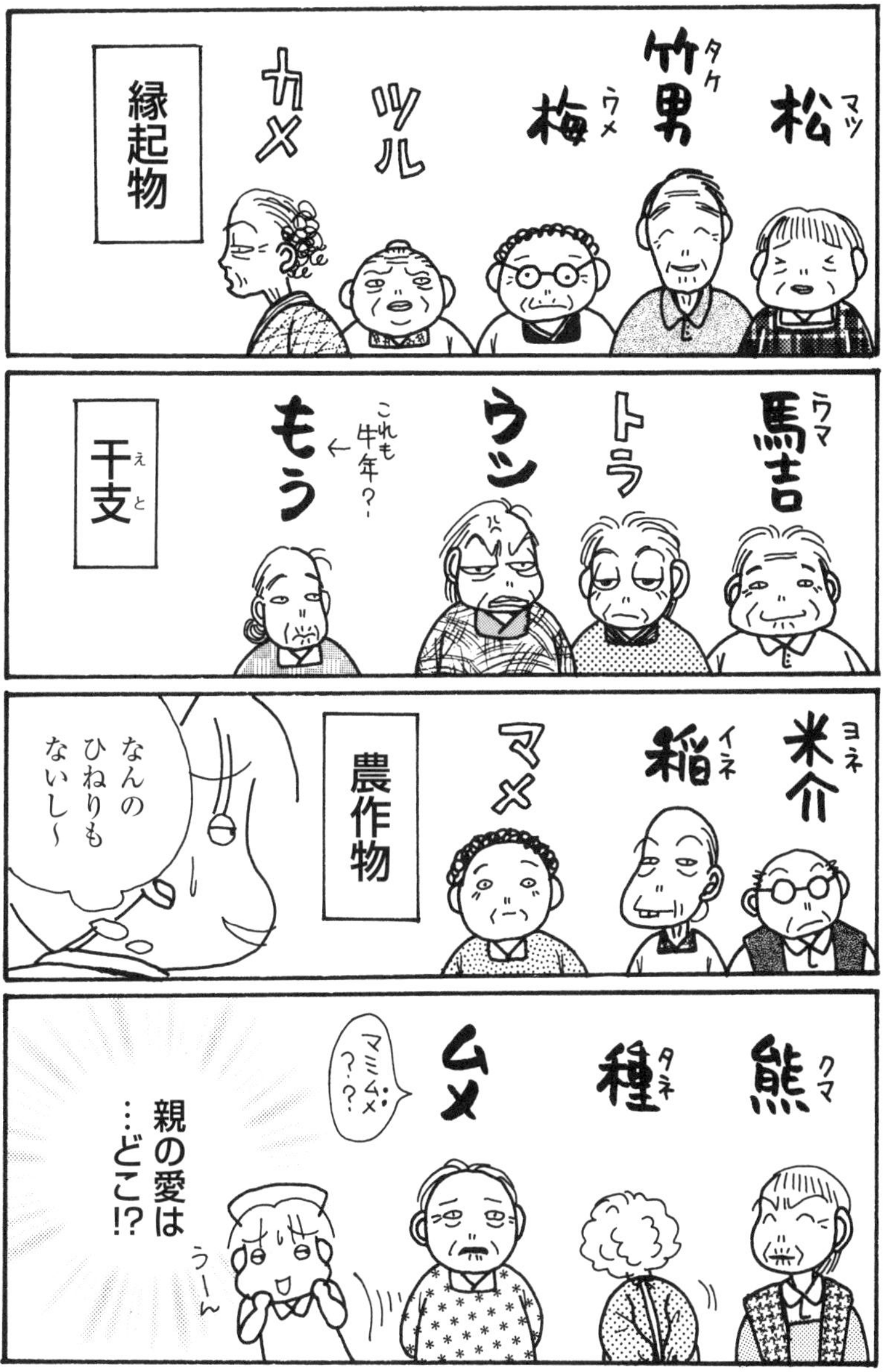
松《マツ》
竹《タケ》男
梅《ウメ》
ツル
カメ
縁起物
馬《ウマ》吉
トラ
ウシ
これも牛年？
もう
干支《えと》
米《ヨネ》介
稲《イネ》
マメ
農作物
なんのひねりもないし～
熊《クマ》
種《タネ》
ムメ
マミムメ？？
親の愛は…どこ!?
う～ん

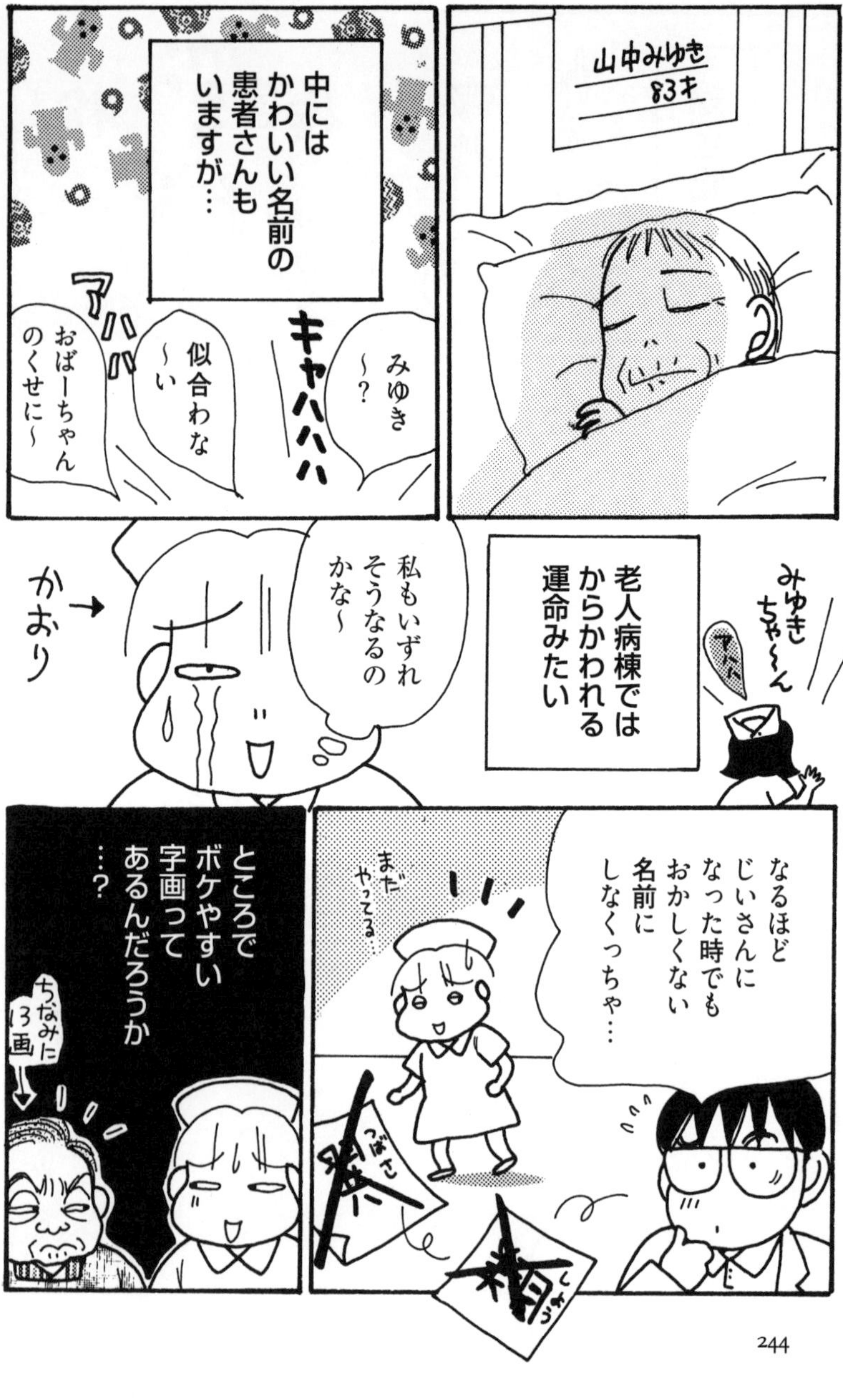
山中みゆき
83才
中には
かわいい名前の
患者さんも
いますが…
みゆき
〜?
キャハハハハ
似合わな
〜い
アハハ
おばーちゃん
のくせに〜
みゆき
ちゃ〜ん
アハハ
老人病棟では
からかわれる
運命みたい
私もいずれ
そうなるの
かな〜
かおり→
なるほど
じいさんに
なった時でも
おかしくない
名前に
しなくっちゃ…
また
やってる…
つばさ
しょう
ところで
ボケやすい
字画って
あるんだろうか
…?
ちなみに
13画

ナース体験記

今どきナース

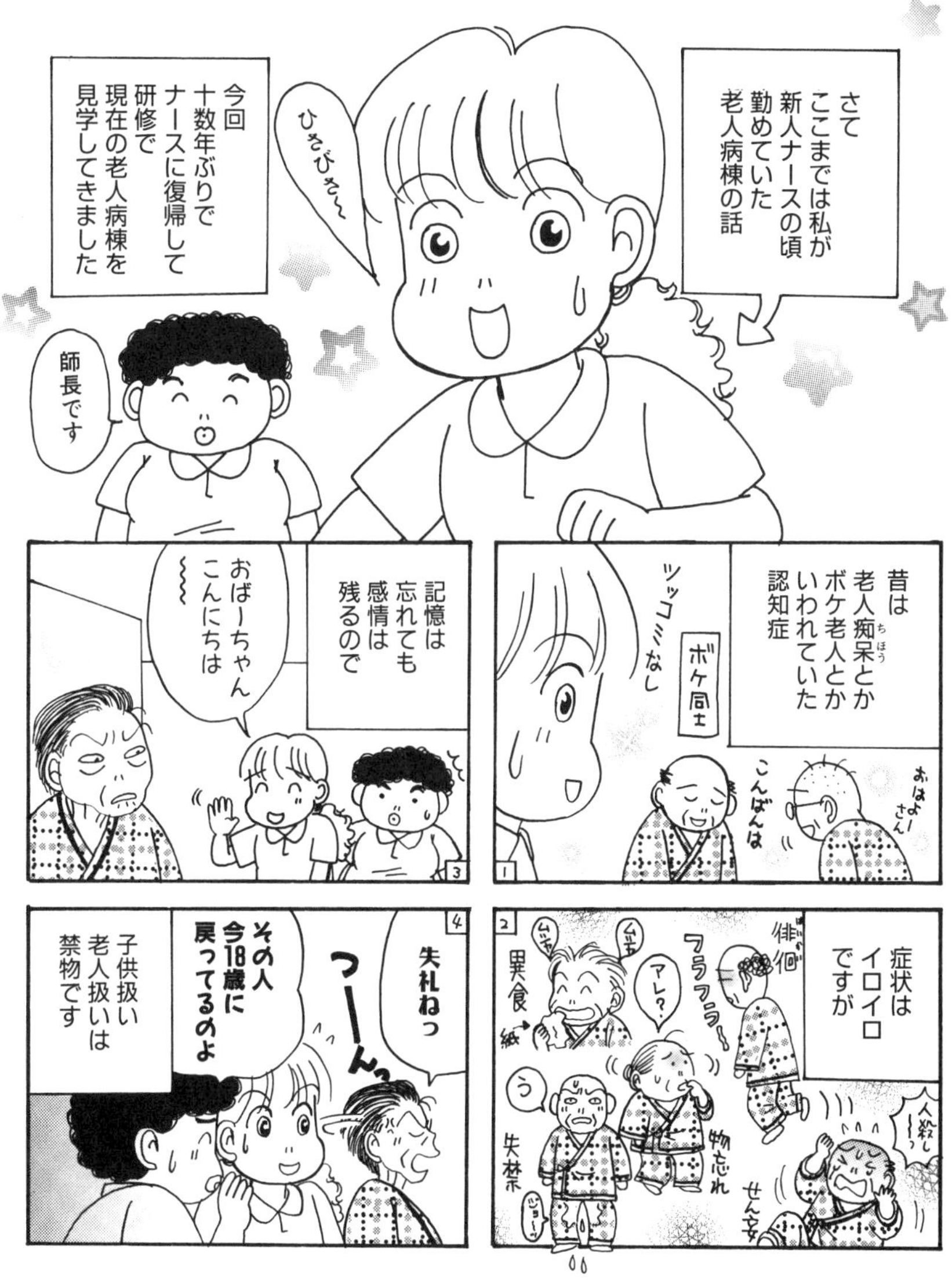
さて ここまでは私が 新人ナースの頃 勤めていた 老人病棟の話
ひさびさ～
今回 十数年ぶりで ナースに復帰して 研修で 現在の老人病棟を 見学してきました
師長です
昔は 老人痴呆《ちほう》とか ボケ老人とか いわれていた 認知症
ボケ同士
ツッコミなし
こんばんは
おはよーさん
症状は イロイロ ですが
徘徊
フラフラ～
アレ？
異食
ムシャ
ムシャ
紙
う
失禁
物忘れ
人殺し～っ
せん妄
記憶は 忘れても 感情は 残るので
おばーちゃん こんにちは ～
失礼ねっ
つーんっ
その人 今18歳に 戻ってるのよ
子供扱い 老人扱いは 禁物です

余裕

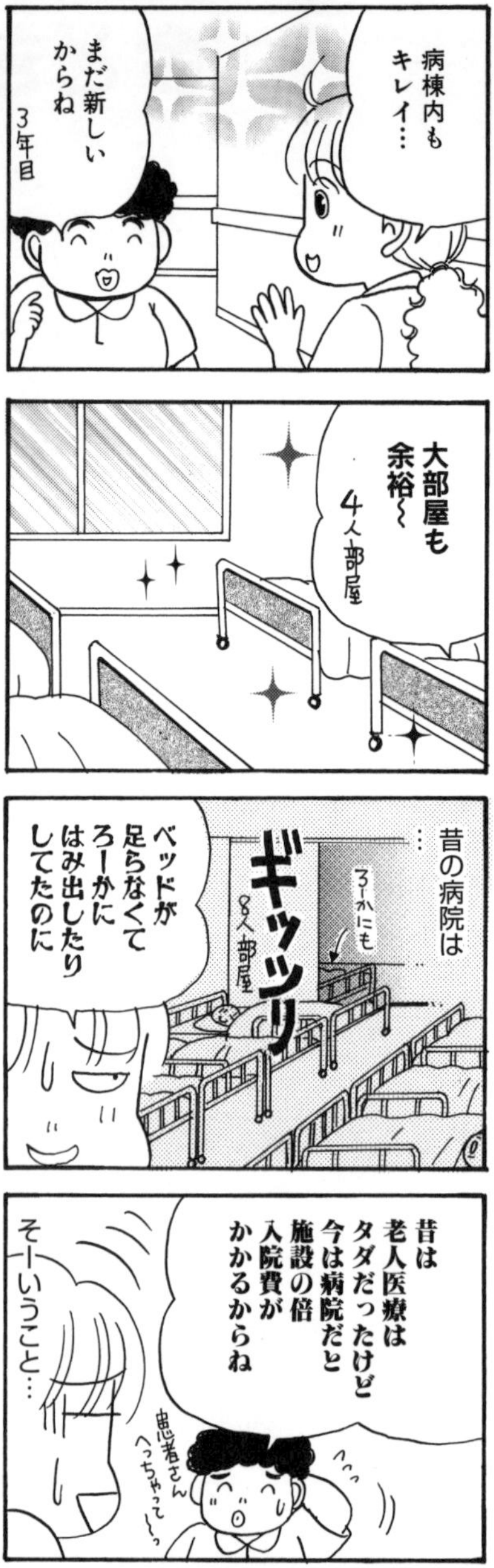
病棟内もキレイ…
まだ新しいからね
3年目
大部屋も余裕〜
4人部屋
昔の病院は…
ろーかにも
ギッツリ
8人部屋
ベッドが足らなくてろーかにはみ出したりしてたのに
昔は老人医療はタダだったけど今は病院だと施設の倍入院費がかかるからね
そーいうこと…
患者さんへっちゃって〜っ

禁じ手

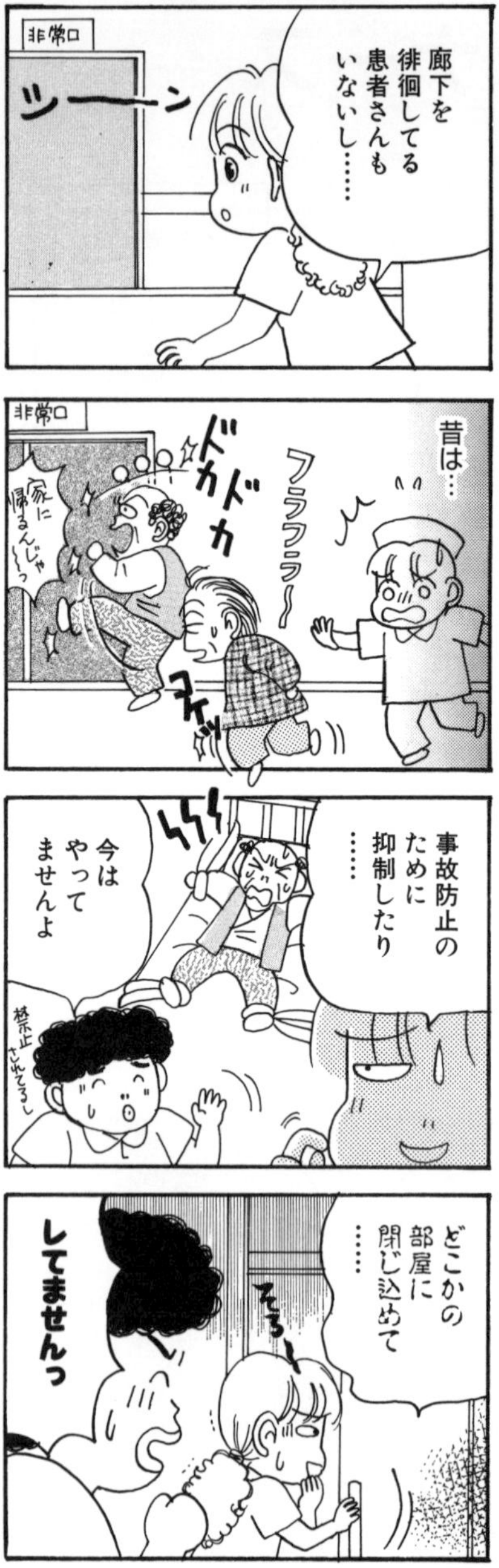
非常口
ツーーン
廊下を徘徊してる患者さんもいないし……
非常口
昔は…
ドカドカ
家に帰るんじゃ〜っ
フラフラ〜
スイッ
事故防止のために抑制したり……
今はやってませんよ
禁止されてるし
どこかの部屋に閉じ込めて……
そろ〜
してませんっ

くふう

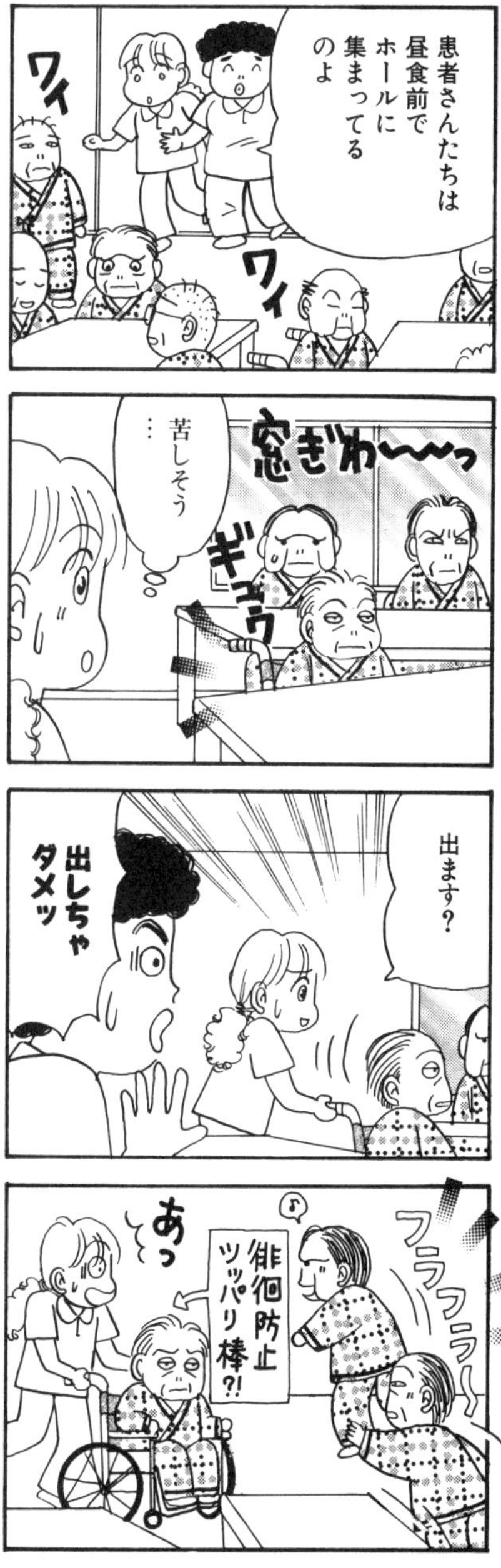
患者さんたちは昼食前でホールに集まってるのよ
ワイ
ワイ
窓ぎわ〜〜っ
ギュウ
苦しそう…
出ます?
出しちゃダメッ
♪
あっ
徘徊防止ツッパリ棒?!
フラフラフラ〜

だから

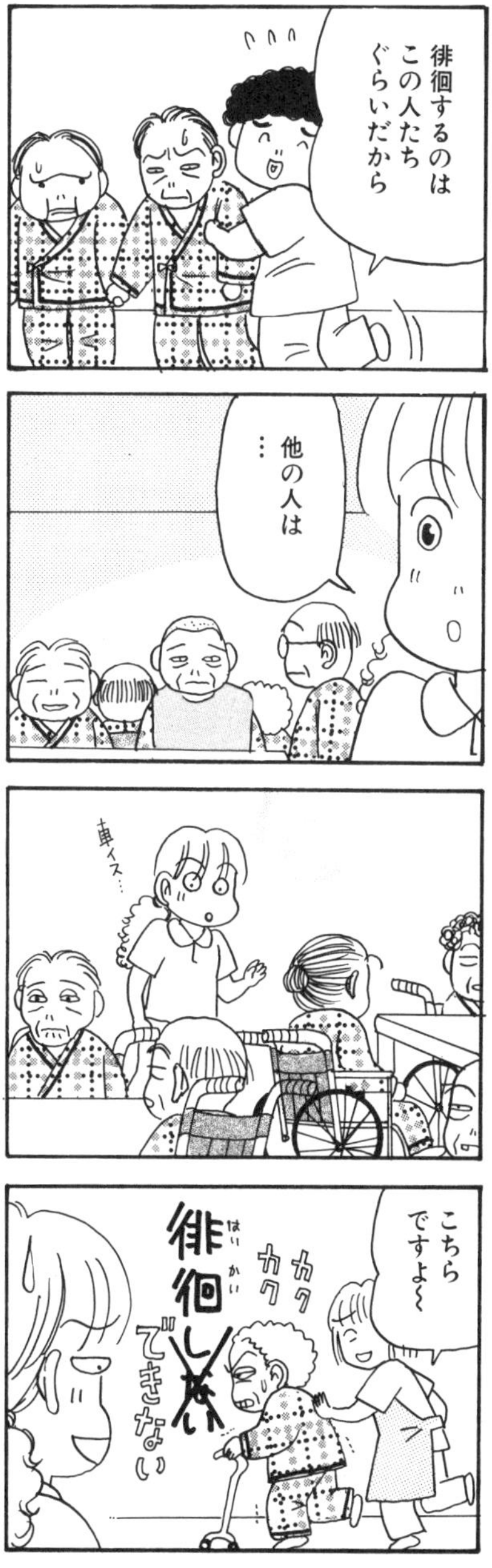
徘徊するのはこの人たちぐらいだから
他の人は…
車イス…
こちらですよ〜
カクカク
徘《はい》徊《かい》しない
できない

変化

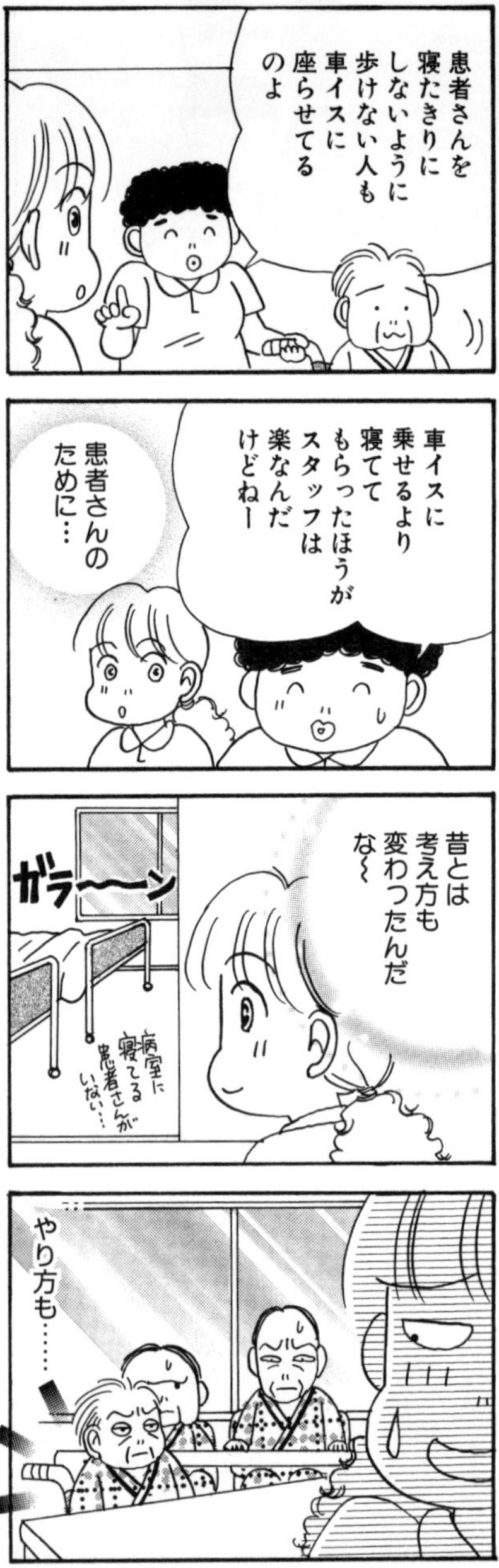
患者さんを寝たきりにしないように歩けない人も車イスに座らせてるのよ
車イスに乗せるより寝ててもらったほうがスタッフは楽なんだけどねー
患者さんのために…
ガラ〜〜ン
昔とは考え方も変わったんだな〜
病室に寝てる患者さんがいない…
やり方も……

格差

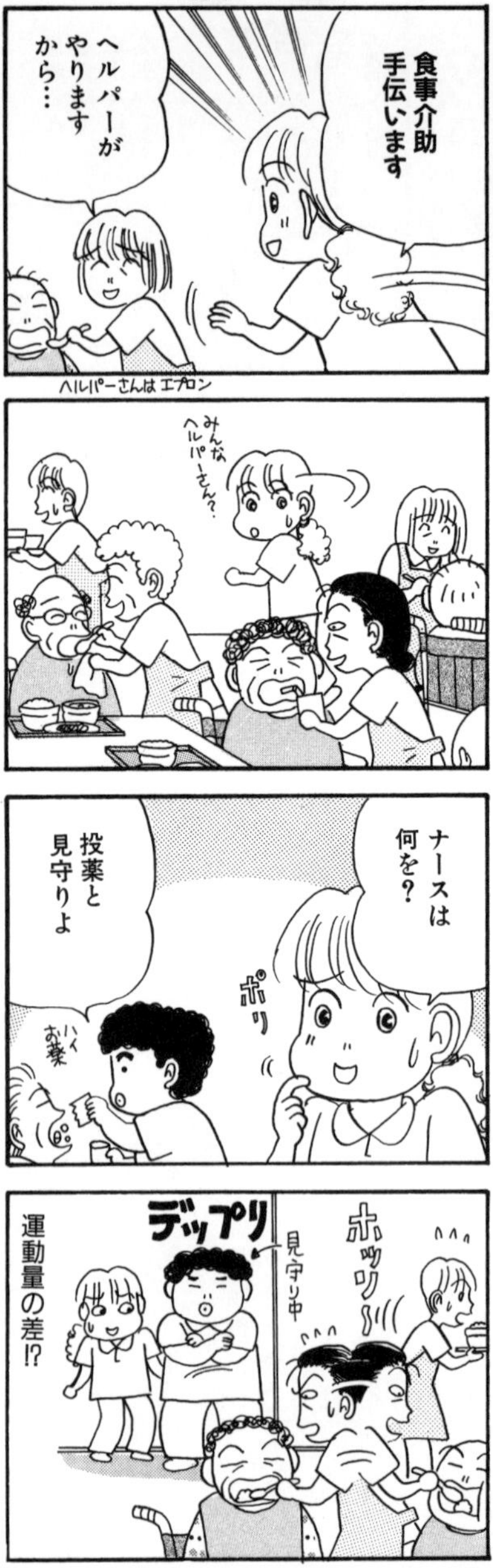
食事介助手伝います
ヘルパーがやりますから…
ヘルパーさんは エプロン
みんなヘルパーさん?
ナースは何を?
投薬と見守りよ
ポリ
ハイお薬
デップリ
見守り中
ホッソ〜
運動量の差!?

金持ちケンカせず

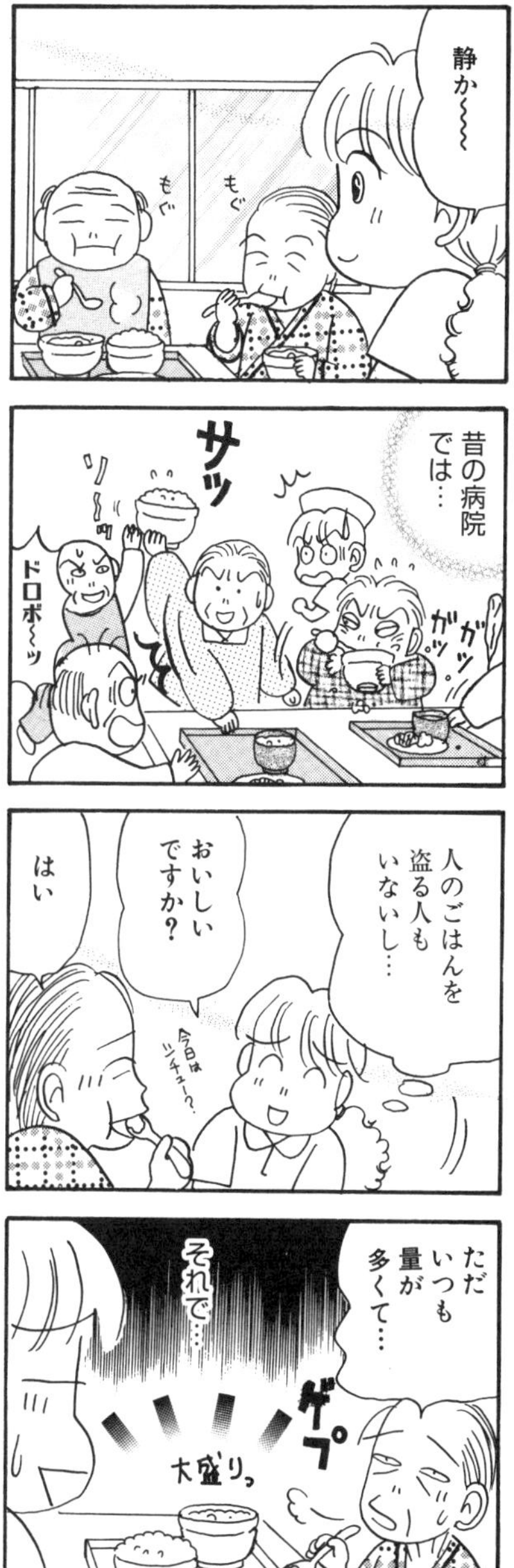
静か～～
もぐ
もぐ
昔の病院では…
サッ
ドロボ～ッ
ガツ
ガツ
人のごはんを盗る人もいないし…
おいしいですか?
はい
今日はシチュー?
ただいつも量が多くて…
それで…
ゲプ
大盛りっ

疑惑

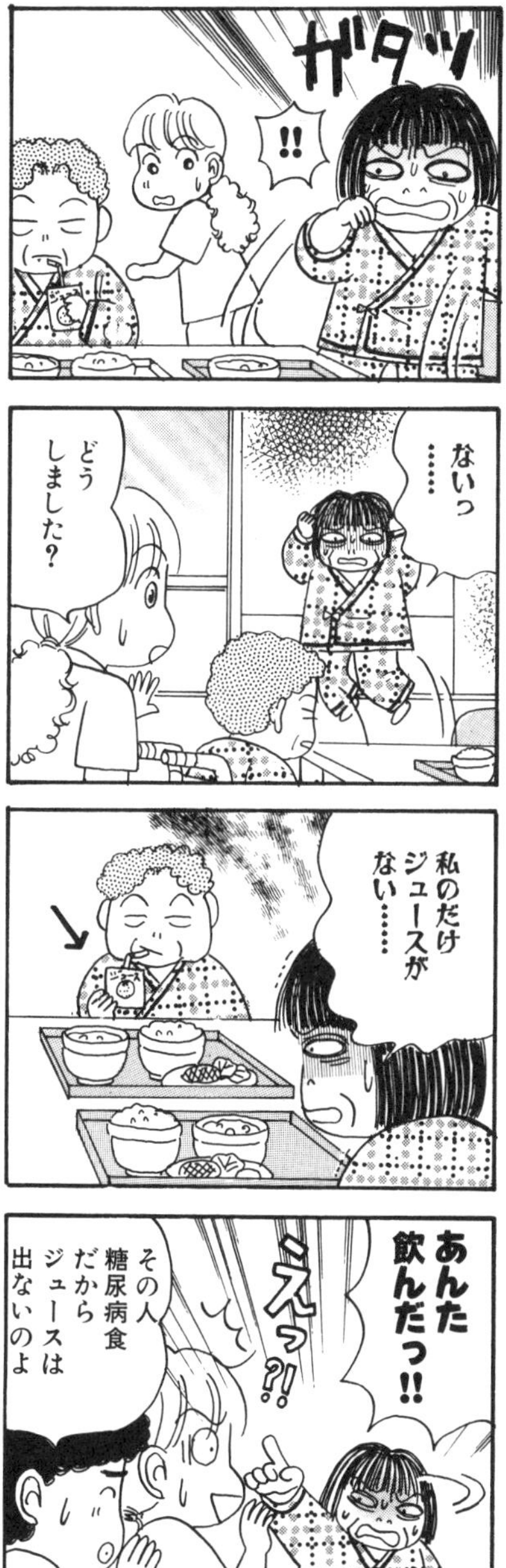
ガタッ
!!
ないっ……
どうしました?
私のだけジュースがない……
あんた飲んだっ!!
えっ?!
その人糖尿病食だからジュースは出ないのよ

今どき患者様

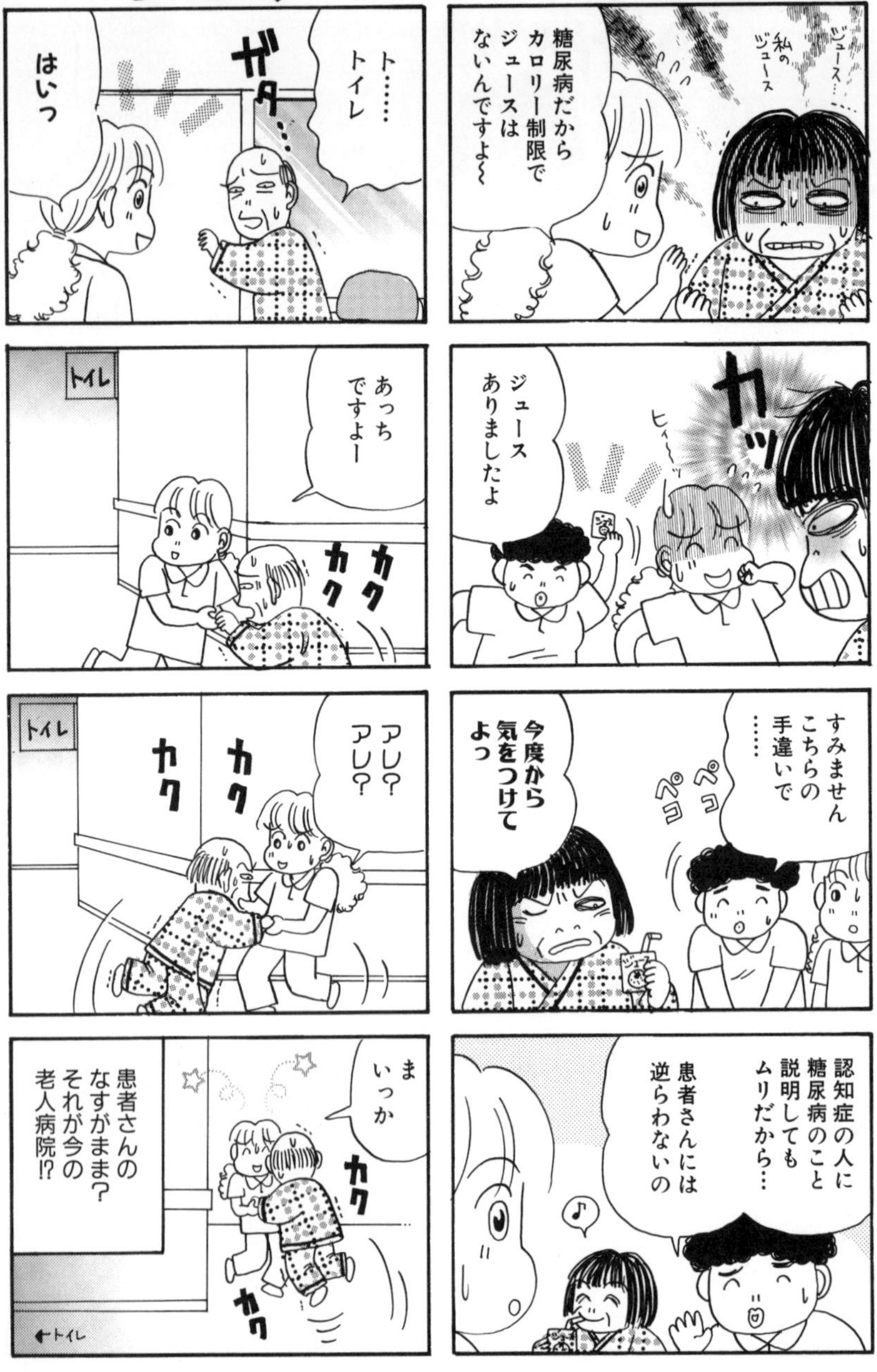
ジュース…
私のジュース
糖尿病だからカロリー制限でジュースはないんですよ〜
カッ
ヒィ〜ッ
ジュースありましたよ
すみませんこちらの手違いで……
ペコ
ペコ
今度から気をつけてよっ
認知症の人に糖尿病のこと説明してもムリだから…
患者さんには逆らわないの
ト……トイレ
ガタ…
はいっ
トイレ
あっちですよー
カク
カク
トイレ
アレ?アレ?
カク
カク
まいっか
カク
カク
患者さんのなすがまま?それが今の老人病院!?
←トイレ

おばあちゃんになろう

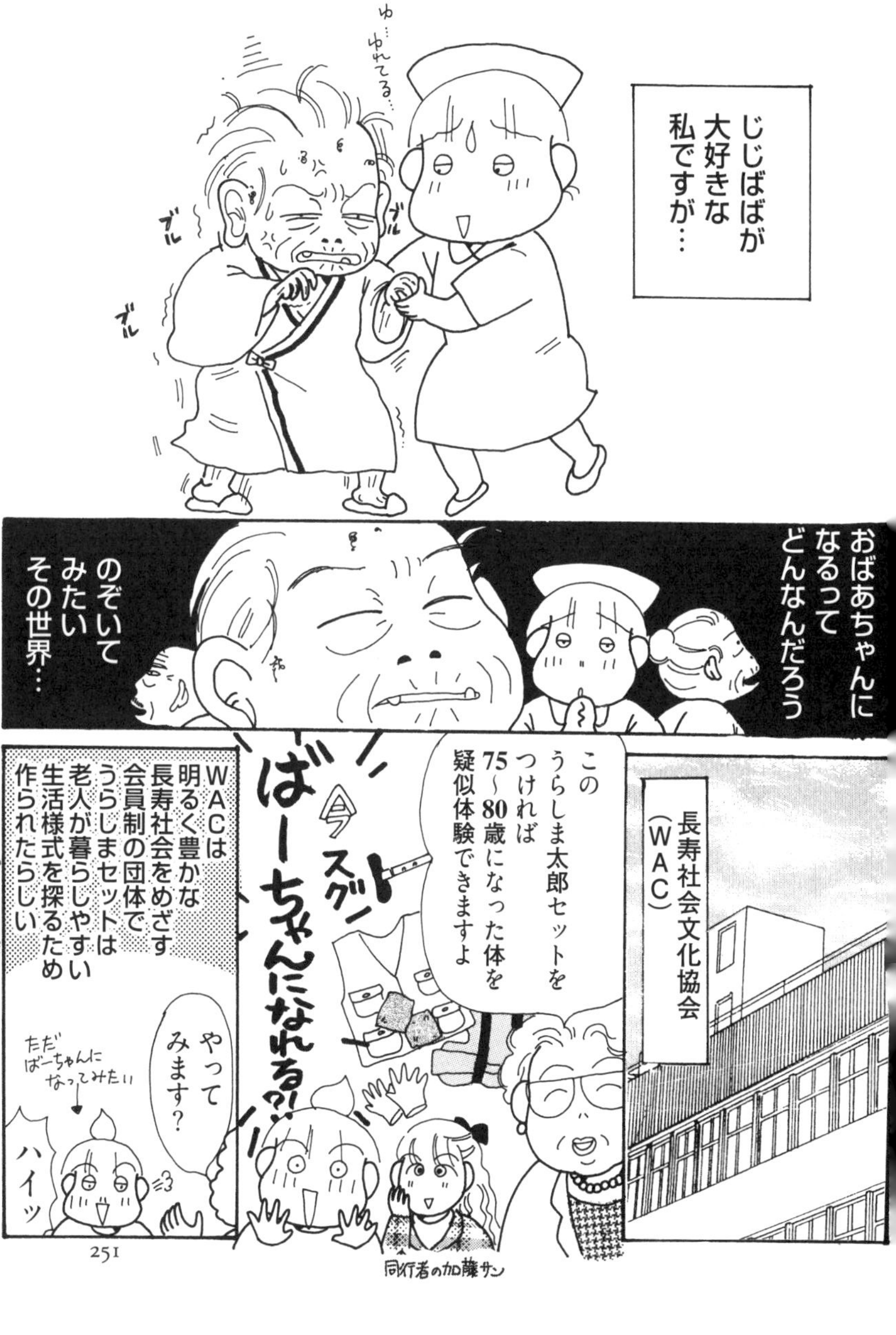
ゆ…ゆれてる…
じじばばが大好きな私ですが…
ブル
ブル
ブル
おばあちゃんになるってどんなんだろう
のぞいてみたいその世界…
長寿社会文化協会（WAC）
このうらしま太郎セットをつければ75～80歳になった体を疑似体験できますよ
ばーちゃんになれる?!
スグン
同行者の加藤サン
WACは明るく豊かな長寿社会をめざす会員制の団体でうらしまセットは老人が暮らしやすい生活様式を探るため作られたらしい
→りっぱな意義
やってみます?
ただばーちゃんになってみたい
ハイッ

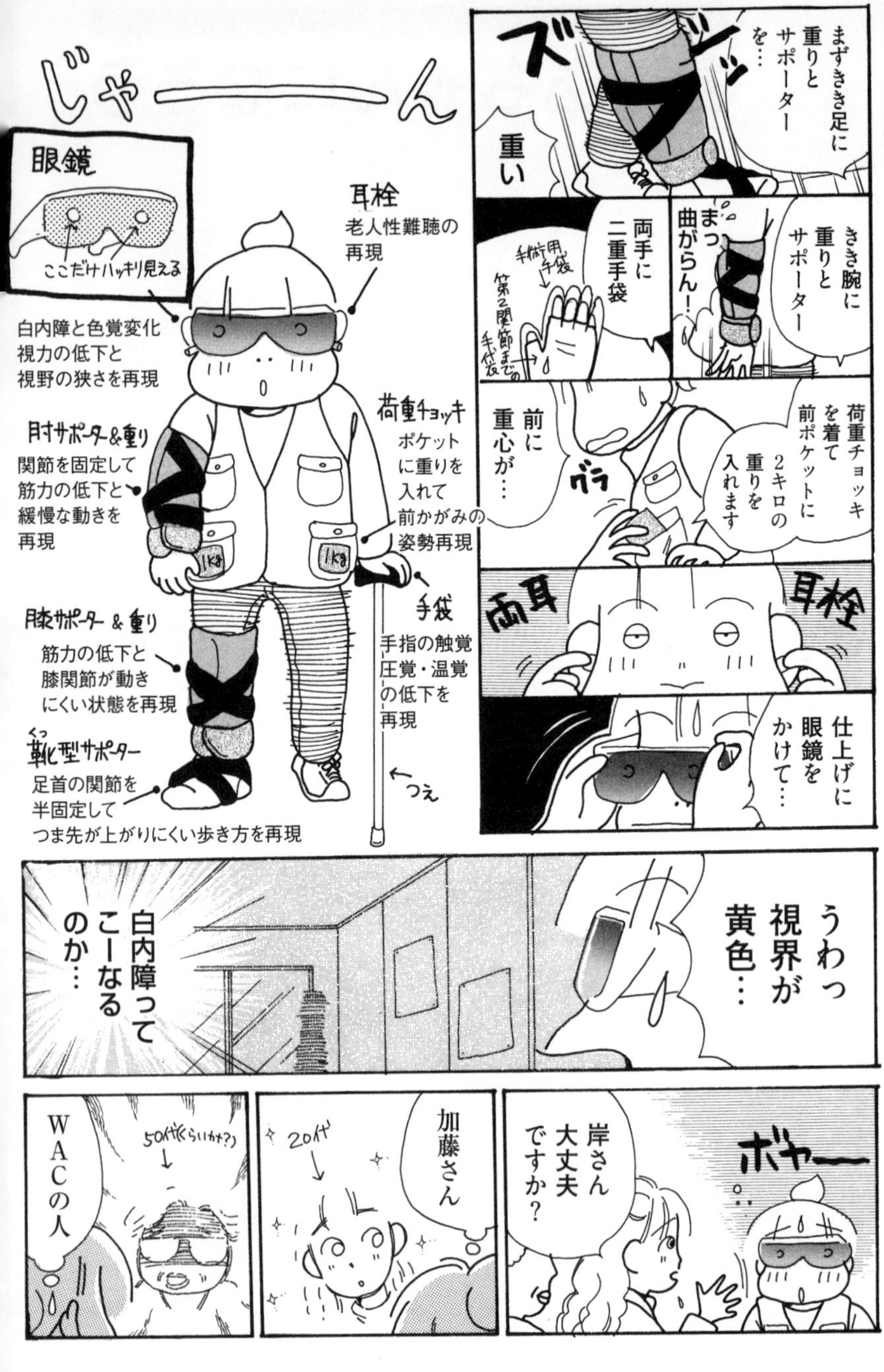

ズン
まずきき足に重りとサポーターを…
重い
きき腕に重りとサポーター
まっ曲がらん!
両手に二重手袋
手術用手袋
第2関節までの手袋
荷重チョッキを着て前ポケットに2キロの重りを入れます
前に重心が…
グラ
両耳
耳栓
仕上げに眼鏡をかけて…
じゃーーーーん
眼鏡
ここだけハッキリ見える
白内障と色覚変化 視力の低下と 視野の狭さを再現
耳栓
老人性難聴の再現
肘サポーター&重り
関節を固定して筋力の低下と緩慢な動きを再現
荷重チョッキ
ポケットに重りを入れて前かがみの姿勢再現
1kg
1kg
手袋
手指の触覚 圧覚・温覚の低下を再現
膝サポーター&重り
筋力の低下と膝関節が動きにくい状態を再現
靴《くつ》型サポーター
足首の関節を半固定してつま先が上がりにくい歩き方を再現
つえ
うわっ視界が黄色…
白内障ってこーなるのか…
ボヤー
岸さん大丈夫ですか?
20代
加藤さん
50代くらいかな?
WACの人

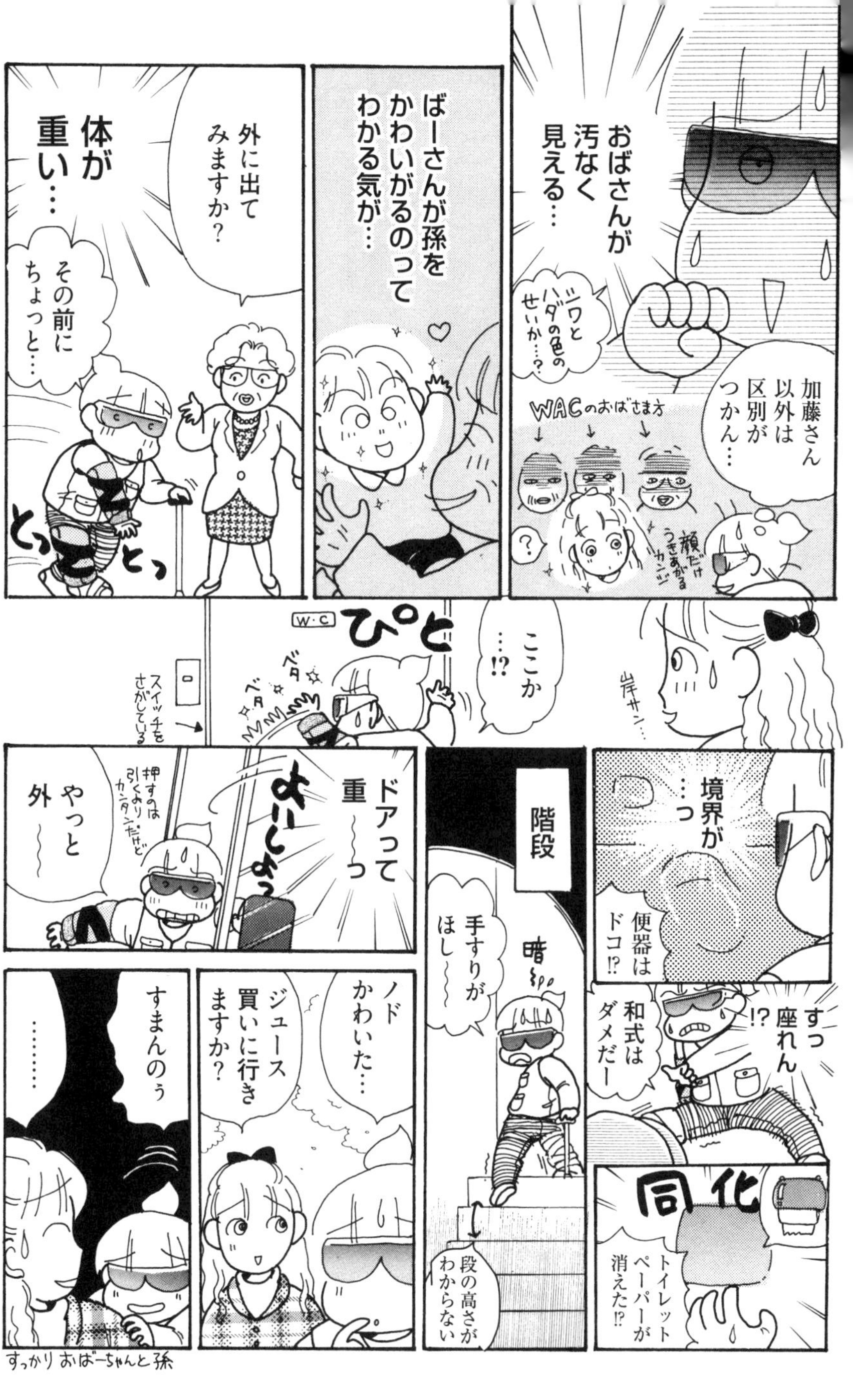
おばさんが汚なく見える…
ツワとハダの色のせいか…？
加藤さん以外は区別がつかん…
WACのおばさま方
顔だけうきあがるカンジ
？
ばーさんが孫をかわいがるのってわかる気が…
外に出てみますか？
体が重い…
その前にちょっと…
とっとっ
岸サン…
ここか…!?
W・C
ぴっ
ベタ
ベタ
スイッチをさがしている
境界が…っ
便器はドコ!?
階段
ドアって重〜っ
よいしょっ
押すのは引くよりカンタンだけど
やっと外〜
すっ座れん!?
和式はダメだー
同化
トイレットペーパーが消えた!?
暗
手すりがほし〜
段の高さがわからない
ノドかわいた…
ジュース買いに行きますか？
すまんのぅ
………

すっかり おばーちゃんと孫

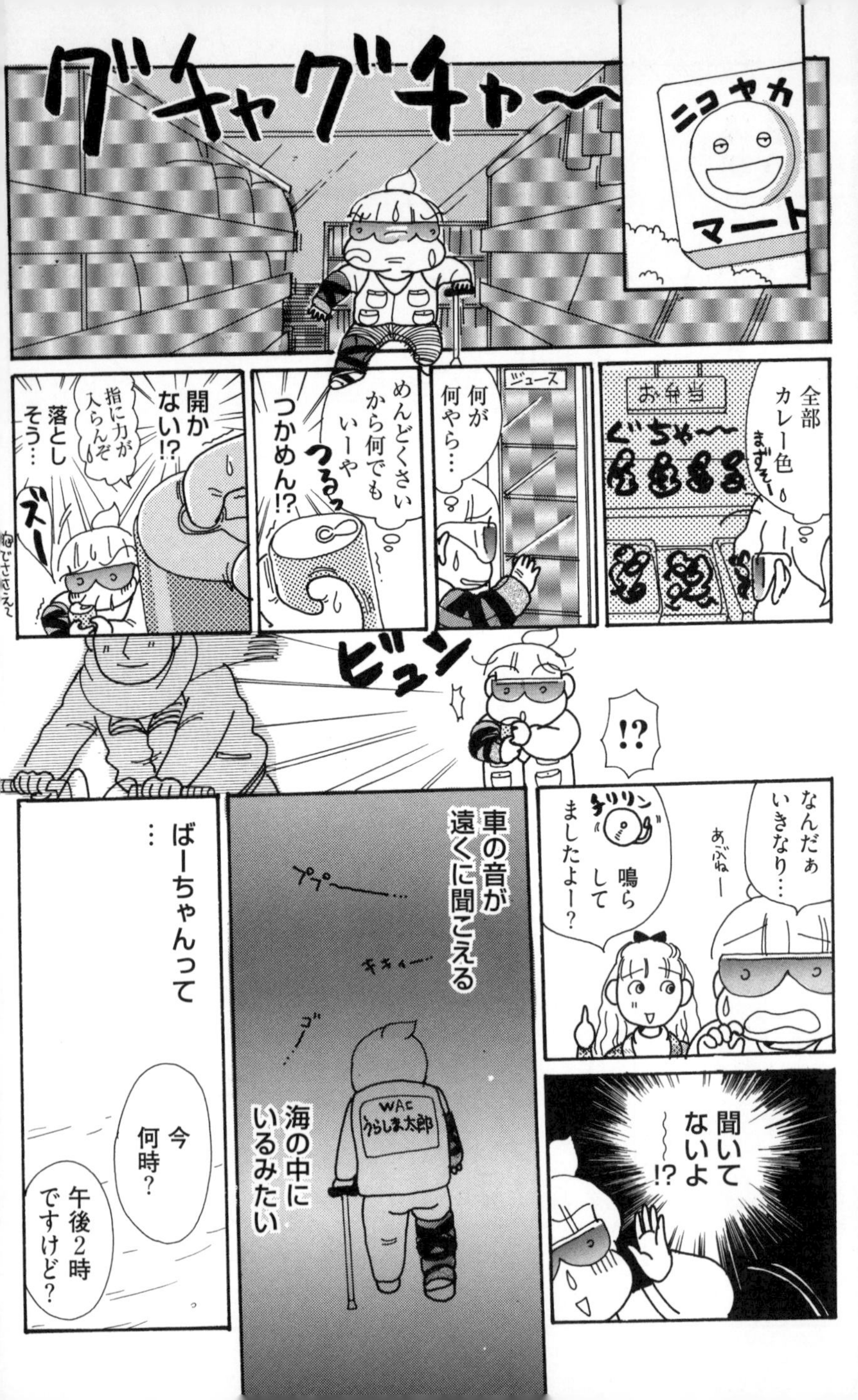
ニコヤカ
マート
グチャグチャ〜
全部カレー色
まずそ〜
お弁当
ぐちゃ〜
何が何やら…
ジュース
めんどくさいから何でもいーや
つるっ
つかめん!?
開かない!?
指に力が入らんぞ
落としそう…
ズー
ビュン
!?
なんだぁいきなり…
あぶねー
鳴らしてましたよー?
チリリン
車の音が遠くに聞こえる
ププー…
キキィー
ゴー…
WAC
うらしま太郎
海の中にいるみたい
ばーちゃんって…
今何時?
午後2時ですけど?
聞いてないよ〜〜!?

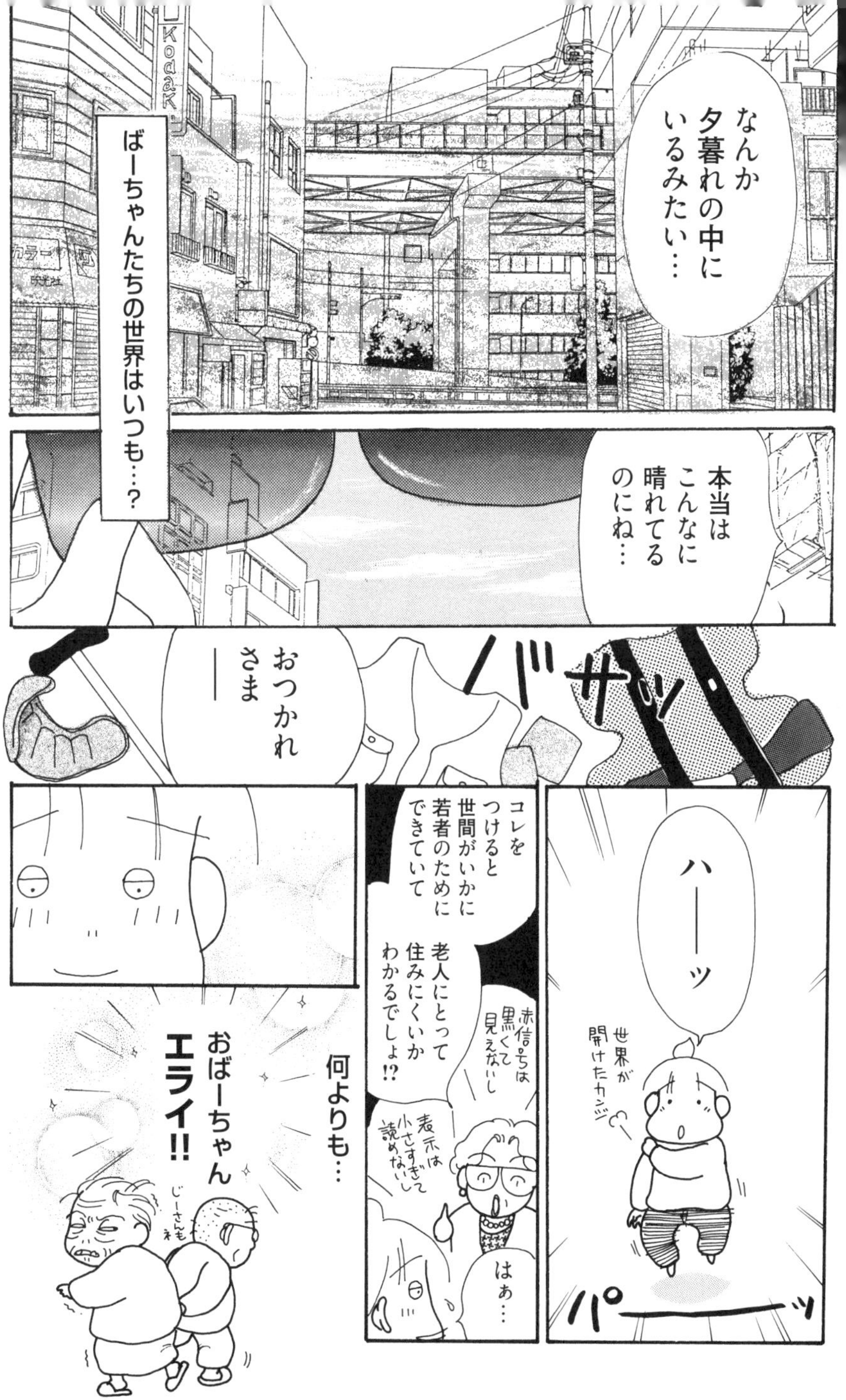
Kodak
なんか夕暮れの中にいるみたい…
ばーちゃんたちの世界はいつも…？
本当はこんなに晴れてるのにね…
バサッ
おつかれさま—
ハーーッ
世界が開けたカンジ
パーーーッ
コレをつけると世間がいかに若者のためにできていて老人にとって住みにくいかわかるでしょ!?
赤信号は黒くて見えないし
表示は小さすぎて読めないし
はぁ…
何よりも…
おばーちゃんエライ!!
じーさんもネ

老人病棟なう

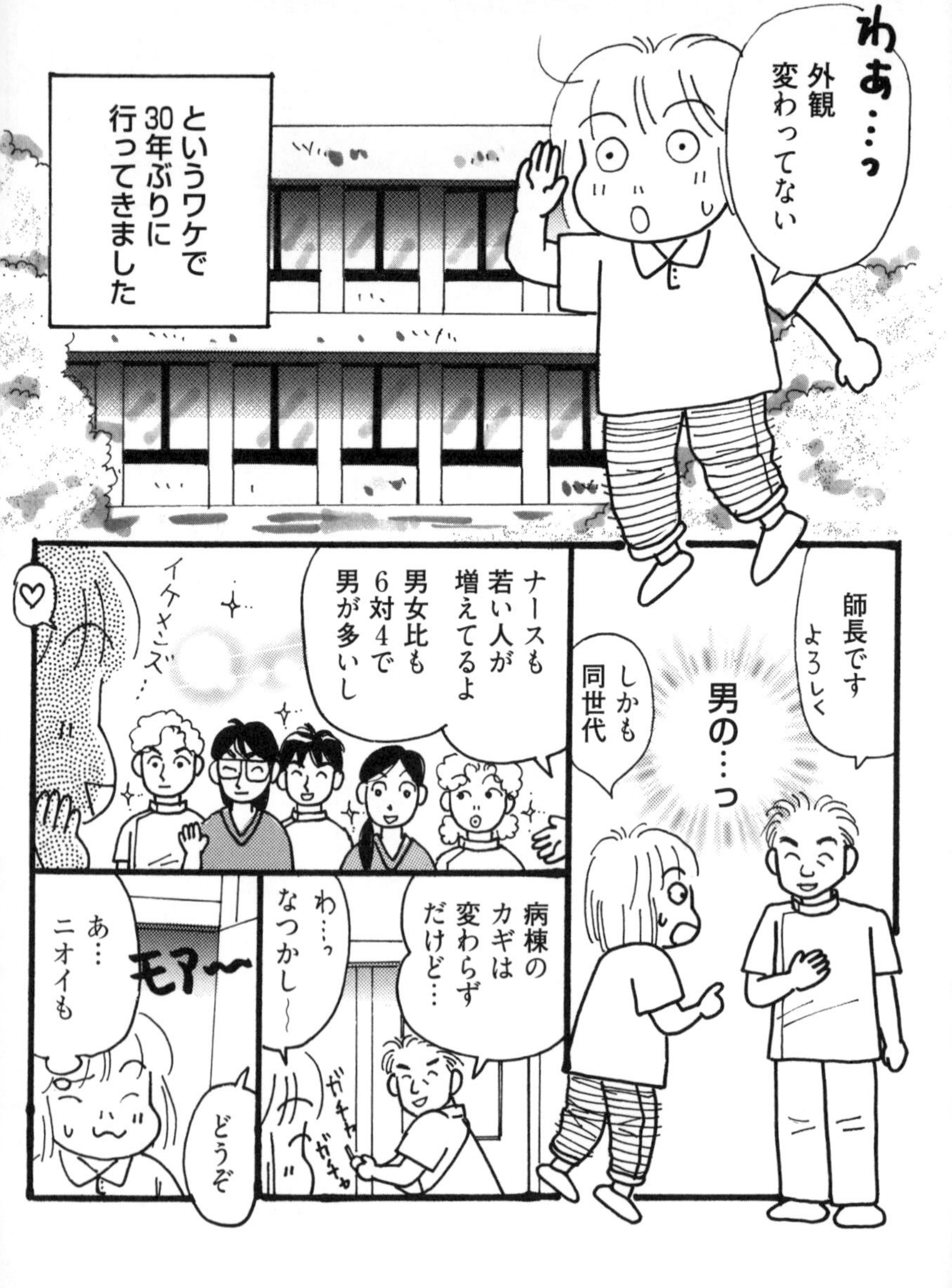
わあ…っ
外観変わってない
というワケで30年ぶりに行ってきました
師長です よろしく
男の…っ
しかも同世代
ナースも若い人が増えてるよ 男女比も6対4で男が多いし
イケメンズ…
病棟のカギは変わらずだけど…
ガチャ ガチャ
わ…っ なつかし～
あ… ニオイも
モア～
どうぞ

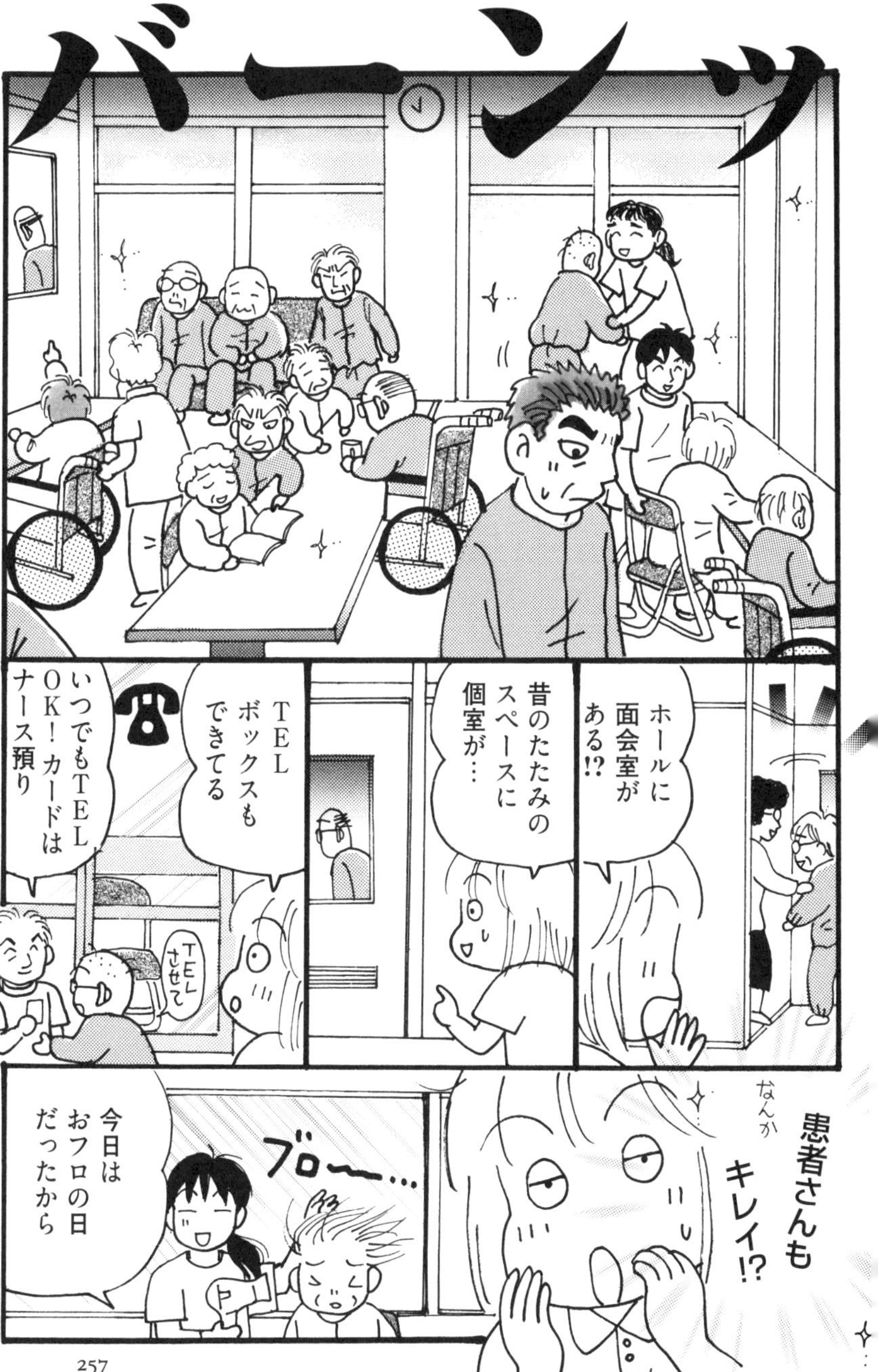
バーンッ
ホールに面会室がある!?
昔のたたみのスペースに個室が…
TELボックスもできてる
TELさせて
いつでもTEL OK! カードはナース預り
ハイテレカ
なんか
患者さんもキレイ!?
ブロ〜〜…
今日はおフロの日だったから

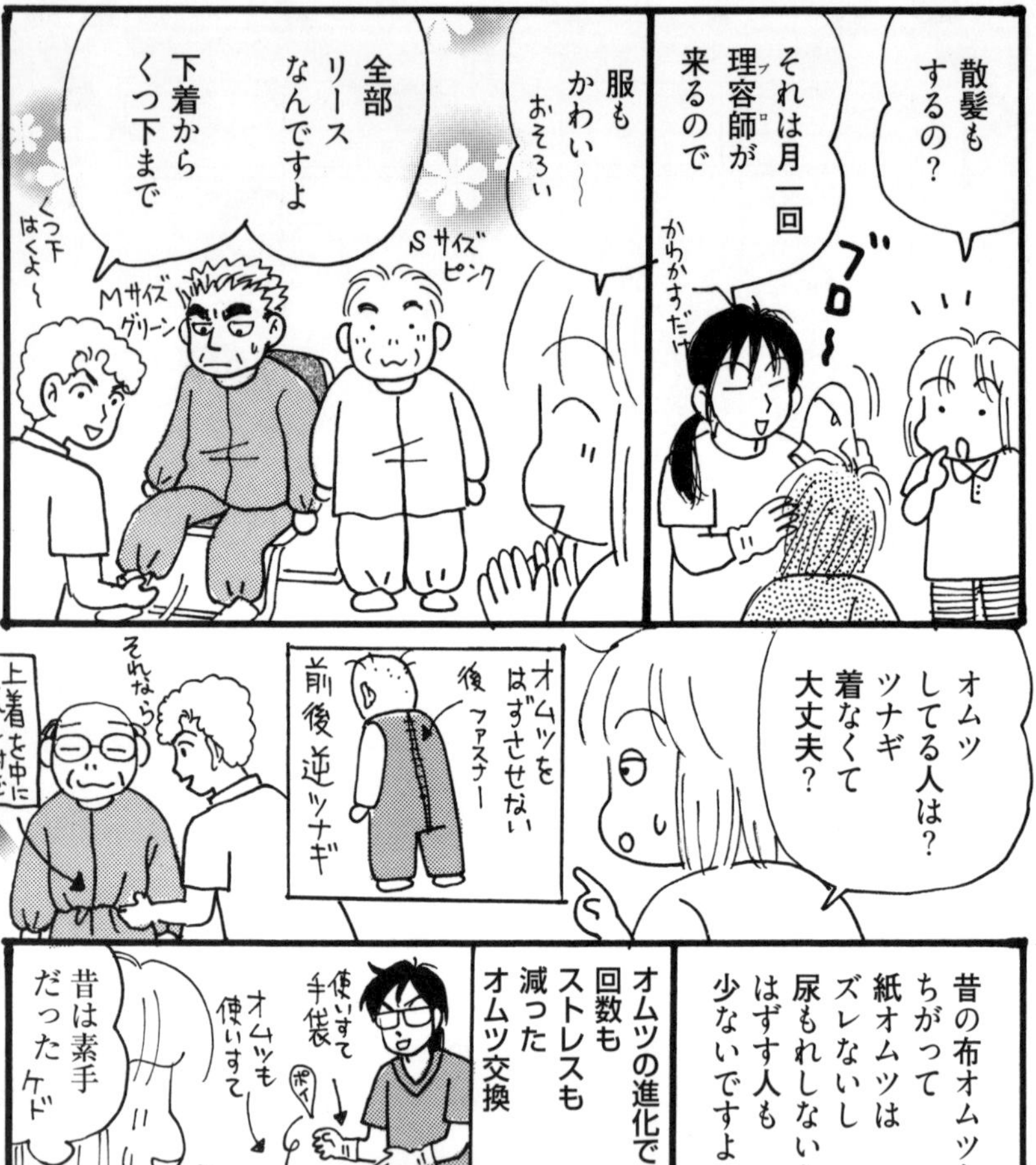
散髪もするの？
それは月一回
理容師《プロ》が来るので
ブロ～
かわかすだけ
服もかわい～
おそろい
Sサイズピンク
全部リースなんですよ
下着からくつ下まで
Mサイズグリーン
くつ下はくよ～
オムツしてる人は？ツナギ着なくて大丈夫？
オムツをはずさせない
後ファスナー
前後逆ツナギ
それなら
上着を中に入れて対応
昔の布オムツとちがって紙オムツはズレないし尿もれしないからはずす人も少ないですよ
ほ～
オムツの進化で回数もストレスも減ったオムツ交換
使いすて手袋
オムツも使いすて
ポイ
昔は素手だったケド
よくやってたな～
交換時は扉を閉める配慮も…
オムツかえるから入ってね～
昔はオープンだったな～

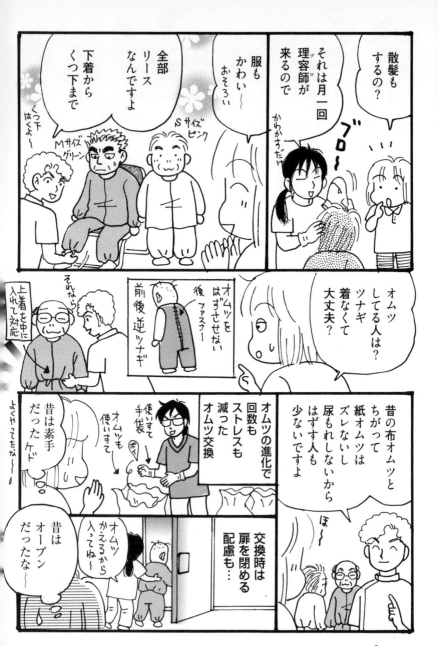

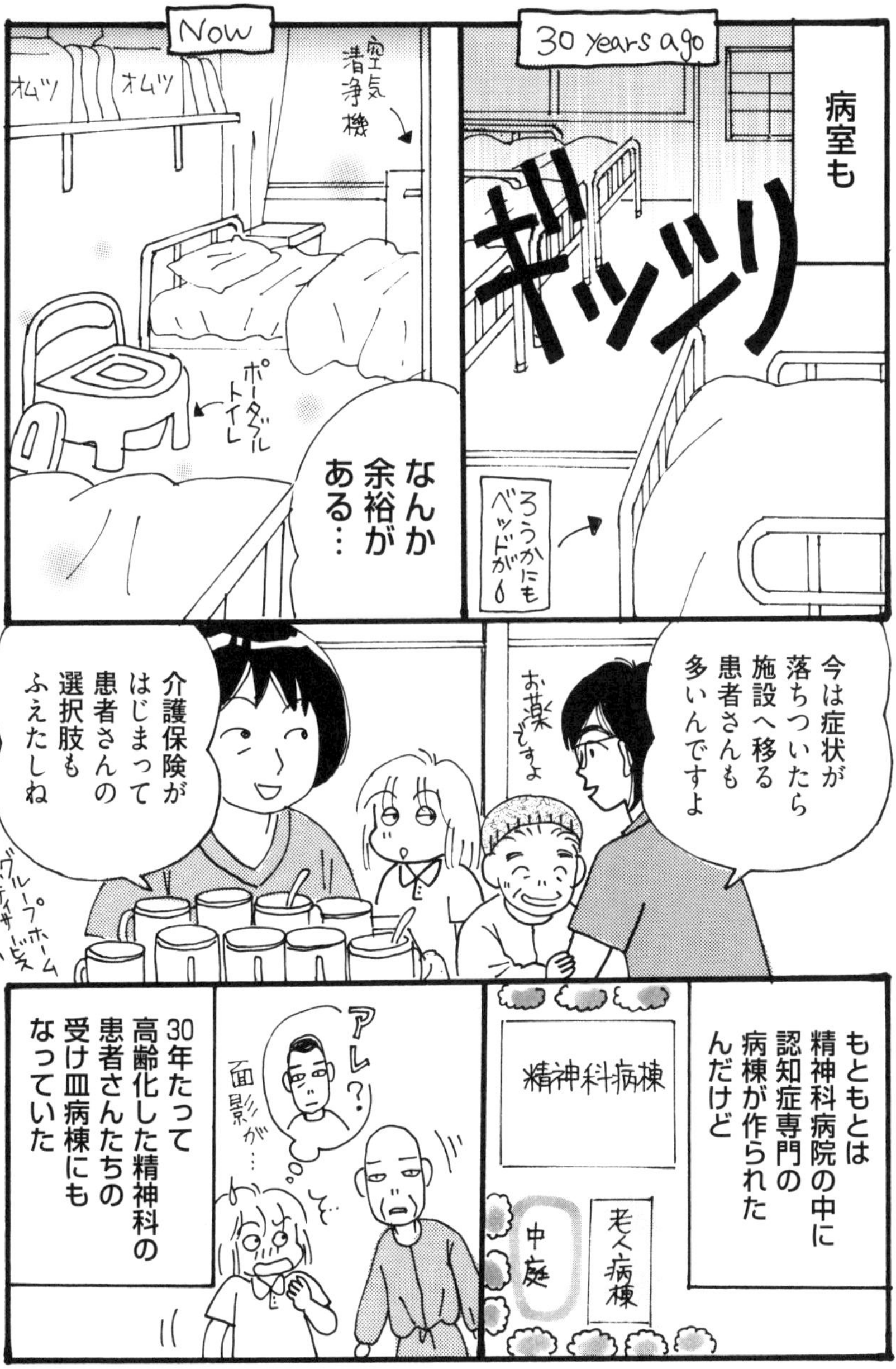

30 years ago
病室も
ギッシリ
ろうかにもベッドが
Now
空気清浄機
オムツ
オムツ
ポータブルトイレ
なんか余裕がある…
今は症状が落ちついたら施設へ移る患者さんも多いんですよ
お薬ですよ
介護保険がはじまって患者さんの選択肢もふえたしね
グループホームデイサービスとか
もともとは精神科病院の中に認知症専門の病棟が作られたんだけど
精神科病棟
老人病棟
中庭
アレ？
面影が…
30年たって高齢化した精神科の患者さんたちの受け皿病棟にもなっていた

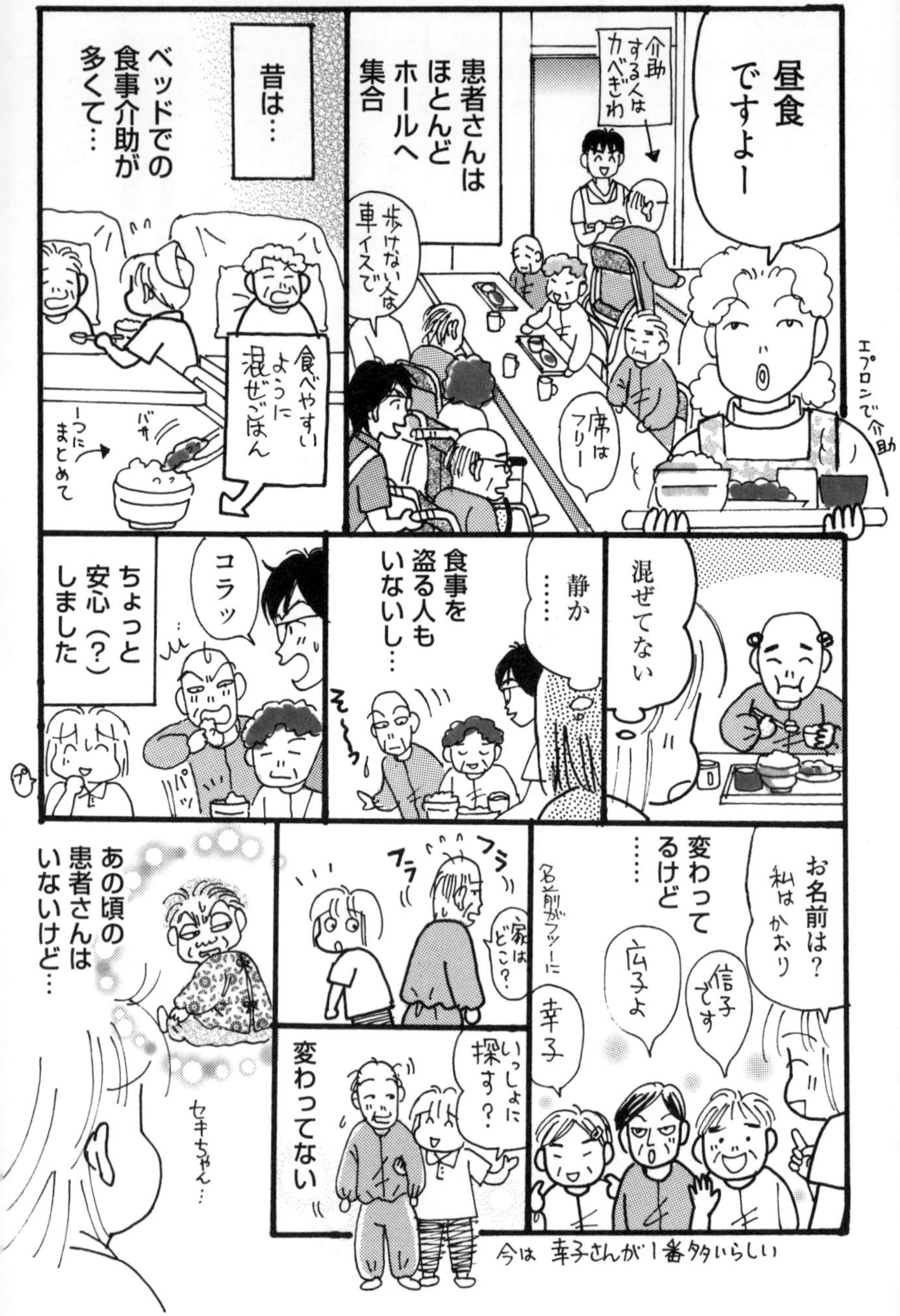

昼食ですよー
介助する人はカベぎわ
エプロンで介助
席はフリー
患者さんはほとんどホールへ集合
歩けない人は車イスで
昔は…
ベッドでの食事介助が多くて…
食べやすいように混ぜごはん
一つにまとめて
バサ
混ぜてない
静か……
食事を盗る人もいないし…
そ〜っ
コラッ
パッ
ちょっと安心（？）しました
お名前は？
私はかおり
信子です
広子よ
幸子
変わってるけど……
名前がフツーに
フラ
フラ
家はどこ？
いっしょに探す？
変わってない
あの頃の患者さんはいないけど…
セキちゃん…
今は 幸子さんが1番多いらしい

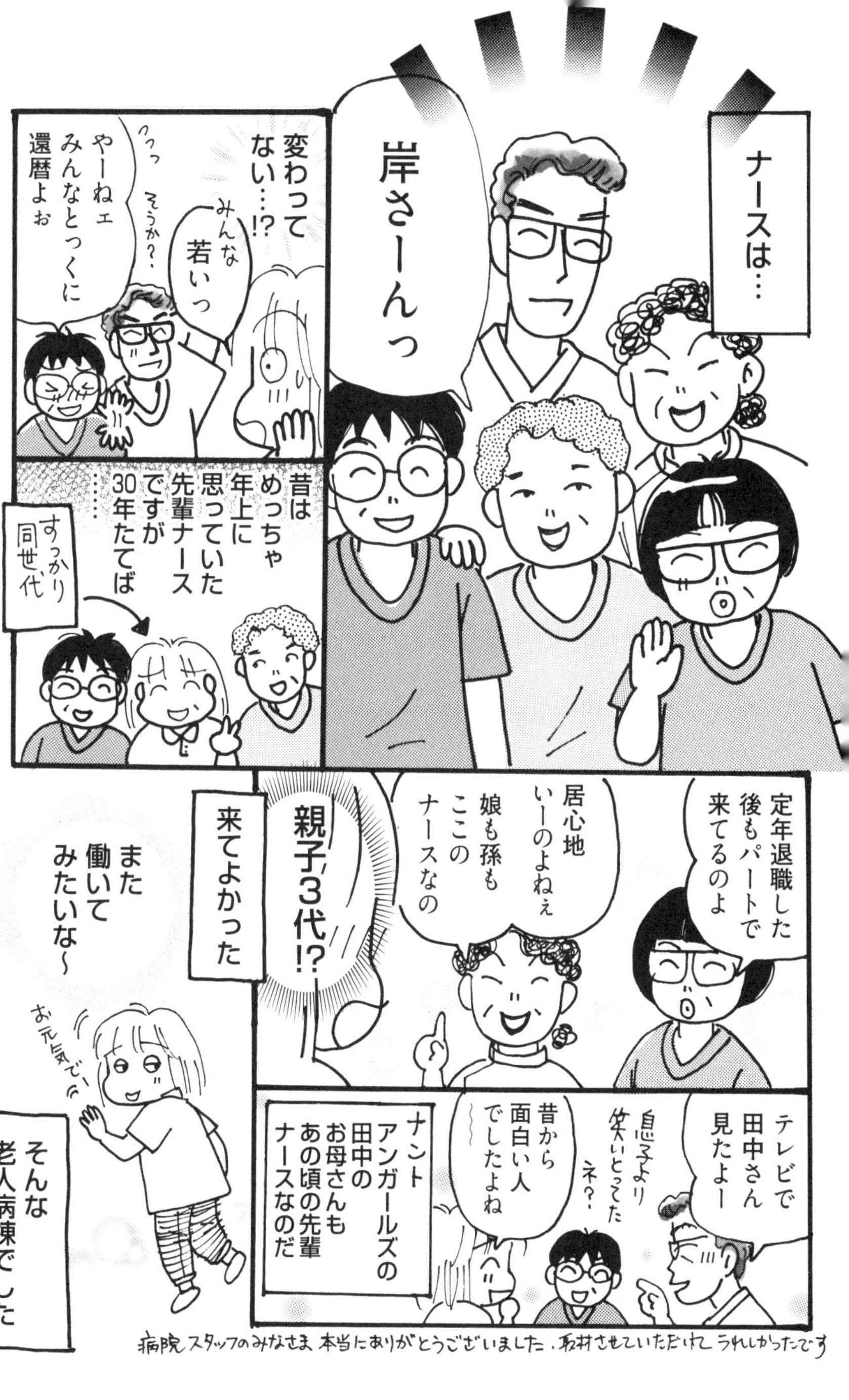

病院スタッフのみなさま 本当にありがとうございました。取材させていただけてうれしかったです

あとがき

この本の元になった『おどる老人病棟』が出版されたのは一九九八年。

認知症という言葉はまだ一般的でなく、ぼけや痴呆老人と表現されていました。介護保険もなく、家族がすべてを背負わせられていた時代、老人病棟はそんな人たちの駆け込み寺的存在だったと思います。今回いそっぷ社さんから再出版のお話をいただき、昔の古い看護手法やおおらか過ぎる当時の状況などが、今の時代に受け入れられるのか？　と正直迷いました。こんな病棟許せない、看護じゃない、と批判する人もいるかもしれない……。

でも、ここが私の出発点です。

おもしろく老いるって、いいかも。そう思わせてくれた人生の先輩たちの物語を、新たに加えたマンガも含め、もう一度楽しんでいただけたら、うれしいです。

この機会に、かつての老人病棟を取材し、マンガを加筆しました。30年後の今の病棟の変化にも一緒に驚いてもらえるかな？　と思います。あっという間の30年でしたが、私も母を介護する認知症の家族の立場になり、複雑な思いであの頃の自分を振り返っています。

他人だからできる看護もある。

あの頃の患者さんへ、愛と尊敬を込めて。

岸 香里

岸 香里（きし・かおり）
広島県生まれ。看護学校に在学中、小学館マンガ大賞に入賞し、マンガ家デビュー。新卒で勤務したのが、なんと老人病棟（その時の体験が本書のもとになっている）。その後上京し、整形外科医院、産婦人科医院、総合病院などに勤務しながら、マンガ家としても活躍。しばらくナースの仕事は休んでいたが、数年前に訪問看護師として復帰（現在は休止中）。
著書に『笑うナース新装増補版』『帰ってきた笑うナース』『ぶっちゃけナース』『あぶないナース』『天使のたまご完全版 上下巻』（いそっぷ社）他。

本書は1998年に発行された『おどる老人病棟』（青春出版社）の本文をもとにイラストを大幅に書き足すとともに、下記のマンガを新たに追加しました。
●お気持ち＋α、ハッピーバースデイをいつまでも／「天使の卵ごはん」（月刊ナーシング）第3話、第6話
●今どきナース／「別冊・本当にあった笑える話」（ぶんか社）
●老人病棟なう／書き下ろし

おどる認知症

二〇一七年十一月二十五日　第一刷発行

著者　岸香里
装幀　鈴木成一デザイン室
装画　岸香里
本文DTP　オフィス・ムーヴ（原田高志）
発行者　首藤知哉
発行所　株式会社いそっぷ社
〒一四六—〇〇八五
東京都大田区久が原五—五—九
電話　〇三（三七五四）八一一九
印刷・製本　シナノ印刷株式会社

ISBN978-4-900963-75-7　C0095
定価はカバーに表示してあります。